KNOW-HOW TO CREATE MEDICAL RECORD

진료기록 작성 노하우

대한일반과개원의협의회

대한일반과개원의협의회
진료기록 작성 노하우

초판 발행 2016년 12월 18일
　　인쇄 2016년 12월 15일

지 은 이　　대한일반과개원의협의회
펴 낸 이　　김승환
펴 낸 곳　　도서출판 엠디월드
디 자 인　　이수진, 이영진, 김소애
등록번호　　제 22-2575호
주　　소　　서울시 동대문구 용두2동 237-24
전　　화　　02-3291-3291
팩　　스　　02-3291-3455
이 메 일　　gomdbook@hanmail.net
홈페이지　　www.mdworld.co.kr

정　　가　　50,000원
I S B N　　978-89-91294-79-0

이 책 내용의 일부 혹은 전부를 무단으로 복제하는 것은 법적으로 금지되어 있습니다.
낙장이나 파본되거나 잘못된 책은 교환해 드립니다.

진료기록 작성 노하우

대한일반과개원의협의회

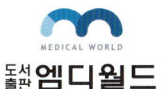

대한일반과개원의협의회 가입안내문

http://www.kgpa.org

 지금 가입하기

대한일반과개원의협의회에 가입을 원하시는 선생님을 진심으로 환영합니다.

대한일반과개원의협의회는 2001년 11월10일 창립총회를 가진 후, 현재 4,500 여명의 회원이 가입하였으며 회원 여러분이 일차진료현장에서 바로 도움을 받을수 있는 춘추계 연수강좌 및 소규모 워크샵을 개최하고 있습니다. 또한 본회는 대한의사협회 정식 산하 단체로서 회원들의 권익을 위해 최선을 다 할 것임을 약속드립니다.

여러분의 가입은 대한일반과개원의협의회의 큰힘이 될 것입니다.

많은 성원과 격려 부탁드립니다.

감사합니다.

가입비 및 연회비 : 5만원
(평생회원으로 등록하시길 원하실 경우에는 평생회비 50만원입니다.)

입금계좌 : 하나은행 804-910114-77007 정용일(일반과개원의협의회)

주소   인천시 남구 주안3동 고려메디칼의원내
전화   070-8231-5001
팩스   0505-697-5000
사무국장 선은천 010 - 9669 - 1617
이메일 sunxdsl@naver.com

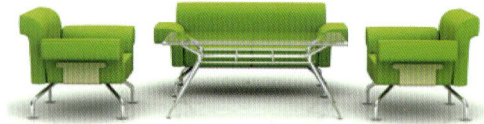

서문

대한일반과개원의협의회는 일차진료현장을 묵묵히 지키는 의사들의 든든한 주춧돌의 역할을 해오고 있습니다.

개원의로 대한민국에서 살아가기 위해 반드시 알아야 할 점들에 대하여 2016년 한 해 동안 대한일반과개원의협의회에서 함께 공부해왔습니다.

의학적 기술의 습득도 중요하지만, 그 지식을 의학적으로, 더 나아가 법률적으로 더 정확하게 기록하고 전달하는 것의 중요성이 더 커지고 있습니다.

2016년 대한일반과개원의협의회 동계연수강좌에서는 이 시대적 소명을 받들어 정확하고 꼼꼼한 진료기록의 작성을 위한 필수 기재 사항을 중심으로, 법률, 행정까지 함께 공부하는 시간을 마련했습니다.

이 강의자료집에는 그동안의 공부 성과들을 정리했고, 앞으로 개원의사들의 등대 역할을 하는 대한일반과개원의협의회의 미래까지도 함께 공유하는 의지를 담았습니다.

2016년 12월 18일
대한일반과개원의협의회
조창식

추천사

2000년도 정부의 의약분업 강행 이후 의료계를 옥죄어오는 여러 가지 잘못된 의료정책들로 인하여 의료현장은 침체되어가고 있습니다. 정부는 잘못된 정책들에 대한 반성 없이 의료계를 부도덕한 집단으로 매도함으로써 그들의 정책 실패를 가리기에 급급하고 있습니다. 특히나 개원가는 건강보험 내 점유율 하락 및 폐업률 상승 등 여러 방면에서 어려움이 심해져가고 있습니다.

정치적, 경제적인 이유로 행해지는 심평원의 불합리한 급여 심사 및 보험회사들의 규제 강화 때문에 현재 대한민국에서 의사로 살아가는 데에는 의과대학에서 배운 교과서 적인 진료만으로는 많은 어려움을 겪게 됩니다.

최근에 매우 중요해진 이슈인 의학 외적인 문제, 즉 고시된 보험심사 사례, 꼭 필요한 진료내용의 기록, 의료행위의 법률적 책임 등 개원의 선생님들이 지금까지 개인적으로 확인하기 힘들었던 문제점들에 대해 실질적이고도 남다른 기여를 기대하게 하는 책이 발간되어 기쁜 마음으로 추천하고자 합니다.

이 책은 대한일반과개원의협의회 부이사장님이신 조창식 원장님의 노고로 결실을 맺게 되었습니다. 개원의로서 바쁘신 와중에도 의료계를 위한 작업에 많은 노력과 땀, 시간을 투자하여 주신 데 대하여 많은 감사와 존경의 마음을 전합니다

2016년 12월
대한일반과개원의협의회
회장 김창수

추천사

최근 치료 술기에 대한 책은 각 진료 분야를 막론하고 다양하게 시중에 출간되어 외래 진료현장에서 업그레이드가 이루어지고 있습니다만, 진료실 외적인 환경을 두고 볼 때에는 의사가 진료에만 매진해야 하는 것에서만 끝날 수 없는 것은 주지의 사실입니다.

그 이유는 여러 가지가 있겠지만, 점점 강화되고 있는 심평원의 급여 심사와 보험회사들의 실손보험 규약 같은 것에 의해 규제가 강화되는 것에 의한 보험청구 제반 환경의 악화 때문이라고 생각됩니다. 이러한 것들을 모든 개원 의사들이 다 알고 진료를 한 다는 것 자체가 외래 진료실에서 환자들의 일차진료에만 매달리기에도 바쁜 현실에서는 사실 불가능하다고 여기지기도 합니다.

그 이유는 이러한 내용이 너무 방대한 것이기도 하거니와 자고 나면 수시로 달라지는 법규를 일일이 찾아서 공부하고 대처해야 하는 순발력 또한 요구되기 때문입니다. 이에 따라 개개인 의사 혼자 의료환경에 발맞추어 법률적인 책임과 근거를 제시해야 하는 수고를 현 시점에서 대한일반과개원의협의회의 조창식 부이사장님을 비롯하여 몇 분의 학술이사님들께서 노력하셔서 진료를 하시는 개원의들의 어려운 수고를 덜어들이고자 지금까지 고시된 다양한 보험사례와 심사사례, 법률적 책임까지 일일이 찾아서 이번에 이 책을 발간하기에 이르렀습니다.

이 책의 내용은 목차에서도 알 수 있듯이 개원의뿐만 아니라 대한민국 의사들이라면 누구나 진료 시에 일어날 수 있는 다양한 심사사례와 법적 책임을 명확하고 알기 쉽게 기술하고 있습니다.

옛말에 "구슬도 꿰어야 보배"라고 하였습니다. 진료만 잘한다고 의사로의 책무를 다하기에는 너무나 복잡하고, 그 책임까지 등에 지고 있는 개원의들에게 현재의 의료 상황에서 필연적으로 알아야 할 사항에 대해서 자세히 기술되어 있으므로 감히 개원의들의 진료실 책장에 반드시 있어야 하는 책으로 강력하게 추천을 드립니다.

다시 한 번 책장 한 켠에 묵묵히 있기 보다는 실제 진료실 책상 위에 함께 해야 책을 편집 출간하느라 고생하신 조창식 부이사장님 이하 학술이사님들께 감사를 드리며, 이 책이 다른 동료 선생님들에게도 없었서는 안 되는 책이 되었으면 하는 바램입니다.

감사합니다.

2016년 12월
대한일반과개원의협의회
이사장 김성곤

CONTENTS

CHAPTER 01 진단검사의 Setting과 Charting의 노하우

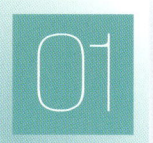

01 가장 중요한 것은 문진입니다.   14
     1.1 환자와의 대화에서 진행해야 할 문진의 핵심 Points   14

02 관절 주위 증상을 호소하는 환자의 이학적 검진 Process   15
     2.1 통증을 호소하는 환자가 내원하였을 때 진단을 해 나가는 과정   15
     2.2 언제부터 아팠어요? (Onset of pain)   15
     2.3 통증의 부위, 원인과 전파 패턴은?   16
     2.4 환자들이 호소하는 통증에는 다양한 원인들이 있다.   16
     2.5 통증에 대한 Reactions   17
     2.6 통증에 대한 Emotion과 대응   18
     2.7 통증 점수와 기능 평가 기록   18
     2.8 건강보험에 등재된 이학적 검진의 수가 항목   21
     2.9 류마티스 약제를 처방하기 위해서는? DAS28   24
     2.10 강직성척추염 진단 기준   25
     2.11 Kellgren–Lawrence Clacsification Scale for Osteroarthritis Severity   27

03 만성통증 환자를 진료하기 위한 정신・신체 검사 항목들   29
     3.1 만성전신통증(Chronic Widespread Pain)   30
     3.2 불안, 우울, 공황장애 평가(급여)   32
     3.3 말초신경병증척도   44
     3.4 어지럼증 환자의 임상검사   50
     3.5 자율신경기능검사   58
     3.6 가려움증에 대한 검사   67
     3.7 하지불안증후군(restless legs syndrome, RLS)의 진단   69

04 골밀도검사   71
05 동맥경화도(맥파전달속도)검사(EZ868)   77
06 관절염의 초음파와 X-ray 검사   80
    6.1 골관절염(Ostearthritis)의 X-ray 영상   82
    6.2 골관절염의 초음파검사   92
    6.3 통풍의 초음파검사   98
    6.4 류마티스관절염의 초음파검사   109

07 근골격계 질환 환자들에게 시행해야 할 혈액검사
    7.1 모든 혈액검사의 기본인 CBC   127
    7.2 C2241/C2243 C-반응성 단백질(C-Reactive Protein) CRP 검사   128
    7.3 C4901 RA factor 정성/C4902 RA factor 정량   129
    7.4 C3780 Uric Acid   130
    7.5 C4911항핵검사 일반/C4912006항핵검사 정밀   131
    7.6 CZ432 항CCP Ab   133
    7.7 CY917006 HLA B27 검사   133
    7.8 C2520 Ferritin(훼리틴) 검사   134
    7.9 비타민 D검사   136

08 초음파검사의 건강보험과자동차보험   143
    8.1 보건복지부 고시 제2016 – 175호 전문 분석   143
    8.2 EB401000 단순초음파   156
    8.3 EB414000 두경부-경부 초음파-갑상선 · 부갑상선   157
    8.4 EB441 복부-복부초음파-간 · 담낭 · 비장 · 췌장-일반   158
    8.5 EB444 복부-복부초음파-소장 · 대장   159
    8.6 EB461000 근골격 · 연부-관절초음파-손가락(편측)   159
    8.7 EB462000 근골격 · 연부-관절초음파-발가락(편측)   161
    8.8 EB463000 근골격 · 연부-관절초음파-주관절(편측)   162
    8.9 EB464000 근골격 · 연부-관절초음파-슬관절(편측)   162
    8.10 EB465000 근골격 · 연부-관절초음파-고관절(편측)   163
    8.11 EB466000 근골격 · 연부-관절초음파-견관절(편측)   163
    8.12 EB467000 근골격 · 연부-관절초음파-손목관절(편측)   164
    8.13 근골격 · 연부-관절초음파-발목관절(편측)   164
    8.14 근골격 · 연부-관절초음파-류마티스질환에 의한 다발성관절염   165
    8.15 근골격 · 연부-연부조직초음파-일반   165
    8.16 초음파검사의 류마티스관절염 조기 진단에 유용성   166
    8.17 조기 류마티스관절염의 진단   166
    8.18 혈관-두개외 혈관도플러초음파-경동맥   174

CHAPTER 02 도수치료 차트 작성 요령

01 도수치료 차트 작성 요령 — 180
   1.1 도수치료 차트 작성 요령 — 180
   1.2 도수치료 시 차트에 꼭 기록할 것 — 180

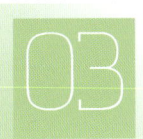

CHAPTER 03 수액치료 진료기록부 작성의 핵심

01 비급여 주사 약제비 수납 문제에 대한 보건복지부 답변 — 206
   1.1 고단위 비타민 C (ascorbic acid) 주사 — 209
   1.2 푸르설타민 주사(비타민 B1) FURSULTAMIN injction — 212
   1.3 비타민 B12 (hydroxocobalamin) 주사 — 215
   1.4 Nefopam hydrochloride 주사 — 218
   1.5 Thioctic acid 주사 — 220
   1.6 마그네슘 주사 — 223
   1.7 Hyaluronidase — 224
   1.8 Melilotus Extrate 100 mg 주사 — 225
   1.9 지씨NAC 주사 — 227
   1.10 Glycyrrhizinate 주사 — 228
   1.11 태반주사(라이넥주사) — 230
   1.12 비타민 D 주사 — 232

CHAPTER 04 물리치료부터 주사치료까지 Charting의 핵심

01 2016 대한일반과개원의협의회 동계연수강좌	240
02 발상의 전환을 합시다.	241
2.1 물리치료	242
2.2 KK061 신경간내 주사	251
2.3 관절천자와 관절강내 주사	255
2.4 고시와 심평원 상대평가점수에 근거한 신경차단술	260
2.5 신경차단술 각론 1_말초지신경차단술	266
2.6 신경차단술 각론	303
2.7 비급여 치료 1. MZ007 신장분사 치료	325
2.8 비급여 치료 2. SZ084 체외충격파 치료	328
2.9 실제 임상 사례들 분석	330

CHAPTER 05 진료기록 작성의 중요성

01 이 환자 사건은 질병일까요? 상해일까요?	336
02 의료법 제45조에 따른 비급여 진료비용 고지	338

CHAPTER 01

진단검사의 Setting과 Charting의 노하우

01 가장 중요한 것은 문진입니다.

Know-How To Create Medical Record

1.1 환자와의 대화에서 진행해야 할 문진의 핵심 Points

1. 언제부터 아팠어요? (Onset of pain)
   (급성 통증 vs 만성 통증의 구분이 가장 중요합니다.)

2. 아픈 부위를 말씀해 보세요.
   (Location site of pain/widespread or localized/uni-bilateral)

3. 한 번 아프기 시작하면 통증이 얼마나 지속되나요?
   (Duration of pain/constant or incidental)

4. 통증이 시작되며 어떤 식으로 아파요?
   (Quality and intensity of pain)

5. 통증을 심하게 만드는 원인이 있나요?
   (aggravating/relieving factors)

6. 약을 먹으면 호전이 되나요?
   (Response to analgesics)

7. 통증 때문에 일상 활동에 얼마나 방해가 되나요?
   (Degree of intensity and interference with patient's life)

8. 통증과 연관된 증상은 있나요?
   (Associated signs and symptoms)

관절 주위 증상을 호소하는 환자의 이학적 검진 Process

Know-How To Create Medical Record

2.1 통증을 호소하는 환자가 내원하였을 때 진단을 해 나가는 과정

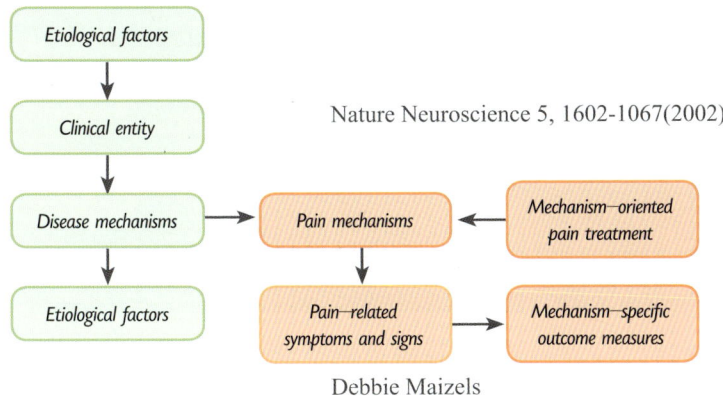

Nature Neuroscience 5, 1602-1067(2002)

Debbie Maizels

2.2 언제부터 아팠어요? (Onset of pain)

급성 통증 vs 만성 통증의 구분이 가장 중요하다.

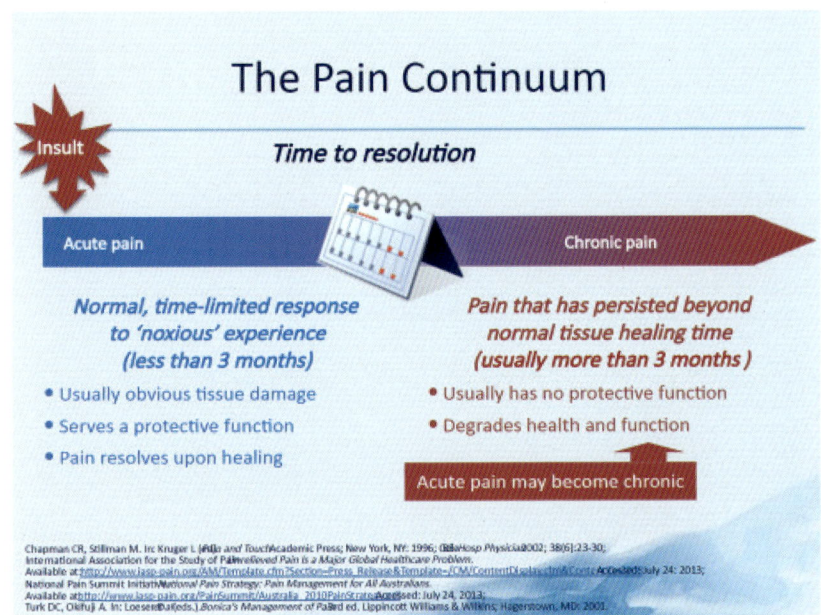

2.3 통증의 부위, 원인과 전파 패턴은?

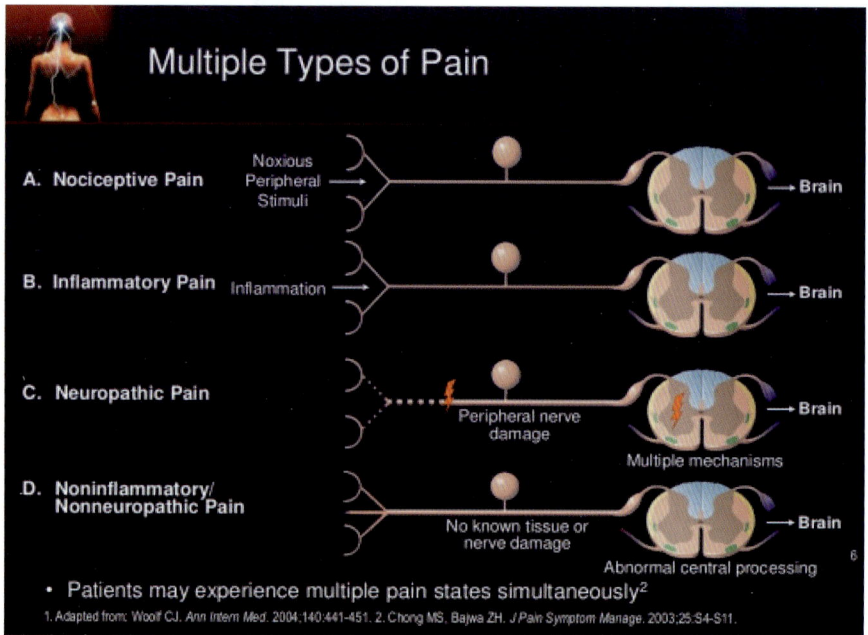

2.4 환자들이 호소하는 통증에는 다양한 원인들이 있다.

CLASSIFICATION AND PREVALENCE OF COMMON PAIN CONDITIONS				
Neuropathic		Nociceptive		Mixed
peripheral	Central	Somatic	Visceral	
Peripheral neuropathy (1-3%)	Central post-stroke pain (8%)	Arthritis (25-40% in people >40 years)	Endometriosis (10% in women of reproductive age)	Headache (15% for migraine, 20-30% for tension-type)
Postherpetic neuralgia (annual incidence 0.1-0.2%)	Spinal cord injury (30-50%)	Myofascial pain (5-10%)	Irritable bowel syndrome (5-15%)	Cancer? (lifetime prevalence 30-40%)
Chronic postsurgical pain (2-10% after surgery)	Multiple sclerosis (25%)	Fibromyalgia† (2-4%)	Interstitial cystitis (0.2-1% of women)	Low back pain‖ (point prevalence 10-30%)
Phantom limb pain (30-60% of patients with major limb amputation)	Parkinson's disease (10%)	Connective tissue disorders (0.2-0.5%)	Ulcers/gastritis/esophagitis (3-9%)	Neck pain‖ (annual incidence 20-30%)
Trigeminal neuralgia (0.01%)	Seizure disorder (1-3%)	Burn pain‡ (annual incidence 0.01%)	Cholecystitis/appendicitis	Ischemic pain?
Radiculopathy/spinal stenosis (3-10%)				
Complex regional pain syndrome (0.03%, 3-20% after orthopedic surgery)				
Nerve entrapment syndromes (e.g., carpal tunnel, thoracic outlet, meralgia paresthetica; 2-4%)				

2.5 통증에 대한 Reactions

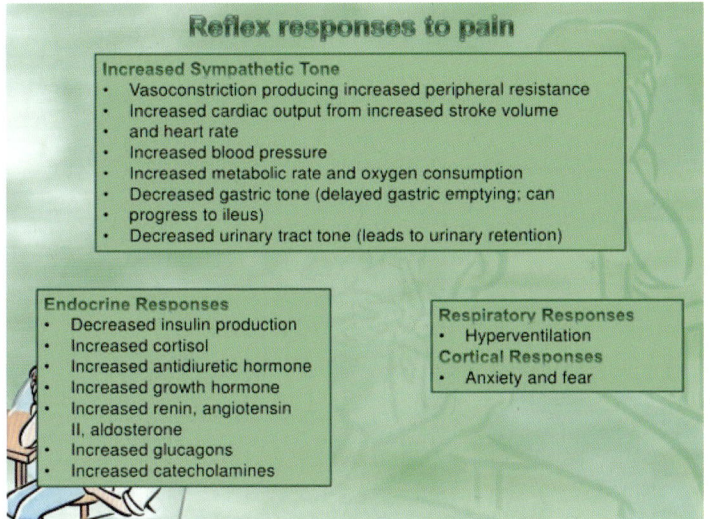

통증의 대한 Reactions으로는 크게 다음으로 나타난다.

- Somatic Motor Reactions
- Autonomic Reactions
- Emotional & Psychogenic Reactions
- Hyperalgesia

Cutaneous Hyperalgesia

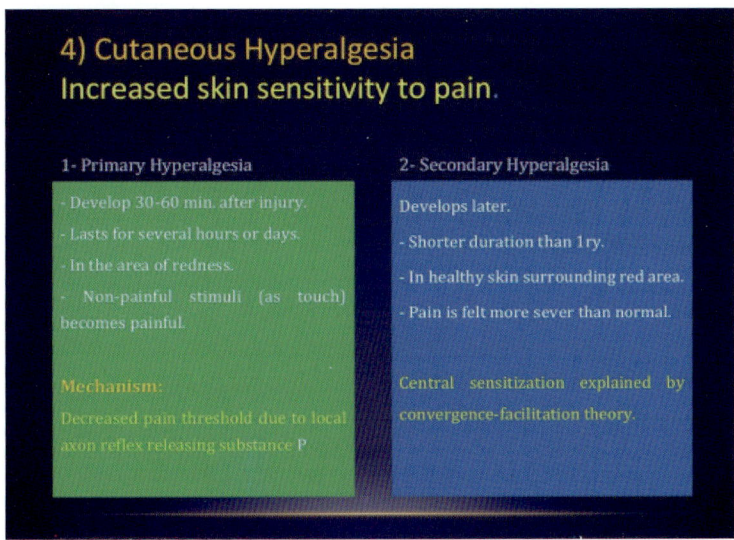

2.6 통증에 대한 Emotion과 대응

- Depnession
- Anxie
- Fear
- Sadness
- Anger

2.7 통증 점수와 기능 평가 기록

Charting의 핵심은 VAS score

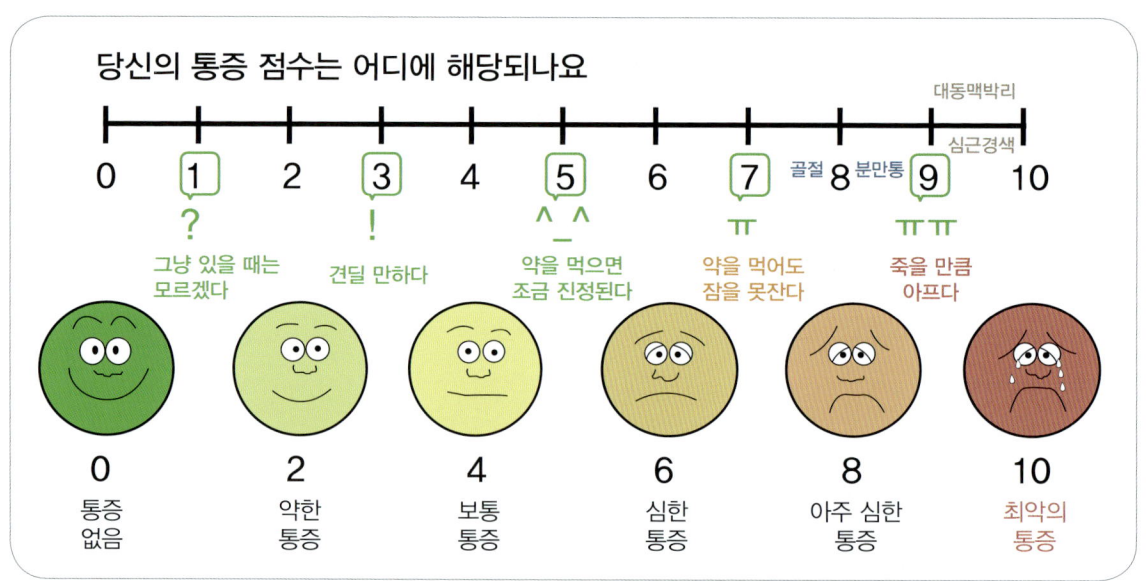

근골격계 통증 환자를 진료하면서 기록의 핵심은 통증을 계량화, 점수화하는 것이다.

그 중 건강보험심사평가원 등에서 요구하는 객관화된 점수는 VAS score이므로 임상 진료 의사들도 이 점수를 기록하는 습관을 가져야 한다.

골관절염 환자들의 기능평가를 위한 설문기반검사가 몇 가지 있는데, 대한류마티스학회에서 펴낸 류마티스학 교과서에는 Western Ontario and McMaster Universities (WOMAC) OA Index를 소개하였다.

WOMAC 척도는 통증척도, 경직척도, 운동기능척도로 나누어 24가지 설문을 제시하였다. 진료현장에서 이 24가지 설문을 모두 다 하는 것은 시간적 여유도 없고, 이 설문 수행에 따른 경제적 보상이 전혀 없어 쉽게 시행하기는 어렵다.

그렇지만 개원 진료실 현장에서 가장 흔히 마주하는 골관절염 환자를 진찰할 때에는 통증척도, 경직척도, 운동기능척도로 나누어 질문하고, 기록하는 습관을 가지도록 노력하여야 할 것이다.

표 1.1 한국어판 Western ontario and McMaster Universities (WOMAC) OA Index

통증 척도 : 얼마나 심한 통증이 있었습니까?
1. 평지를 걸을 때
2. 계단을 오르내릴 때
3. 밤에 잠을 잘 때, 즉 수면을 방해하는 통증
4. 앉아 있을 때 혹은 누워 있을 때
5. 똑바로 서 있을 때

경직 척도 : 뻣뻣한 정도는 얼마나 심합니까?
6. 아침에 막 잠에서 깼을 때 당신이 느끼는 뻣뻣한 정도는 얼마나 심합니까?
7. 오후에 (의자에) 앉거나, 눕거나, 쉬고 난 후에 당신이 느끼는 뻣뻣한 정도는 얼마나 심합니까?

운동기능 척도 : 당신은 어느 정도의 어려움이 있었습니까?
8. 계단을 내려갈 때
9. 계단을 올라갈 때
10. 앉아 있다가 일어설 때
11. 서 있을 때
12. 바닥에 몸을 구부릴 때
13. 평지를 걸을 때
14. 승용차나 버스를 타거나 내릴 때
15. 시장을 보러갈 때
16. 양말이나 스타킹을 신을 때
17. 이부자리에서 일어날 때
18. 양말이나 스타킹을 벗을 때
19. 이부자리에 누울 때
20. 욕조에 들어가고 나올 때
21. (의자에) 앉아 있을 때
22. 양변기에 앉거나 일어설 때
23. 힘든 일을 할 때
24. 가벼운 일을 할 때

관절염 증세로 내원한 환자에 대한 임상적 평가

관절 주위 통증 질환으로 내원한 환자에 대한 임상적 평가를 할 때에는 대한류마티스학회에서 펴낸 류마티스학 교과서에서는 다음 순서로 감별하라고 제안하였다.

1. 관절통증인지, 관절 주변부 통증인지 감별.
2. 염증성 혹인 비염증성 구분
3. 침범 부위 : 단발성, 다발성, 소수성 관절 침범
4. 급성 혹은 만성

표 1.2 근골격계 증상 환자의 임상적 평가

중요성
정확한 진단을 위한 첫 단계
시기 적절한 치료를 위해
불필요한 검사를 줄이기 위해

임상적 접근 순서(병력청취 및 진찰)
1. 관절통증인지 관절 주변부 통증인지 감별(articlar vs non-articlar)
2. 염증성 혹은 비염증성 구분(inflammatory vs non-inflammatory)
3. 침범 부위 : 단발성, 다발성, 소수성 관절 침범(mono-, poly-, oligoarticular)
4. 급성 혹은 만성(acute vs chronic)

표기 예 : acute inflammatory monoarthritis, chronic inflammatory polyarthritis.

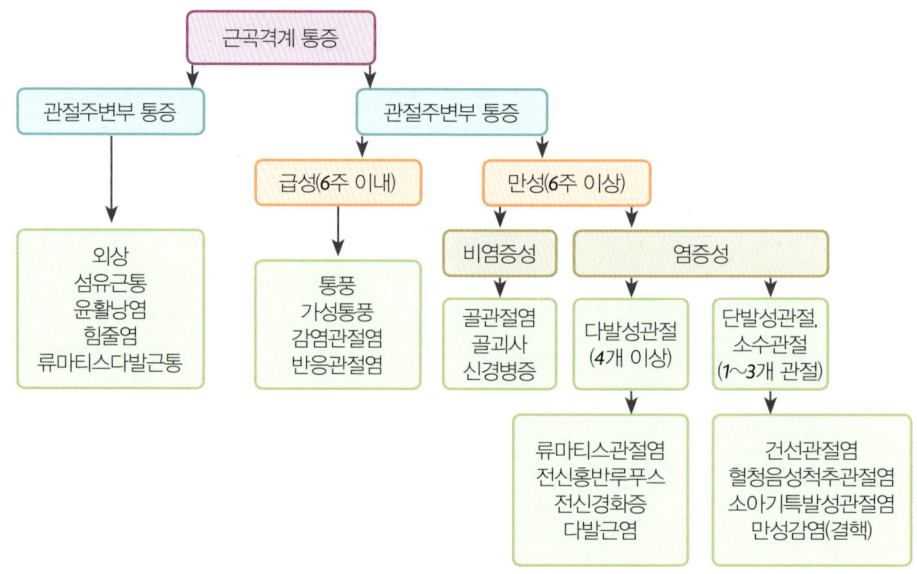

그림 1.1 근골격계 통증 환자의 병력 및 진찰 소견에 근거한 진단 알고리즘

2.8 건강보험에 등재된 이학적 검진의 수가 항목

외피. 근골격기능검사 항목으로 건강보험 수가가 등재된 항목은 E6611 & E6612 도수근력검사, EX773 관절가동범위검사 등 몇 가지 항목이 있지만, 현실적으로 개원가에서 수가를 청구할 수 있는 항목은 EX773 관절가동범위검사 정도이다.

분류번호	코드	분류	점수	의원	병원
		[외피. 근골격기능검사]			
나-661		도수근력검사 Manual Muscle Test 주 : 월 1회 이상 실시하더라도 주된 항목의 소정점수를 1회만 산정한다.			
	E6611	가. 상지 또는 하지 [체간 포함] Upper Extremities or Lower Extremities [Including Trunk]	67.38	5,100	4,720
	E6612	나. 전신 Total Body	87.73	6,530	6,140
너-771	EY771	일상생활동작검사 Activities of Daily Living Test 주 : 1. 월 1회 이상 실시하더라도 1회만 산정한다.	95.74	7,120	6,700
	EY772	2. 변형된 바델지수(Modified Barthel Index) 등을 이용한 경우에도 소정점수를 산정한다.			
너-772	EX780	수지기능검사 Hand Function Test 주 : 1. 월 1회 이상 실시하더라도 1회만 산정한다.	126.26	9,390	8,840
	EY781 EY782	2. 젭슨 수부평가검사[1] 오코너 핑거 덱스트리티 검사[2]를 실시한 경우에도 소정점수를 산정한다.			
너-773	EX773	관절가동범위검사 Range of Motion Test 주 : 월 1회 이상 실시하더라도 1회만 산정한다.	127.19	7,680	7,230
너-774	EX774	조직압의 측정 설치에서 제거까지 치료기간 중 1회 산정 Monitoring of Interstitial Fluid Pressure	593.56	44,160	41,550
너-775		등속성운동기능검사 Isokinetic Strength Test			
	EY761	가. 상지	159.85	11,890	11,190
	EY762	나. 하지	159.85	11,890	11,190
너-776	EX776	경직진자검사 Pendulum Test	150.05	11,160	10,500

2-8-1 EX773 관절가동범위검사

너773(EX773) 관절가동범위검사의 상대 가치 점수에서의 기술 내용

적응증

관절 자체 및 근육이나 연부조직의 손상 또는 질환, 장기적 부동자세 등에 의해 각 관절의 가동범위에 제한을 보이는 모든 환자

실시방법

환자를 해부학적 자세로 둔 후 각도계의 중심을 관절 중심에 일치시킨 후 수동 또는 능동적 관절운동범위를 측정한다.

　① 수동적 관절가동력 측정

　　- 환자를 충분히 이완시킨 후 모든 평면의 관절 움직임 정도를 측각도계를 이용하여 관절의 움직임 정도를 측정한다.

　② 능동적 관절가동력 측정

　　- 측정자의 보조 없이 가능한 관절의 가동력을 측정한다.

관절가동범위검사와 도수근력검사에 대한 건강보험 적용문제

관절가동범위검사와 도수근력검사는 기본 진찰료에 포함되나요?

| 작성자 | 닥터조제통외과의원 | 작성일 | 2013-03-21 | 조회수 | 317 |

관절가동범위검사와 도수근력검사는 기본 진찰료에 포함되므로 인정하지 못하겠다는 사례가 발생하고 있습니다. 이에 대한 명확한 유권해석을 부탁드립니다.

| 첨부파일 | 첨부파일이 없습니다. |

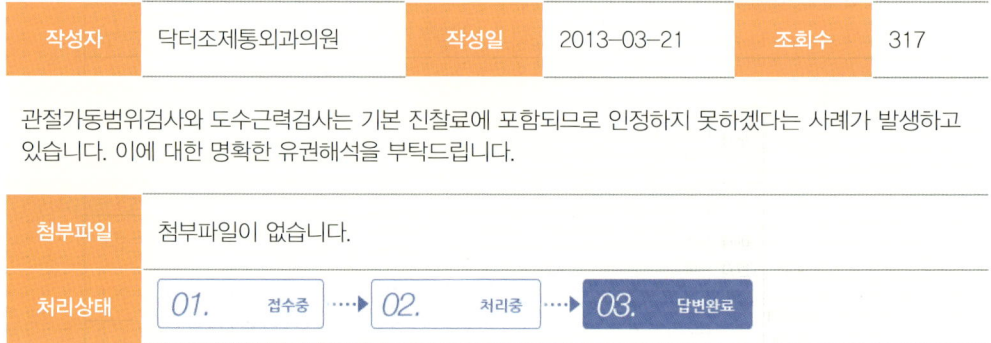

답변내용	
담당자	본원 수가등재부 권정미 02-705-6267
처리일	2013-03-25
내용	1. 우리원 홈페이지를 이용해 주셔서 감사드립니다. 2. 문의하신 "너773 관절가동검사"는 관절 자체 및 근육이나 연부조직의 손상 또는 질환, 장기적 부동자세 등에 의해 각 관절의 가동범위에 제한을 보이는 모든 환자에게 시행되며, "나661 도수근력검사"는 가. 상지 또는 하지[체간 포함]와 나. 전신으로 나뉘며, 모든 원인의 근골격계 및 신경계 질환, 특히 근육병, 척추손상, 말초신경병증에 실행되는 이학적 검사입니다. 3. 국민건강보험 요양급여의 기준에 관한 규칙 [별표1] 요양급여의 적용 기준 및 방법(제5조 제1항 관련)에 의거, 요양급여는 가입자 등의 연령·성별·직업 및 심신상태 등의 특성을 고려하여 진료의 필요가 있다고 인정되는 경우에 정확한 진단을 토대로 하여 환자의 건강증진을 위하여 의학적으로 인정되는 범위 안에서 최적의 방법으로, 경제적으로 비용효과적인 방법으로 행해야 하며, 각종 검사를 포함한 진단 및 치료 행위는 진료상 필요하다고 인정되는 경우에 한하여야 함을 알려드립니다. 감사합니다. 끝.

관절가동범위(A.M.A method 방식)

	부위	경추부(340도)		흉·요추부(240도)	
	측정방법	정상범위	운동가능범위	정상범위	운동가능범위
척추의 운동범위 (A.M.A식) ※강직성척추염시 기재	전굴	45도		90도	
	후굴	45도		30도	
	좌굴	45도		30도	
	우굴	45도		30도	
	좌회전	80도		30도	
	우회전	80도		30도	

	부위	측정방법	정상범위	운동가능범위		부위	측정방법	정상범위	운동가능범위	
				우	좌				우	좌
팔/다리 관절의 수동운동 범위 (AMA식)	어깨 관절 (500도)	굴곡 신전 외전 내전 내회전 외회전	150도 40도 150도 30도 40도 90도			고관절 (280도)	굴곡 신전 외전 내전 내회전 외회전	100도 30도 40도 20도 40도 50도		
		소계	500도				소계	280도		
	팔꿈치 관절 (310도)	굴곡 신전 내회전 외회전	150도 0도 80도 80도			무릎 관절 (150도)	굴곡 신전	150도 0도		
		소계	310도				소계	150도		
	손목 관절 (180도)	굴곡 신전 요사위 척사위	70도 60도 20도 30도			발목 관절 (110도)	굴곡 신전 외반 내반	40도 20도 20도 30도		
		소계	180도				소계	110도		
인공골두,인공관절 삽입상태 및 관절부위					관절 동요정도 ( )mm		가관절 형성상태			

2.9 류마티스 약제를 처방하기 위해서는?
DAS28(Disease Activity Score in 28 joints)

2016년 현재 대한민국에서 류마티스 질환에 대한 면역치료제를 처방하려면 반드시 DAS28 (Disease Activity Score in 28 joints) 수치를 측정하고, 기록하여야만 한다.

건강보험심사평가원 홈페이지에 등재되어 있는 DAS28 (Disease Activity Score in 28 joints)의 정의와 검사 방법은 다음과 같다.

※ DAS28 (Disease Activity Score in 28 joints)

- DAS28 (ESR) = $0.56 \times \sqrt{(TJC-28)} + 0.28 \times \sqrt{(SJC-28)} + 0.014 \times VAS + 0.70 \times \ln(ESR)$

  DAS28 (CRP) = $0.56 \times \sqrt{(TJC-28)} + 0.28 \times \sqrt{(SJC-28)} + 0.014 \times VAS + 0.36 \times \ln(CRP+1) + 0.96$

  - TJC : 압통 관절수
  - SJC : 부종 관절수
  - VAS : 환자의 전반적인 상태 보고

DAS28 점수 측정은 진찰료에 포함되므로 별도 산정이 불가하다고 건강보험심사평가원 홈페이지 심사기준 조회에서 확인할 수 있다.

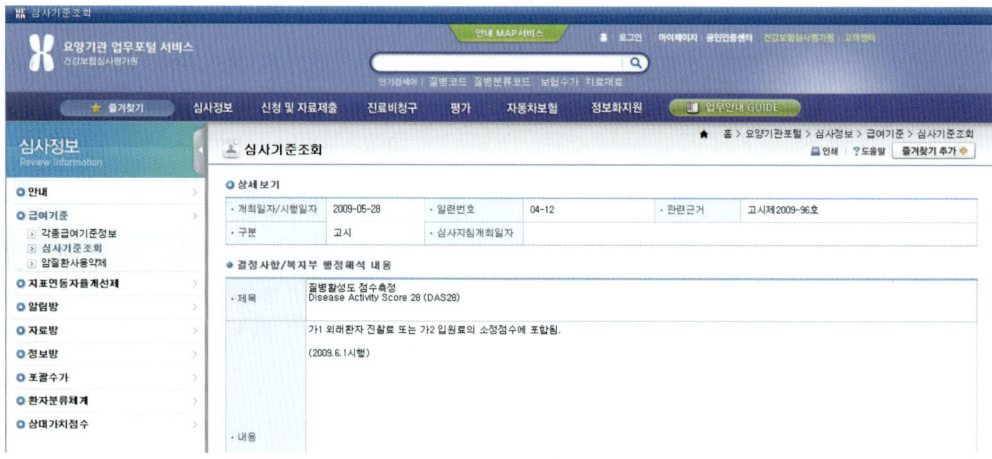

여기에서 주목할 점은 심한 관절 주위 통증 환자를 진료할 때 반드시 확인하고 기록하여야 할 점들에 대한 guideline이다. ① TJC : 압통 관절수와 위치, ② SJC : 부종 관절수와 위치,

③ VAS score, 그리고 ④ ESR 또는 CRP score이다. 이 네 가지 항목은 관절 주위 통증과 부종을 주소로 내원한 환자를 진료할 때는 반드시 확인하고 기록하는 것이 좋다. DAS28 점수를 복잡하게 계산하는 것보다는 계산해주는 인터넷 site를 활용해보는 것도 편리하다.[1]

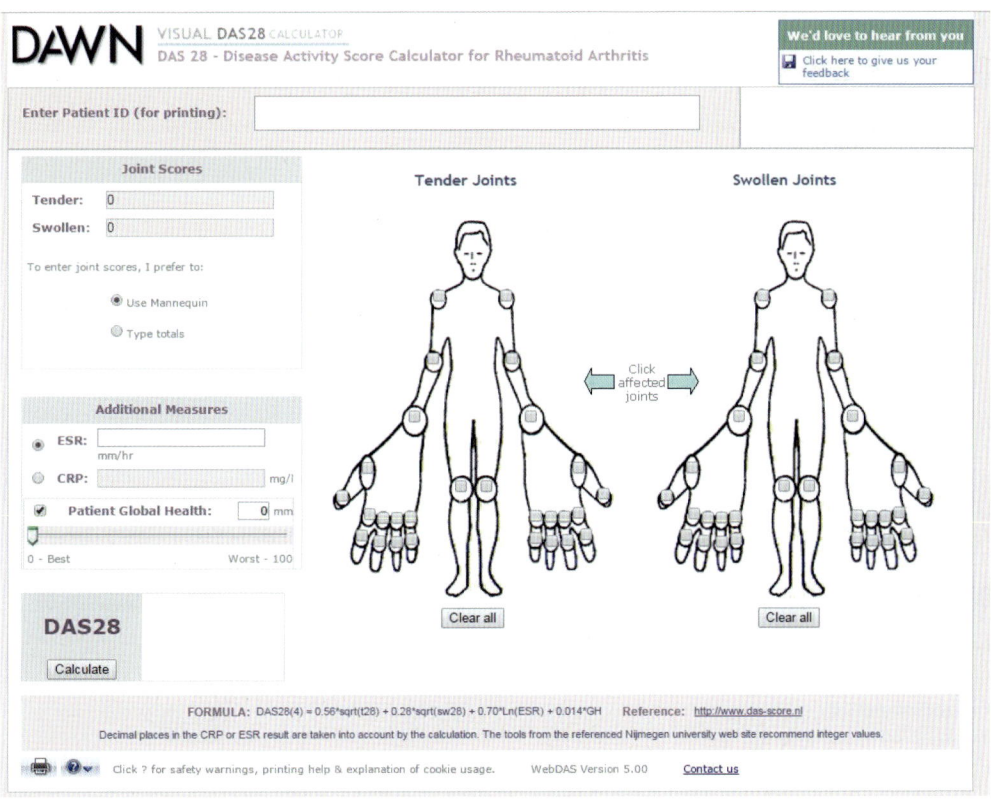

2.10 강직성척추염 진단 기준

2016년 현재 대한민국 심사평가원에서는 강직성척추염의 진단 기준을 아래와 같이 등재하고 있다.

중증의 활동성 강직성척추염

Modified New York criteria 1984(아래 참조)를 근거로 하여 방사선학적 기준(Radiologic criteria)과 2개 이상(①항은 반드시 포함)의 임상적 기준(Clinical criteria)을 동시에 만족하며, Bath 강직성척추염의 질병 활동지수(BASDAI: Bath Ankylosing Spondilitis Disease Activity Index)가 적어도 4 이상인 경우이다.

---

1) http://www.4s-dawn.com/DAS28/

가) 방사선학적 기준(Radiologic criteria)

천장골염 : 양측성 Grade 2 이상, 편측성 Grade 3 혹은 4 (Sacroilitis: Grade ≥2 bilateral or Grade 3 or 4 unilateral.)

나) 임상적 기준(Clinical criteria)

① 운동시 호전되나 휴식으로는 호전되지 않는 3개월 이상의 요통과 강직(Low back pain and stiffness for more than 3 months, which improves with exercise but is not relieved by rest.)

② 시상면과 전두면 모두에서 요추골 운동의 제한(Limitation of motion of the lumbar spine in both the sagittal and frontal planes.)

③ 흉부 팽창의 제한(Limitation of chest expansion.)

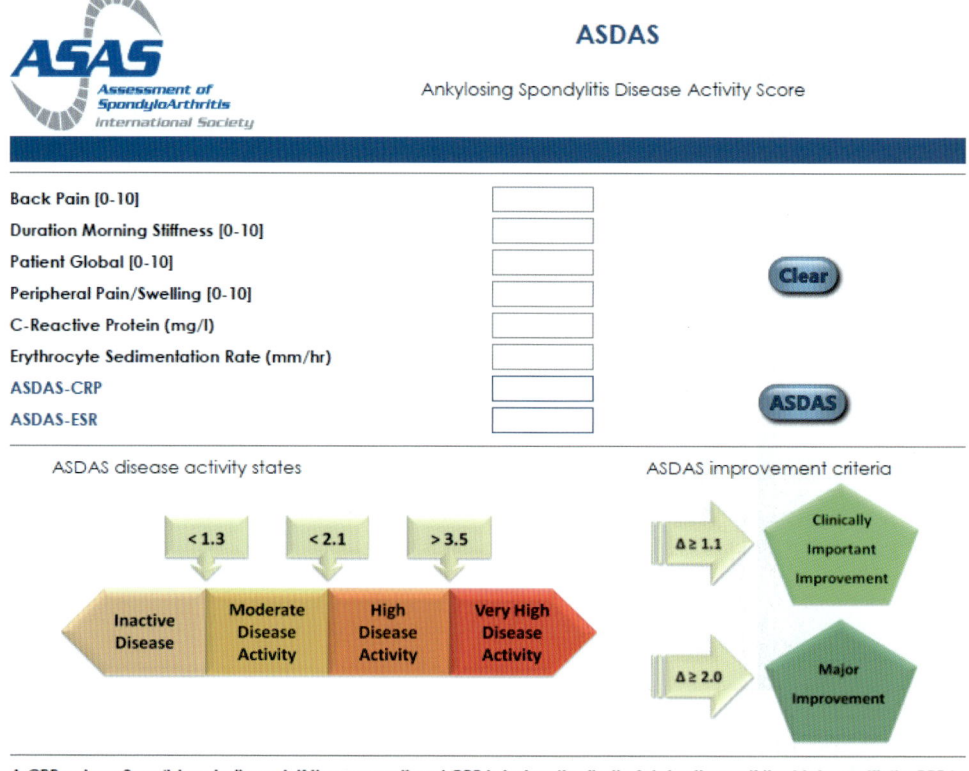

http://www.asas-group.org/clinical-instruments/asdas_calculator/asdas.html

2.11 Kellgren–Lawrence Clacsification Scale for Osteoarthritis Severity

표 1.3 Kellgren Lawrence Classification Scale for Osteoarthritis Severity

Grade	Description
0	No radiographic features of osteoarthritis
1	Doubtfu l narrowing of joint space, possible osteophytic l ipping
2	Possible narrowing of joint space, definite osteophytes
3	Definite narrowing of joint space, moderate multiple osteophytes, some subchondral sclerosis, possible deformity of bone ends
4	Marked narrowing of joint space, large osteophytes, severe subchondral sclerosis, definite deformity of bone ends

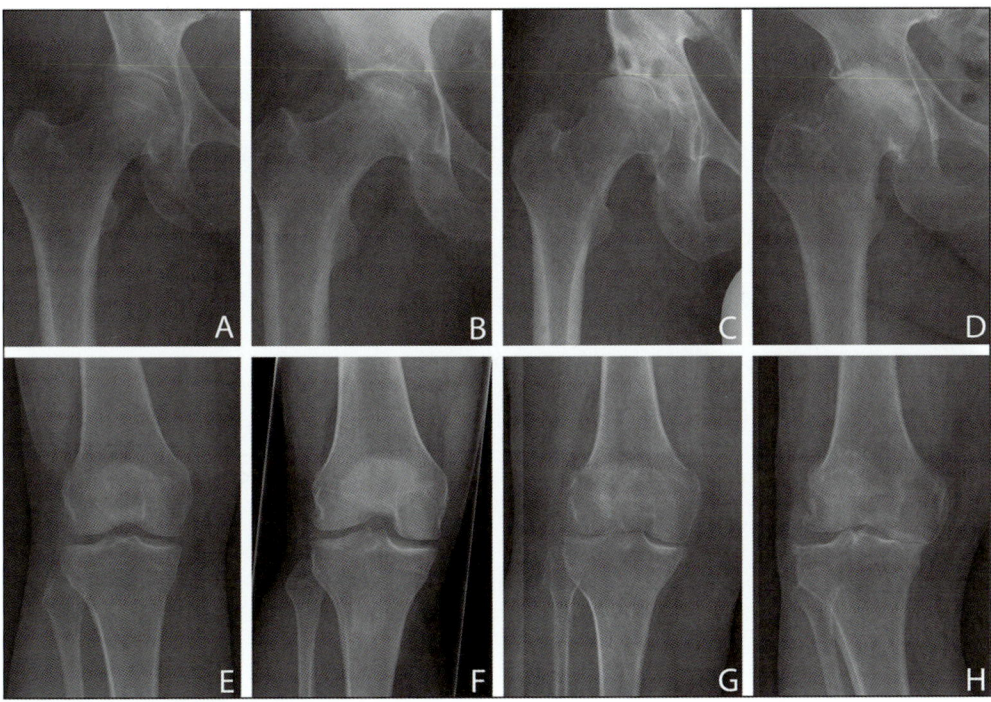

그림 1.2 Hip (A–D) and knee (E–H) osteoarthritis on anteroposterior radiographs according to the Kellgren–Lawrence scale.14 Kellgren–Lawrence Grade (A, E). Kellgren–Lawrence Grade (B, F). Kellgren–Lawrence Grade (C, G). Kellgren–Lawrence Grade 4 (D, H).

<무릎골관절염 영상 판독 진단기준>

By Kellgren-Lawrence grading system

⟨K0⟩ No abnormal finding. 정상

⟨K1⟩ Mild degenerative changes, both knees. 경한 골관절염
Kellgren-Lawrence Grade 1.

⟨K2⟩ Degenerative osteoarthritis, both knees. 골관절염(KL2)
Kellgren-Lawrence Grade 2.

⟨K3⟩ Degenerative osteoarthritis, both knees. 골관절염(KL3)
Kellgren-Lawrence Grade 3.

⟨K4⟩ Degenerative osteoarthritis, both knees. 골관절염(KL4)
Kellgren-Lawrence Grade 4.

⟨KD⟩ Degenerative osteoarthritis, both knees.
Kellgren-Lawrence Grade ? (right) & ? (left).

Kellgren-Lawrence Grading of knees

Grade 1: minute osteophyte (; enthesophyte 제외)

Grade 2: definite osteophyte (; joint space 유지)

Grade 3: moderate joint space narrowing & definite osteophyte

Grade 4: severe joint space narrowing with subchondral sclerosis

만성통증 환자를 진료하기 위한 정신·신체 검사 항목들

Know-How To Create Medical Record

불안, 우울, 공황장애 평가 (급여)
- FY704 해밀톤 불안척도
- FY711 BECK 우울평가
- FY703 공황장애평가

말초신경병증 척도(NRS) (비급여)

현기증검사 (급여)
- F6310 직립 및 편위검사
- F6321 자발 및 주시 안진검사
- F6322 두위 및 두위변환 안진검사
- F6323 두진 후 안진검사

심전도검사 (E6541)

자율신경검사
- E7282 심호흡 시의 심박동검사 (급여)
- FY891 기립성혈압검사 (비급여)
- FY892 발살바법 (비급여)
- FY893 심박변이검사 (비급여)

가려움증에 대한 검사
- E7126 Ice cube test

혈액검사

3.1 만성전신통증(Chronic Widespread Pain)

만성통증은 침범부위에 따라 만성국소통증(chronic regional pain)과 만성전신통증(chronic widespread pain)으로 분류되는데, 만성전신통증은 신체의 좌·우측 부위와 허리를 기준으로 상·하 부위의 3개월 이상 지속되는 통증으로 정의된다.

2010년 미국류마티스학회의 섬유근통 진단기준

1. 지난 한 주 동안 통증이 있었던 부위에 'ⅴ'표시하십시오.

번호	신체 부위	통증여부	번호	신체 부위	통증여부
1	오른쪽 턱관절		11	오른쪽 엉덩이	
2	왼쪽 턱관절		12	왼쪽 엉덩이	
3	가슴		13	오른쪽 허벅지	
4	오른쪽 어깨		14	왼쪽 허벅지	
5	왼쪽 어깨		15	오른쪽 종아리	
6	오른쪽 팔 윗부분(어깨에서 팔꿈치까지)		16	왼쪽 종아리	
7	왼쪽 팔 윗부분(어깨에서 팔꿈치까지)		17	목	
8	배(복부)		18	등	
9	오른쪽 팔 아랫부분(팔꿈치에서 손목까지)		19	허리	
10	왼쪽 팔 아랫부분(팔꿈치에서 손목까지)				

2. 당신이 지난 한 주 동안 생활하면서 느꼈던 다음 증상 정도를 □에 'ⅴ'표시하십시오.

가. 지난 한 주간 얼마나 피곤했습니까?

　　□ 0. 전혀 피곤하지 않았다.
　　□ 1. 약간 또는 가끔씩 피곤했다.
　　□ 2. 상당히 또는 자주 피곤했다.
　　□ 3. 심각하게 지속적으로 생활이 힘들 정도로 피곤했다.

나. 지난 한 주간 아침에 잠에서 깨어날 때의 기분은 어떠했습니까?

　　□ 0. 상쾌했다.
　　□ 1. 약간 또는 가끔씩 상쾌하지 않았다.
　　□ 2. 상당히 또는 자주 상쾌하지 않았다.
　　□ 3. 심각하게 지속적으로 생활이 힘들 정도로 상쾌하지 않았다.

다. 지난 한 주간 기억력이나 집중력 정도는 어떠했습니까?

☐ 0. 전혀 문제가 없었다.

☐ 1. 약간 또는 가끔씩 문제가 있었다.

☐ 2. 상당히 또는 자주 문제가 있었다.

☐ 3. 심각하게 지속적으로 생활이 힘들 정도로 문제가 있었다.

라. 지난 한 주간 다음 신체 증상의 정도는 어떠했습니까?

---- 보기 ----

근육통, 과민성 대장염, 피로감, 건망증, 근력저하, 두통, 복통, 저린 증상, 어지럼증, 불면증, 우울증, 변비, 상복부 통증, 메스꺼움, 신경과민, 흉통, 흐려보임, 열감, 설사, 구강건조, 가려움, 숨쉬기가 힘들어 쌕쌕거림, 레이노 현상, 두드러기, 귀울음, 구토, 속쓰림, 구강궤양, 입맛 변화, 발작, 안구건조, 숨가쁨, 식욕부진, 피부발진, 햇볕민감반응, 청력저하, 쉽게 멍듦, 탈모, 빈뇨, 배뇨통, 방광경련

☐ 0. 증상이 전혀 없었다.

☐ 1. 증상이 약간(몇 개 정도)은 있었다.

☐ 2. 증상이 중 정도(50% 정도)로 있었다.

☐ 3. 증상이 상당히 많이 있었다.

2010년 섬유근통증후군 진단기준

1. Widespread pain index (WPI)

   (점수범위 0~19점) = 점

2. Symptom severity (SS) scale

   (점수범위 0~12점)

   가. 피곤함 또는 피로 정도 =   점

   나. 아침에 잠에서 깨어날 때의 기분 =   점

   다. 인지장애 정도 =   점

   라. 신체증상 정도 =   점

   합계(가+나+다+라) =   점

섬유근통의 진단은 다음 3가지 조건을 충족하여야 한다.

1. WPI ≥ 7 + SS scale score ≥ 5 또는 WPI 3~6 + SS scale score ≥ 9
2. 증상이 비슷한 수준에서 최소 3개월 정도는 있어야 한다.
3. 환자의 통증을 설명할 수 있는 다른 질환이 없어야 한다.

3.2 불안, 우울, 공황장애 평가(급여)

- FY711 BECK 우울평가
- FY704 해밀톤 불안척도
- FY703 공황장애평가

Neuropathic pain은 nerve system의 병변 또는 nerve system과 연관된 dysfunction에서 발병한다. Neuopathic pain의 경과에 영향을 미치는 동반 증상들(comorbidities)에는 poor sleep, depressed mood, anxiety 등이 있다. Depression은 neuropathic pain에 가장 흔히 동반한다. Depression이 neuropathic pain의 발병에 independent risk factor이지만, depression과 동반한 neuropathic pain 환자들은 depression 증세가 없는 환자들보다 더 심한 통증을 호소한다.

만성통증을 앓는 환자들 다수는 수면을 시작하고 유지하는 것이 어렵다고 호소한다. 수면장애는 pain threshold를 낮추고, 근육통과 근육경직을 유발한다.

만성통증 환자의 약 35%에서 불안장애가 동반되는 것으로 알려져 있으며, 불안 증상이 동반된 우울증은 치료가 더 어렵다.

통증 환자에서 이러한 증상들이 잘 동반되는 현상은 중추신경계에 작용하는 신경전달물질(neurotransmitter)의 이상이 통증과 정신과적인 문제에 공통적으로 연관되기 때문으로 생각된다. 대표적인 것이 norepinephrine, GABA, serotonin의 감소와 glutamate와 substance P의 증가이며, 따라서 중추신경계에 작용하는 삼환계 항우울제나 SNRI 등이 우울증과 같은 정신과 질환뿐만 아니라 만성통증에서도 효과적으로 사용될 수 있다. 이처럼 만성통증과 정신과적인 문제는 서로 잘 동반되기도 하며, 상호 영향을 주므로 만성통증 환자에서는 이에 대한 숙지가 필요할 것이다.

고시 제2016-145호(약제), 고시 제2016-110호(약제), 고시 제2016-31호(약제) 등 고시에서 언급된 만성통증과 Centalization에 대한 정의의 하나로서 섬유근육통의 확진에 대한 기준이 정립되어 있다. 이에 따르면 "섬유근육통 확진은 2010년 미국 류마티스학회 발표 진단기준에 부합하고 섬유근육통 진단설문지(FIQ: Fibromyalgia Impact Questionnaire) 점수가 40점 이상이며, 시각적 아날로그 통증 스케일(pain VAS: pain Visual Analog Scale)이 40 mm 이상인 경우로 하며"라고 구체적 검사 항목과 수치들이 나열되어 있다. 그러나 이 검사들을 수행하려면 장시간의 시간이 소요되는 것에 반하여 검사와 설문 비용은 기본 진료비 항목에 포함되어 별도의 비용을 받을 수 없다는 단점이 있다.

불안척도와 우울척도 검사자의 자격

민원 신청내용

제목	불안척도와 우울척도의 건강보험 청구
내용	FY704 해밀톤 불안척도, FY712 해밀톤 우울척도, FY711 BECK 우울척도, FY702 사회공포증척도, FY703 공황장애척도 등의 불안척도와 우울척도 검사는 대한민국 의사 면허증을 소지한 의사라면 누구라도 시행하고 건강보험 청구가 가능한 검사인지, 아니면 정신과 전문의에게만 허용된 검사인지에 대한 명확한 답변을 요청드립니다.
첨부파일	첨부파일이 없습니다.

처리기관 정보

처리기관	건강보험심사평가원 수가개발2부		
담당자(연락처)	XXX (033-739-1545)	신청번호	1AA-1608-143123
접수일	2016-08-21 15:38:42	처리기관 접수번호	2AA-1608-323645
처리 예정일	2016-08-30 23:59:59 ※ 민원처리기간은 최종 민원처리기관의 접수일로부터 보통 7일 또는 14일 입니다.(해당 민원을 처리하는 소관 법령에 따라 달라질 수 있음)		

처리결과(답변내용)

답변일	2016-08-26 15:09:00
처리결과 (답변내용)	1. 건강보험심사평가원 홈페이지를 이용해 주셔서 감사합니다. 2. 문의하신 해밀톤 불안척도 등 '증상 및 행동 평가척도'는 「건강보험 행위 급여·비급여 목록표 및 급여 상대가치점수」 제1편 제2부 제2장 검사료 중 제3절 기능검사료에 분류된 항목으로, 실시 인력 관련하여 별도의 세부인정기준을 마련하여 운영하고 있지 않습니다. 3. 다만, 「증상 및 행동 평가 척도」는 해당 진료의사가 임상적 진단 소견을 정한 이후 필요시 선택적으로 실시하는 진단의 보조도구에 해당되며, 검사결과를 전문적으로 판독하고 진료에 활용하는 것이 매우 중요할 것으로 판단됩니다. 감사합니다. 끝.

진료차트 작성 노하우

민원 신청내용

제목	너701가(FY704000) 해밀톤불안척도 등에 대하여
내용	너701가 증상 및 행동 평가척도(불안척도) FY702 사회공포증척도/FY703 공황장애척도/FY704 해밀톤불안장애척도/FY706 특성불안장애/FY709 기타 이 검사들은 정신과 등 특정과 전문의가 아닌 일반의사가 직접 수행하였다면 건강보험 청구 대상이 되는지 질의합니다. 정신과 전문의 등 특정과 전문의가 아닌 일반의사가 직접 이들 검사를 수행하였음에도 건강보험 적용 대상이 아니라면 상기 검사들을 100/100 또는 비급여로 청구하여야만 하는지도 질의합니다. 또한 이들 검사를 전부 또는 일부 수행하였다면 검사비는 각각 산정이 가능한지도 질의합니다.
첨부파일	첨부파일이 없습니다.

처리기관 정보

처리기관	건강보험심사평가원 수가관리부		
담당자(연락처)	김XX (02-705-9986)	신청번호	1AA-1511-233530
접수일	2015-11-13 17:09:00	처리기관 접수번호	2AA-1511-161839
처리 예정일	2015-11-20 23:59:59 ※ 민원처리기간은 최종 민원처리기관의 접수일로부터 보통 7일 또는 14일입니다. (해당 민원을 처리하는 소관 법령에 따라 달라질 수 있음)		

처리결과(답변내용)

답변일	2015-11-18 18:22:36
처리결과 (답변내용)	1. 건강보험심사평가원 홈페이지를 이용해 주셔서 감사합니다. 2. 현행(건강보험 행위 급여·비급여 목록표 및 급여 상대가치점수) 제1편 제2부 제2장 검사료 제3절 기능검사료(신경계 기능검사)(너-701 가. 불안척도)는 ① 사회공포증척도, ② 공황장애평가척도, ③ 해밀톤불안검사, ④ 상태-특성 불안검사, ⑤ 기타로 수가가 분류되어 있으며, 해당 신경계 기능검사는 국민건강보험법 상에서 요양급여 대상이며, 별도의 실시 인력 기준을 명시하고 있지 않습니다.

3. 또한, 요양기관이 국민건강보험법령의 규정에 의한 요양급여를 실시하고 행위에 대한 비용을 산정할 때에는 각 장에 분류된 분류항목의 상대가치점수로 산정할 수 있으며, 환자의 상병 및 전반적인 상태를 고려하여 의학적인 범위 내에서 환자 상태 및 진료 내역에 따라 사례별로 심사가 이루어짐을 안내드리니 업무에 참고하시기 바랍니다.
4. 아울러 문의하신 항목들에 대한 적응증 및 관련 행위 정의는 상대가치점수 마련 당시 관련학회 제출 자료를 참고(절대적 기준은 아님)하시기 바랍니다.

※ 행위정의 조회 : 우리원홈페이지(www.hira.or.kr)/법제도/급여기준제도/상대가치점수/상대가치점수 조회

감사합니다. 끝.

이 두 개의 민원과 답변을 요약하면 대한민국 의사면허증 소지자라면 누구나 다 수행할 수 있고, 건강보험청구가 가능합니다.

3-2-1 Beck 우울척도 (Beck Depression Inventorty : BDI)

척도 내용	1) 우울 증상의 정도 측정 2) 우울증의 인지적, 정서적, 동기적, 신체적 증상 영역을 포함하는 21문항으로 구성. 3) 1961년 개발된 이래 전세계적으로 널리 사용되고 있음. 4) 증상의 정도를 Likert 척도가 아니라 증상의 정도를 표현하는 구체적인 진술문에 응답하게 함으로써 응답자들이 자신의 심리 상태를 수량화하는 데에서 겪는 혼란을 줄일 수 있음.
실시 방법	자기 보고식. 자신의 상태를 4개 문장 중 하나에 표시하도록 함.
채점 방법	1) 각 문항을 0~3점으로 평점.

해석 지침	1) 점수의 범위 : 0 ~ 63점
	    0 ~ 9점 : 우울하지 않은 상태
	    10 ~ 15점 : 가벼운 우울 상태
	    16 ~ 23점 : 중한 우울 상태
	    24 ~ 63점 : 심한 우울 상태
	2) 한국판 연구
	    – 우울 집단 선별을 위한 절단점으로 16점 제시(중학생 이상 사용 가능)

요인 1은 죄책감, 벌 받는 느낌, 자살에 대한 생각, 슬픔, 과거의 실패, 가치가 없음, 자기비판과 같은 부정적인 인지와 관련된 내용으로 구성되어 있다

요인 2는 즐거움을 잃어버림, 흥미를 잃어버림, 장래에 대한 비판, 자신을 싫어함, 집중장애, 우유부단함, 초조함 등의 부정적인 생활 변화와 관련된 증상들로 구성되어 있다.

요인 3은 피곤함, 식욕의 변화, 수면의 변화, 기운이 없음, 짜증을 냄, 눈물을 흘림 등의 신체 관련 증상들로 구성되어 있다.

표 1.4 Principal component analysis of Beck Depression Inventory II (n=1967)

Item	Component		
	1	2	3
5. Guilty feelings	0.669	0.091	0.166
6. Punishment feelings	0.660	0.116	0.139
9. Suicidal thoughts or wishes	0.574	0.085	0.279
1. Sadness	0.563	0.245	0.353
3. Post failure	0.557	0.374	0.036
14. Worthlessness	0.553	0.425	0.067
8. Self-criticalness	0.526	0.329	0.147
4. Loss of pleasure	0.090	0.652	0.276
12. Loss of interest	0.084	0.620	0.376
2. Pessimism	0.274	0.602	−0.093
7. Self-dislike	0.514	0.530	0.124
19. Concentration difficulty	0.124	0.500	0.316
13. Indecisiveness	0.304	0.438	0.124
11. Agitation	0.224	0.376	0.328
20. Tiredness or fatigue	0.029	0.294	0.648
18. Changes in appetite	0.188	0.025	0.625
16. Chonges in sleep pattern	0.074	0.159	0.611
15. Loss of energy	0.180	0.519	0.537
17. Irritability	0.197	0.208	0.516
10. Crying	0.395	0.049	0.468
21. Loss of interest in sex	0.237	0.048	0.298

Extraction method : Principal component analysis, Rotation method : Varimax with kaiser normalization, rotation converged in 12 iterations.

3-2-2 Beck 우울척도 (Beck Depression Inventorty : BDI) 설문지

현재(오늘을 포함하여 지난 일주일 동안)의 자신을 가장 잘 나타낸다고 생각되는 문장을 하나 선택하여 ○표 하십시오.

번호	문항	표시
1	나는 슬프지 않다.	○
	나는 슬프다.	1
	나는 항상 슬프고 기운을 낼 수 없다.	2
	나는 너무나 슬프고 불행해서 도저히 견딜 수 없다.	3
2	나는 앞날에 대해서 별로 낙담하지 않는다.	0
	나는 앞날에 대한 용기가 나지 않는다.	1
	나는 앞날에 대해 기대할 것이 아무 것도 없다고 느낀다.	2
	나의 앞날은 아주 절망적이고 나아질 가망이 없다고 느낀다.	3
3	나는 실패자라고 느끼지 않는다.	0
	나는 보통 사람보다 더 많이 실패한 것 같다.	1
	내가 살아온 과거를 뒤돌아보면 실패 투성이인 것 같다.	2
	나는 인간으로서 완전한 실패자라고 느낀다.	3
4	나는 전과 같이 일상생활에 만족하고 있다.	0
	나의 일상생활은 예전처럼 즐겁지가 않다.	1
	나는 요즘에는 어떤 것에도 별로 만족을 얻지 못한다.	2
	나는 모든 것이 다 불만스럽고 싫증난다.	3
5	나는 특별히 죄책감을 느끼지 않는다.	0
	나는 죄책감을 느낄 때가 많다.	1
	나는 죄책감을 느낄 때가 아주 많다.	2
	나는 항상 죄책감에 시달리고 있다.	3
6	나는 벌을 받고 있다고 느끼지 않는다.	0
	나는 어쩌면 벌을 받을지도 모른다는 느낌이 든다.	1
	나는 벌을 받을 것 같다.	2
	나는 지금 벌을 받고 있다고 느낀다.	3
7	나는 나 자신에게 실망하지 않는다.	0
	나는 나 자신에게 실망하고 있다.	1
	나는 나 자신에게 화가 난다.	2
	나는 나 자신을 증오한다.	3

진료차트 작성 노하우

번호	문항	표시
8	내가 다른 사람보다 못한 것 같지는 않다.	0
	나는 나의 약점이나 실수에 대해서 나 자신을 탓하는 편이다.	1
	내가 한 일이 잘못되었을 때는 언제나 나를 탓한다.	2
	일어나는 모든 나쁜 일들은 모두 내 탓이다.	3
9	나는 자살 같은 것은 생각하지 않는다.	0
	나는 자살할 생각을 가끔 하지만 실제로 하지는 않을 것이다.	1
	자살하고 싶은 생각이 자주 든다.	2
	나는 기회만 있으면 자살하겠다.	3
10	나는 평소보다 더 울지는 않는다.	0
	나는 전보다 더 많이 운다.	1
	나는 요즈음 항상 운다.	2
	나는 전에는 울고 싶을 때 울 수 있었지만 요즈음은 울래야 울 기력조차 없다.	3
11	나는 요즈음 평소보다 더 짜증을 내는 편이 아니다.	0
	나는 전보다 더 쉽게 짜증이 나고 귀찮아진다.	1
	나는 요즈음 항상 짜증을 내고 있다.	2
	전에는 짜증스럽던 일이 요즈음은 너무 지쳐서 짜증조차 나지 않는다.	3
12	나는 다른 사람들에 대한 관심을 잃지 않고 있다.	0
	나는 전보다 사람들에 대한 관심이 줄었다.	1
	나는 사람들에 대한 관심이 거의 없어졌다.	2
	나는 사람들에 대한 관심이 완전히 없어졌다.	3
13	나는 평소처럼 결정을 잘 내린다.	0
	나는 결정을 미룰 때가 전보다 더 많다.	1
	나는 전에 비해 결정 내리는데 더 큰 어려움을 느낀다.	2
	나는 더 이상 아무 결정도 내릴 수 없다.	3
14	나는 전보다 내 모습이 나빠졌다고 느끼지 않는다.	0
	나는 매력 없어 보일까봐 걱정한다.	1
	나는 내 모습이 매력 없이 변해버린 것 같은 느낌이 든다.	2
	나는 내가 추하게 보인다고 믿는다.	3

번호	문항	표시
15	나는 전처럼 일을 할 수 있다.	0
	어떤 일을 시작하는 데 전보다 더 많은 노력이 든다.	1
	무슨 일이든 하려면 나 자신을 매우 심하게 채찍질해야만 한다.	2
	나는 전혀 아무 일도 할 수 없다.	3
16	나는 평소처럼 잠을 잘 수 있다.	0
	나는 전에 만큼 잠을 자지는 못한다.	1
	나는 전보다 일찍 깨고 다시 잠들기 어렵다.	2
	나는 평소보다 몇 시간이나 일찍 깨고 한 번 깨면 다시 잠들 수 없다.	3
17	나는 평소보다 더 피곤하지는 않다.	0
	나는 전보다 더 쉽게 피곤해진다.	1
	나는 무엇을 해도 피곤해진다.	2
	나는 너무나 피곤해서 아무 일도 할 수 없다.	3
18	나의 식욕은 평소와 다름없다.	0
	나는 요즈음 전보다 식욕이 좋지 않다.	1
	나는 요즈음 식욕이 많이 떨어졌다.	2
	요즈음에는 전혀 식욕이 없다.	3
19	요즈음 체중이 별로 줄지 않았다.	0
	전보다 몸무게가 2 kg 가량 줄었다.	1
	전보다 몸무게가 5 kg 가량 줄었다.	2
	전보다 몸무게가 7 kg 가량 줄었다.	3
	나는 현재 음식 조절로 체중을 줄이고 있는 중이다 ── 예( ) 아니오( )	
20	나는 건강에 대해 전보다 더 염려하고 있지는 않다.	0
	나는 여러 가지 통증, 소화불량, 변비 등과 같은 신체적 문제로 걱정하고 있다.	1
	나는 건강이 너무 염려되어 다른 일을 생각하기 힘들다.	2
	나는 건강이 너무 염려되어 다른 일을 아무 것도 생각할 수 없다.	3
21	나는 요즈음 성(sex)에 대한 관심에 별다른 변화가 없다.	0
	나는 전보다 성(sex)에 대한 관심이 줄었다.	1
	나는 전보다 성(sex)에 대한 관심이 상당히 줄었다.	2
	나는 성(sex)에 대한 관심을 완전히 잃었다.	3

Beck 우울척도 (Beck Depression Inventorty : BDI)의 기초자료 등록

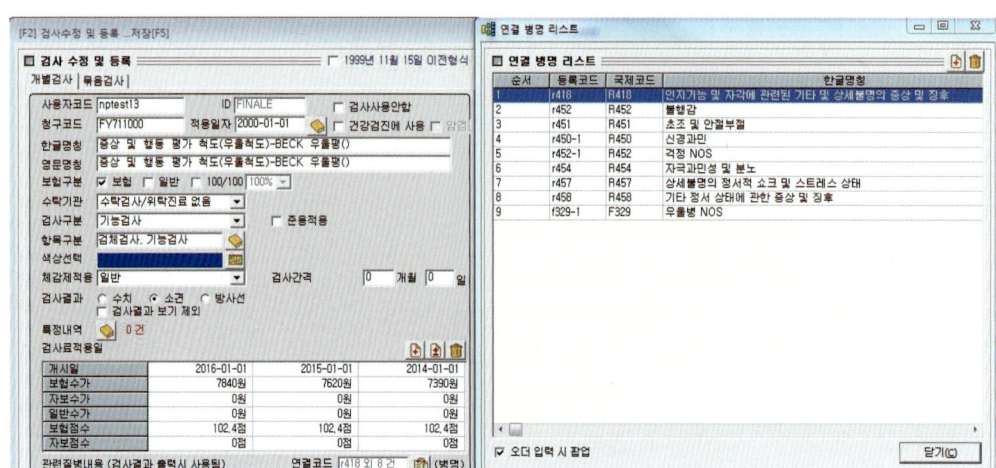

Beck 우울척도는 우울 증상의 정도를 측정하기 위한 검사이다.

3-2-3 FY704 해밀톤 불안척도(Hamilton anxiety scale, HAM-A)

불안(anxiety)이란 광범위하게 매우 불쾌하고 막연히 불안한 느낌으로 관련된 신체 증상(두통, 가슴 두근거림, 혈압상승, 빈맥, 진땀, 가슴조임, 반사항진, 동공확대, 떨림, 위장관 불편, 빈뇨 등 자율신경항진증)과 행동 증상(과민증, 서생댐 등)을 동반한다. 불안이란 생체가 친숙하지 않은 환경에 적응하고자 할 때 나타나는 가장 기본적인 반응 양상이다. 불안은 당면한 위험에 대한 경고신호로서 그 위험에 대처하게 해준다.

Hamilton 불안척도는 불안 증상의 심각도를 측정하기 위해 14개 문항으로 이루어진 반구조화된 면담 형식의 도구로 평가자가 평점하도록 되어 있다.

이 척도는 일반적인 정신적 불안 증상 요인(mental agitation and psychological distress)과 인지적이고 신체적인 증상 요인(physical complaints related to anxiety)의 2가지 요인으로 구분되어 각 항목에 대한 심각도를 5점 척도로 평가하여 총점을 구한 후 0~7점은 정상, 8~14점은 경도, 15~23점은 중등도, 24점 이상은 고도의 불안을 가지는 것으로 판정하였다.

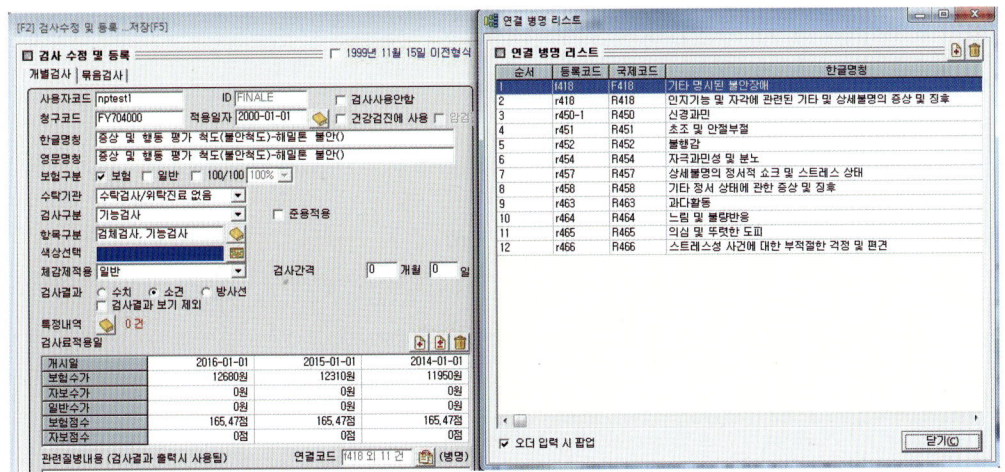

Hemilton 불안 척도(Hemilton Anxiety scale : HAM-A)

| 이름 : | 등록번호 : | 일시 : 20   년   월   일 |

아래 문항을 자세히 읽어본 후 현재 자신의 상태와 가장 근접하다고 생각하는 번호에 채크를 해주세요.

1. 불안한 기분(앞날에 대한 불안)
   0)없다   1)약간정도   2)중간정도   3)심한정도   4)매우 심한정도

2. 긴장(깜짝 놀람, 초조, 쉽게 우는 현상, 손떨림)
   0)없다   1)약간정도   2)중간정도   3)심한정도   4)매우 심한정도

3. 공포(어두운 장소, 낯선 사람 볼 때, 혼자 있을 때, 사람이 많을 때, 동물을 볼 때)
   0)없다   1)약간정도   2)중간정도   3)심한정도   4)매우 심한정도

4. 불면증(수면유도/유지 장애, 악몽)
   0)없다   1)약간정도   2)중간정도   3)심한정도   4)매우 심한정도

5. 인지기능저하(기억력 저하, 집중력 저하, 결단력 저하)
   0)없다   1)약간정도   2)중간정도   3)심한정도   4)매우 심한정도

6. 우울한 기분
   0)없다   1)약간정도   2)중간정도   3)심한정도   4)매우 심한정도

7. 신체적 증상(온몸의 통증, 근육통)
   0)없다   1)약간정도   2)중간정도   3)심한정도   4)매우 심한정도

8. 신체적 증상(이명, 흐린 시야, 손/발 저림)
   0)없다   1)약간정도   2)중간정도   3)심한정도   4)매우 심한정도

9. 심혈관계 증상(가슴 두근거림, 흉통, 의식소실/실신)
   0)없다   1)약간정도   2)중간정도   3)심한정도   4)매우 심한정도

10. 호흡기 증상(호흡이 가빠짐, 질식할 것 같은 느낌)
    0)없다   1)약간정도   2)중간정도   3)심한정도   4)매우 심한정도

11. 소화기 증상(소화불량, 오심, 구토, 변비, 체중감소, 포만감)
    0)없다   1)약간정도   2)중간정도   3)심한정도   4)매우 심한정도

12. 비뇨기계 증상(자주 소변 보러감, 월경불순, 성욕저하)
    0)없다   1)약간정도   2)중간정도   3)심한정도   4)매우 심한정도

13. 자율신경계 증상(입마름, 홍조, 창백, 식은 땀, 어지럼증)
    0)없다   1)약간정도   2)중간정도   3)심한정도   4)매우 심한정도

14. 면담시 행동(안절부절 못함)
    0)없다   1)약간정도   2)중간정도   3)심한정도   4)매우 심한정도

정상(normal):0-13, 경미(mild):14-17, 중간(moderate):18-24, 심함(severe):25점 이상

3-2-4 FY703 공황장애평가

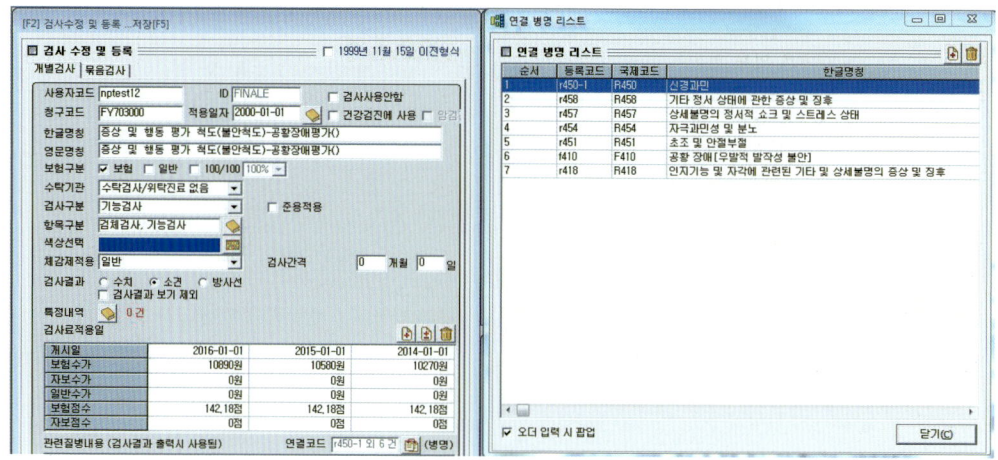

공황장애 심각도 평가척도(Panic disorder Severity Sxale:PDSS)

이름 : _____ 등록번호 : _____ 일시 :   년   월   일

◆다음 1-13문항중 환자에게 해당하는 증상이 있으면 ✔표 하세요.

	내 용	☑
1	심장이 두근거리거나 빨라짐	☐
2	땀이 많이 남	☐
3	손, 발, 몸, 또는 눈밑(눈가)이 떨림	☐
4	숨이 막히거나 답답한 느낌	☐
5	질식할 것 같은 느낌	☐
6	가슴이 아프거나 압박감	☐
7	메스껍거나 소화불량	☐
8	어지럽거나 쓰러질것같은 느낌	☐
9	비현실적인 느낌 또는 이인증(자신이 달라진 느낌)	☐
10	미쳐 버리거나 자제력을 잃어버릴 것 같은 두려움	☐
11	죽을 것 같은 두려움	☐
12	지각 이상(둔하거나 따금거리는 느낌)	☐
13	몸에서 열이 오르거나 오한이 남	☐

1. 위에서 O표한 증상들이 얼마나 자주 일어나나요?
   0. 없다   1. 1회미만/주당   2. 1-2회/주당   3. 3회이상/주당   4. 매일 1회 이상
2. 위에서 O표한 증상들로 인해 기분이 얼마나 불쾌하나요?
   0. 없다   1. 경미   2. 중간   3. 심함   4. 매우심함
3. 예기불안(다음에 위에 O표한 증상들이 다시 나타날 것 같은 느낌)의 정도와 빈도는?
   0. 없다   1. 경미   2. 중간   3. 심함   4. 매우심함
4. 광장 공포증적 두려움/회피(예-대중교통으로 버스나 지하철, 택시탈 때, 영화관, 사람이 많은데 가는 것, 높은 다리에 가는 것, 쇼핑, 혼자 있는 것)가 얼마나 심한가요?
   0. 없다   1. 경미   2. 중간   3. 심함   4. 매우심함
5. 공황유발(불안유발) 인자에 대한 두려움/회피 정도는?
   (예-격렬한 운동, 성행위, 뜨거운물로 샤워할 때, 목욕할 때, 커피, 공포영화볼 때)
   0. 없다   1. 경미   2. 중간   3. 심함   4. 매우심함
6. 공황장애로 인해 일상 직무수행, 학업, 집안일 하는것의 장애 정도는?
   0. 없다   1. 경미   2. 중간   3. 심함   4. 매우심함
7. 공황장애로 인한 사회생활 장애 정도는?
   (예-사람과 모임을 거절하는 것)
   0. 없다   1. 경미   2. 중간   3. 심함   4. 매우심함

총점 : _____   composite score : _____(총점/7)

3.3 말초신경병증 척도[2]

일반적으로 신경병통증 환자는 통증을 유발하는 자극 없이 발생하는 자발통증(spontaneous pain)과 자극에 의해 발생하는 유발통증(evoked pain)을 호소한다. 자발통증은 간헐적, 돌발적 혹은 지속적으로 나타나며, 유발통증은 통각과민(hyperalgesia)이나 이질통증(allodynia)으로 나타난다. 이러한 통증은 주관적으로 저리다, 찌릿하다, 따끔거린다, 화끈거린다, 시리다, 둔하다, 아프다로 표현된다. 이처럼 통증 양상은 신경병통증을 진단하는데 유용하며, 이를 통해 신경병통증을 감별하고 조기 진단하는 것이 중요하다.

다양하게 표현되는 만성통증은 대부분 주관적인 증상으로 이를 종합하여 평가하고 체계화할 필요와 만성통증 환자의 임상평가, 적절한 치료방법의 선택과 치료 반응을 객관적으로 정량화하여 비교하는 도구의 필요에 따라 많은 설문지들이 개발되고 소개되었다. 신뢰도와 타당도가 검증된 통증평가척도는 신경계 문진의 일부로 유용하게 사용할 수 있으며, 통증 양상을 객관적으로 평가할 수 있어서 진단에 도움이 될 수 있다.

현재까지 신경병통증을 진단하고 척도화하는 한국어 설문지로서 개발된 한국어 신경병통증설문지(Korean Neuropathic Pain Questionnaire, KNPQ)를 활용하여 말초신경병증 척도를 활용하는 것도 환자를 진료하는 데 매우 유용하다.

KNPQ로 신경병 기전이 만성통증에 기여할 가능성을 평가하고자 하였으며, 점수가 46점 이상이면 신경병통증의 가능성이 높고, 46점 이하이면 신경병통증의 가능성이 낮다고 간주하였다.

총 6가지 문항(Q1, Q4, Q13, Q14, Q15, Q23)이 신경병통증에 진단 가치가 있는 문항이었다.

핀이나 바늘로 찌르듯이 따끔거리는 통증(Q1)은 대개 말초와 중추 기전에 의한 신경 과흥분을 의미한다.

신경병통증 환자는 화끈거리는 통증(Q4)을 빈번하게 호소하며, 이는 C섬유의 활성에 의한 것으로 여겨진다.

마취한 듯 남의 살 같거나 둔한 감각(Q13), 면봉으로 건드리면 둔하거나 감각이 떨어짐(Q14), 그리고 바늘로 찌르면 둔하거나 감각이 떨어지는(Q15) 증상은 음성(negative) 감각증상으로 말초와 중추 감각신경 손상으로 인하여 발생함을 보여준다.

관절에 국한된 통증(Q23)은 비신경병통증 환자에게 더 흔한 것으로 나타났다.

---

[2] http://jkna.org/upload/pdf/201201003.pdf (J Korean Neurol Assoc Volume 30 No. 1, 20120.

부록 1. 한국어 신경병통증 설문지

이름 :   작성일:

통증에 대한 감별 및 평가를 위한 질문들입니다. **지난 일주일 동안** 귀하가 느끼는 통증에 해당하는 질문이면 **예**로 답하시고 그렇지 않으면 **아니요**로 답하십시오. **예**로 답하신 경우에는 그 정도를 표시하여 주시기 바랍니다.

1. 핀이나 바늘로 찌르듯 따끔거리는 통증입니까? 찌르는 듯한 통증 없음 0 1 2 3 4 5 6 7 8 9 10		예 아니오 상상할 수 있는 최악의 찌르는 듯한 통증
2. 칼이나 송곳으로 후벼파는 듯한 통증입니까? 후벼파는 듯한 통증 없음 0 1 2 3 4 5 6 7 8 9 10		예 아니오 상상할 수 있는 최악의 후벼파는 듯한 통증
3. 전기 오르듯이 찌릿찌릿한 통증입니까? 찌릿찌릿한 통증 없음 0 1 2 3 4 5 6 7 8 9 10		예 아니오 상상할 수 있는 최악의 찌릿찌릿한 통증
4. 화끈거리는 통증입니까? 화끈거리는 통증 없음 0 1 2 3 4 5 6 7 8 9 10		예 아니오 상상할 수 있는 최악의 화끈거리는 통증
5. 시린 통증입니까? 시린 통증 없음 0 1 2 3 4 5 6 7 8 9 10		예 아니오 상상할 수 있는 최악의 시린 통증
6. 뻐근하거나 묵직한 통증입니까? 뻐근하거나 묵직한 통증 없음 0 1 2 3 4 5 6 7 8 9 10		예 아니오 상상할 수 있는 최악의 뻐근하거나 묵직한 통증
7. 꽉 죄는 듯한 통증입니까? 꽉 죄는 듯한 통증 없음 0 1 2 3 4 5 6 7 8 9 10		예 아니오 상상할 수 있는 최악의 꽉 죄는 듯한 통증
8. 눌리는 듯한 통증입니까? 눌리는 듯한 통증 없음 0 1 2 3 4 5 6 7 8 9 10		예 아니오 상상할 수 있는 최악의 눌리는 듯한 통증
9. 통증 부위가 가볍게 닿아도 통증이 유발되거나 악화됩니까? 닿을 때 통증 없음 0 1 2 3 4 5 6 7 8 9 10		예 아니오 닿을 때 상상할 수 있는 최악의 통증
10. 누르면 통증이 유발되거나 악화되었습니까? 누를 때 통증 없음 0 1 2 3 4 5 6 7 8 9 10		예 아니오 누를 때 상상할 수 있는 최악의 통증
11. 차가운 것이 닿으면 통증이 유발되거나 악화됩니까? 차가운 것이 닿을 때 통증 없음 0 1 2 3 4 5 6 7 8 9 10		예 아니오 차가운 것이 닿을 때 상상할 수 있는 최 악의 통증

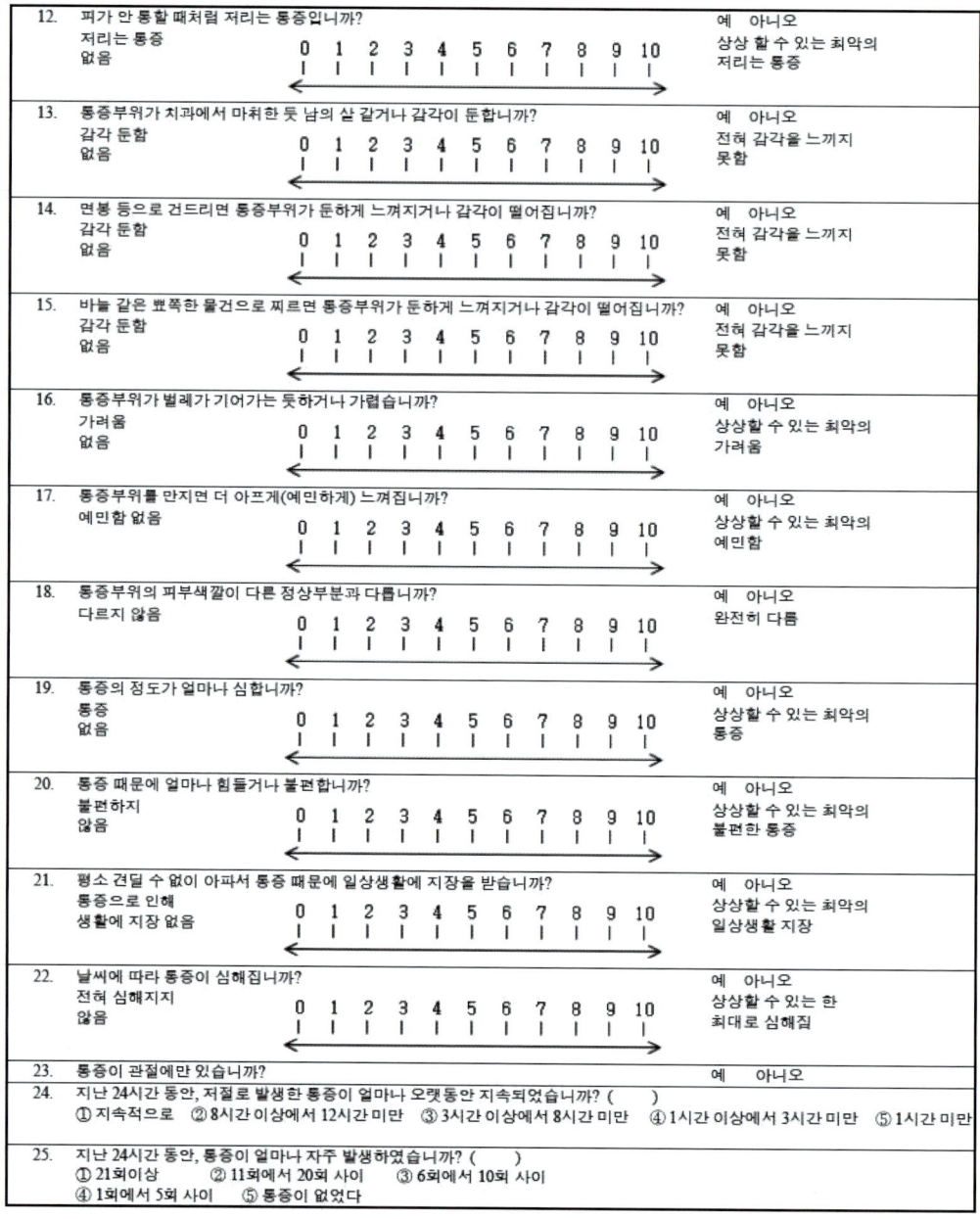

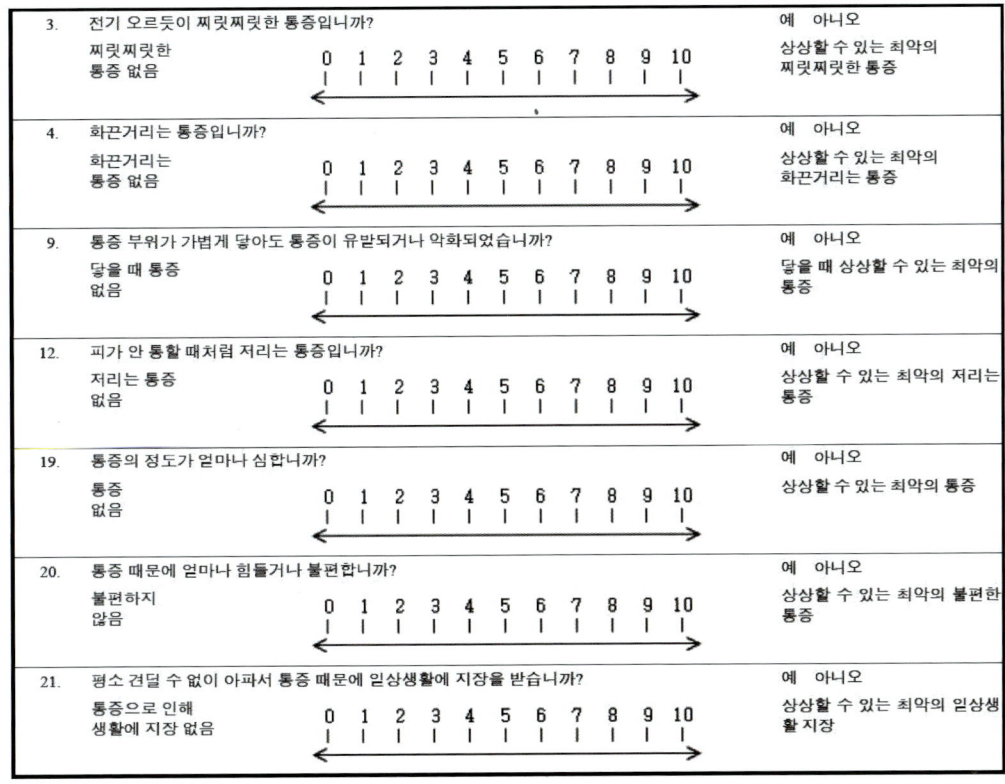

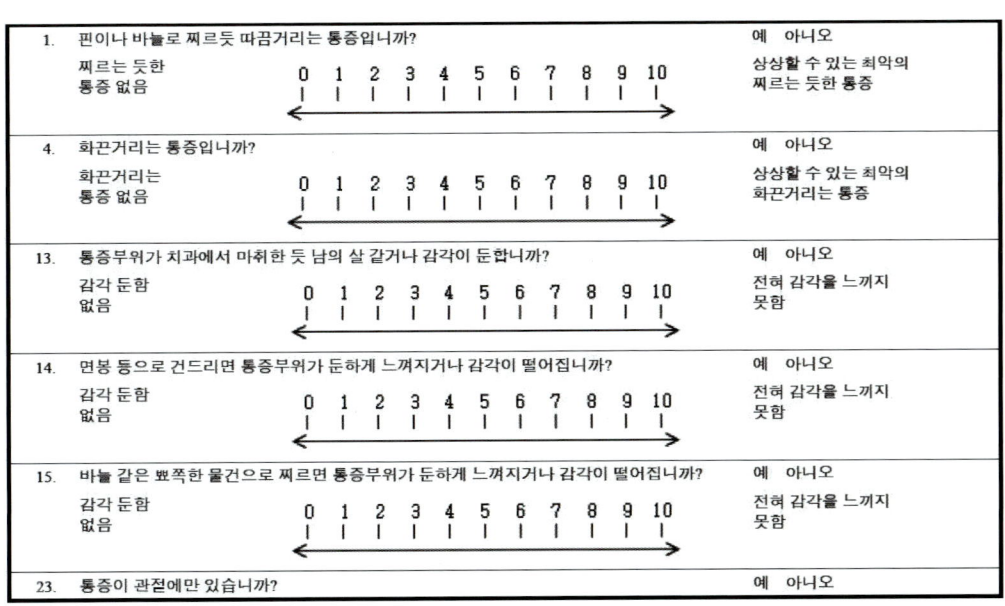

03 만성통증 환자를 진료하기 위한 정신·신체 검사 항목들 47

말초신경병증 척도는 현재 건강보험 인정 비급여 항목으로 청구코드는 FY831로 등재되어 있다. 건강보험 인정 비급여 항목이므로 검사 수가의 상한가를 원내에 고지하고, 고지한 상한가 이하로 환자에게 수납하여야 한다.

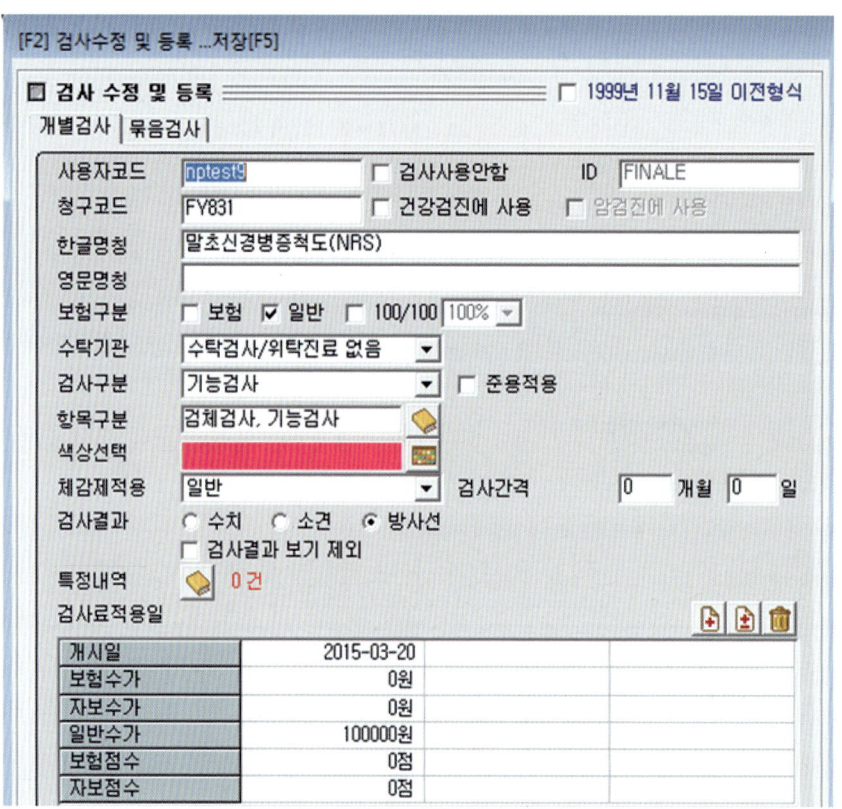

본원에서는 기초 자료에 위 그림과 같이 말초신경병증 척도 검사를 등록하여 사용하고 있다.

뉴론틴 광고에서 본 문구가 참 맘에 듭니다.

뉴론틴은 신경병증 통증 환자들의 "수면장애 및 우울증을 효과적으로 개선"

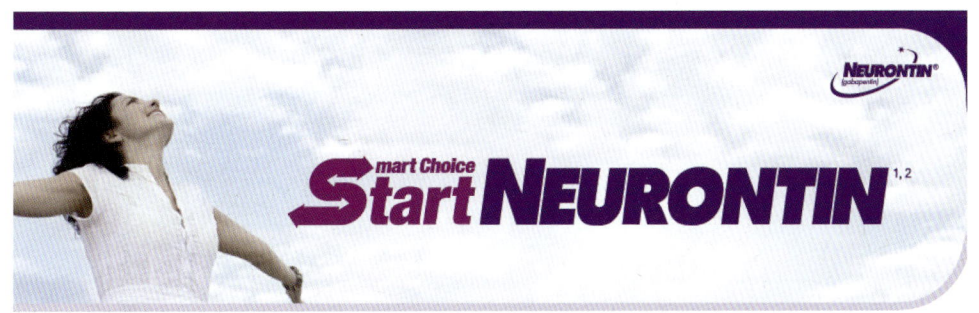

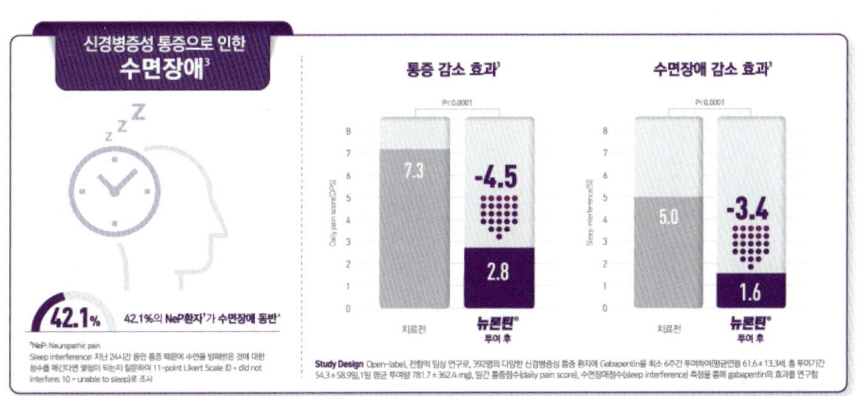

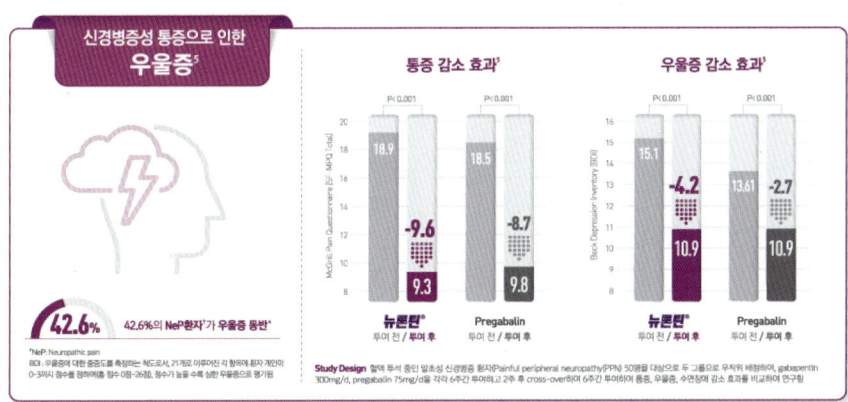

3.4 어지럼증 환자의 임상검사

몸의 균형은 주위 환경 속에서 몸의 상대적 위치에 대한 지각과 함께 우리 자신 및 주위 물체의 움직임을 정확하게 파악하고, 이에 맞춰 우리의 행동을 조절할 수 있는 능력을 필요로 한다. 자신과 외부로부터의 자극을 뇌로 전달하여 평형 유지에 관여하는 신경로에는 시각계(visual system), 고유감각계(proprioceptive system)와 전정신경계(vestibular system)가 있다.

시각은(visual system) 사물의 위치와 움직임에 대한 정보를, 고유감각계(proprioceptive system)는 자세에 대한 정보를, 전정계(vestibular system)는 머리의 움직임과 중력에 대한 정보를 뇌로 전달하며, 뇌는 이들 정보를 통합하여 평형 유지에 필요한 명령을 근골격계와 안구운동계에 내린다. 따라서 이들 감각신경계나 중추신경계의 통합 기능에 이상이 생기면 어지럼증과 함께 자세불안이 발생한다. 특히 전정신경계는 평형 유지에서 가장 중요한 역할을 담당하기 때문에 전정신경계의 질환은 심한 어지럼증과 자세불안을 초래한다.

일반적으로 전정기능의 평가에는 안구도(oculography), 온도안진장비(caloric stimulation system), 회전의자(rotatory chair system), 동적자세검사기(dynamic posturography) 등과 같은 고가의 장비가 필요하다고 생각할 수 있으나, 임상 진찰만으로도 환자의 상태에 대해 많은 정보를 얻을 수 있다. 어지럼증 환자의 진찰에서는 현재까지 개발된 임상 술기들을 통해 환자의 상태를 면밀하게 관찰하고, 이상 소견이 발견되면 위의 검사장비들을 보유한 병원에 환자를 전원하는 절차를 통해 관찰된 임상 소견들을 확인하고 치료하는 과정을 거치는 것이 바람직할 것으로 판단된다.

현재 건강보험에서 보험급여로 인정되는 현기증 검사 항목은 다음과 같다.

현기증 검사(급여)

- F6310 직립 및 편의검사
- F6321 자발 및 주시 안진검사
- F6322 두위 및 두위변환 안진검사
- F6323 두진 후 안진검사

3-4-1 F6310 직립 및 편의검사 (Romberg or Pointing)

적응증

현기증으로 신체의 균형을 유지할 수 없는 자각적인 환자의 호소를 타각적으로 발견해 내는 가장 기본적인 검사 방법이다.

실시방법

1. 직립반사검사

① Romberg 검사 : 양 발 끝을 모아 직립시키고 정면을 보게 한다.

Romberg 검사에서는 환자에게 두 발을 모은 상태에서 서게 한 후 환자가 얼마나 균형을 잘 유지하는지, 쓰러지는 경우는 어느 쪽으로 쓰러지는지를 관찰한다. 환자가 눈을 뜬 상태에서는 균형을 잘 잡으나 눈을 감을 때에는 균형을 잃고 쓰러지는 경우를 Romberg 양성으로 평가하며, 고유감각계(proprioceptive system)의 기능장애를 시사한다. 반면에 소뇌기능에 이상이 있으면 눈을 뜨고 있을 때도 자세불안을 보이며, 눈을 감으면 증상이 악화된다. 증상이 경미한 경우에는 양쪽 발을 앞뒤로 붙인 상태에서 검사를 시행한다(tandem Romberg or sharpened Romberg test). 일반적으로 한쪽 전정 또는 소뇌의 기능장애나 Wallenberg 증후군에서는 병변 쪽으로 쓰러진다. 양측성 전정병증, 양성돌발성두위현훈이나 하향 또는 상향 안진증후군에서는 몸이 앞뒤로 흔들린다(fore-apt instability).

2. 편의검사

① 지시검사(Past pointing) : 피검자를 의자에 앉히고 무엇을 가리키는 것처럼 시지를 펴고 상지를 수직이 되도록 올린 위치에서 어깨를 축으로 하여 앞으로 수평의 높이까지 내리게 하여 그 위치에 있는 일정한 목표물을 가리키게 한다. 각각 눈을 뜬 상태와 눈을 감은 상태에서 검사한다.

환자의 한쪽 팔을 앞으로 쭉 뻗은 상태에서 검지로 검사자의 손가락을 가리키게 한다. 이 상태에서 환자의 눈을 감기면 일측성 전정기능장애 환자에서는 환자의 팔이 점차 병변 쪽으로 편위되는 현상을 관찰할 수 있다. 또 다른 방법으로는 눈을 감은 상태에서 팔을 머리 위로 치켜들었다가 다시 원래의 위치를 가리키게 하는 것이다. 원래의 위치로부터 10 cm 이상 편위되었을 때 양성으로 판단한다.

② 제자리걸음검사 (Stepping test) : 마룻바닥에 30°씩 분도한 반경 0.5 m, 1 m의 두 개의 동심원의 중심에 피검자의 양 발을 모아 기립시킨 후 양 눈을 가리고 양 팔을 전방으로 뻗게 한 뒤 기립 위치에서 무릎을 높이 올려 수평이 되도록 가볍게 제자리걸음을 시킨다.

③ 고유감각계에 의한 보상 기능을 교란함으로써 전정기능장애를 좀 더 쉽게 찾아낼 수 있는 방법이다. 환자의 눈을 감긴 후 앞으로 나란히 한 상태에서 제자리걸음을 시키면 환자는 점차 병변이 있는 쪽으로 도는 경향을 보인다

③ 일자걷기(tandem walking) : 일자걷기는 양 발의 앞꿈치와 뒤꿈치를 번갈아 가면서 붙이면서 직선으로 걸어가게 하는 방법으로 눈을 뜬 상태 및 감은 상태에서 검사하며, 환자가 몇 발자국을 넘어지지 않고 뗄 수 있는지, 넘어질 경우는 어느 방향으로 넘어지는 지를 관찰한다.

자세 유지에는 전정계뿐만 아니라 시각계와 고유감각계가 관여하며, 이들로부터 들어온 정보는 전정신경핵과 소뇌에서 통합된다. 말초전정계의 병변에서는 시각계와 고유감각계의 기능을 이용하여 어느 정도 자세를 유지할 수 있으나, 중추전정계의 병변에서는 통합기능 자체가 손상되어 심한 자세불안을 보일 수 있다. 따라서 어지럼증을 호소하는 환자에서 앉아 있거나 서 있는 것 자체가 불가능할 정도로 심한 자세불안을 보인다면 중추성 병변의 가능성을 우선적으로 고려하여야 한다.

* 그 밖에 상지편의반응, 상지긴장반응 등을 하기도 한다.

3. 결과를 종합적으로 판독한다.

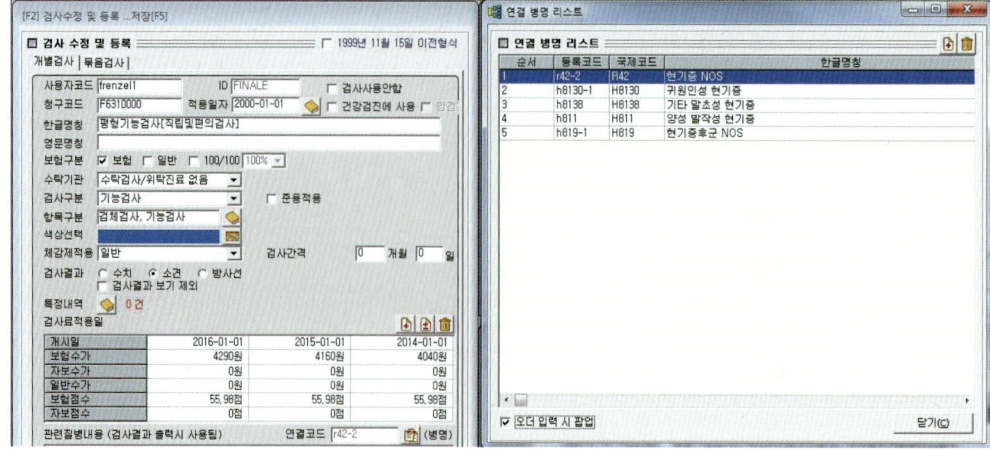

3-4-2 F6321 자발 및 주시 안진검사(Spontaneous and Gaze Nystagmus Test)

적응증

현기증이 있는 환자에서는 평형기능이 정상인지 판정하고, 병변 부위를 추정하기 위해서 실시한다.

실시방법

1. 피검자에게 Frenzel 안경을 착용시킨 후 검사한다.

   ① 자발안진검사(Spontaneous nystagmus)

   똑바로 앉은 자세로 눈을 뜬 상태에서 어떠한 자극도 없을 때 저절로 나타나는 안진을 검사한다. 이때 안진의 방향과 형태, 진폭, 빈도를 기록한다.

   ② 주시안진검사

   중심에서 20~30°의 상방, 하방, 좌측, 우측을 주시하면서 각각 30초간 검사한다.

2. 결과를 종합적으로 판독한다.

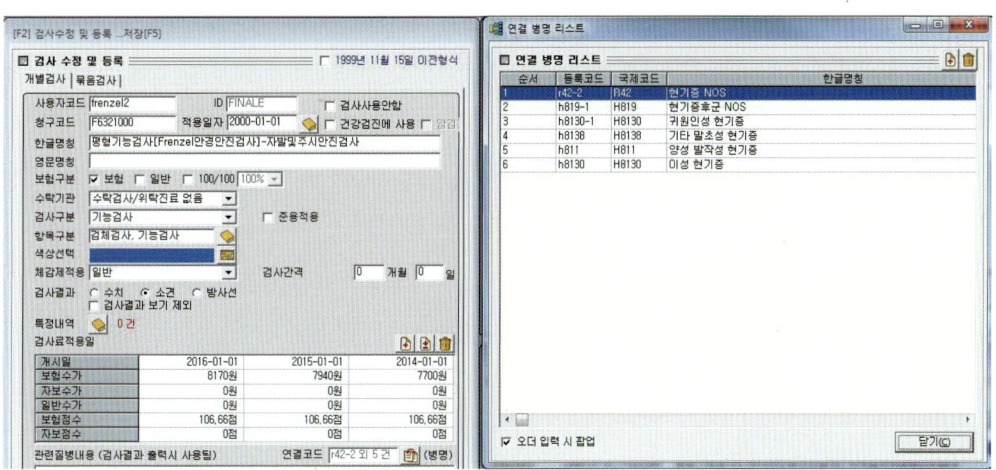

안진(Nystagmus)[3]

내이에서 중추신경계에 이르기까지 전정기능의 장애(불균형)가 생기면 안진이 발생하므로 안진의 유무와 양상을 관찰함으로써 전정기능의 이상 여부를 평가할 수 있다.

안진이란 우리가 원하는 물체의 상을 망막에 안정되게 유지시키는 역할을 하는 안구운동계의 장애로 인해 발생하는 현상이다. 즉 안구가 원하는 위치에 머물러 있지 못하고 주시

---

[3] 김지수. 어지럼 환자의 임상검사. 대한평형의학회지 제 4 권 1 호 2005 ; 74-78.

점으로부터 서서히 벗어나게 되면 이를 교정하여 원래의 위치로 돌아가려는 안구운동이 발생한다.

안진을 검사할 때는 우선 안진의 방향, 정도, 주시 방향에 따른 변화를 면밀하게 관찰하여야 한다. 한쪽의 말초성 병변(내이 및 전정신경 병변)에서는 양안이 점차 병변쪽으로 치우치며(서상), 이를 보상하려는 신속안구운동(홱보기, 속상)은 병변의 반대편을 향한다. 일측성 말초 병변에서는 병변의 반대편을 향하는 회선성 수평안진(torsional-horizontal nystagmus)이 관찰된다. 중추성 안진은 다양하게 나타날 수 있다. 순수한 수직 방향의 안진이나 회선안진은 중추성 병변을 시사한다. 또한 안진의 방향이 불규칙하거나 시선에 따라 안진의 방향이 바뀌는 주시안진(gaze-evoked nystagmus)이나 반동안진(rebound nystagmus)도 중추성 안진이다. 일반적으로 안진은 안진의 방향 쪽을 쳐다볼 때 정도가 증가하며, 시선이 반대 방향을 향할 때는 감소하는 경향을 보인다(Alexander's law).

말초성 안진에서는 주시 방향에 의해 안진의 강도가 변할 수는 있으나 방향이 역전되지는 않는다. 말초성 전정기능장애에서는 원활추종운동(smooth pursuit)이 정상이므로 시선고정(fixation)에 의해 안진이 억제되는 경향을 보인다. 시선고정을 제거하고 안진의 양상을 좀 더 정확히 관찰하기 위해 검안경(ophthalmoscope)이나 프렌젤(Frenzel) 안경을 사용할 수 있다. 검안경을 통해 시신경판(optic disc)의 움직임을 관찰하면 미세한 안구운동까지 알아낼 수 있고, 관찰 도중 반대편 눈을 가리면 시선고정(fixation)이 제거되므로 말초성 안진의 관찰에 유용하다. 주의할 점은 안진의 방향이 원래 방향과 반대로 보인다는 것이다. 이는 안구의 회전축이 안구의 중심을 지나므로 안저의 운동 방향이 밖에서 관찰되는 안구의 움직임과 반대이기 때문이다. 프렌젤 안경은 20 디옵터 볼록렌즈를 장착한 특수 안경으로 환자의 시선고정을 막는 역할을 한다. 또한 볼록렌즈는 눈의 움직임을 확대시켜 보여주므로 안진의 관찰이 용이하다.

3-4-3 F6323 두진 후 안진검사(Post Head Shaking Nystagmus Test)

적응증

현기증이 있는 환자에서 평형기능의 상태를 판정하고, 이상이 있는 경우에는 병변 부위를 추정하기 위해서 실시한다.

실시방법

① 앉은 자세에서 피검자에게 Frenzel 안경을 착용하게 한다.

② 10~15초 동안 최소한 2 Hz의 빈도로 20~30회 좌우로 머리 회전을 시킨 후 안진이 발생하는지를 관찰한다.

③ 발생하는 안진의 방향과 형태, 진폭, 빈도를 기록한다.

④ 결과를 종합적으로 판독한다.

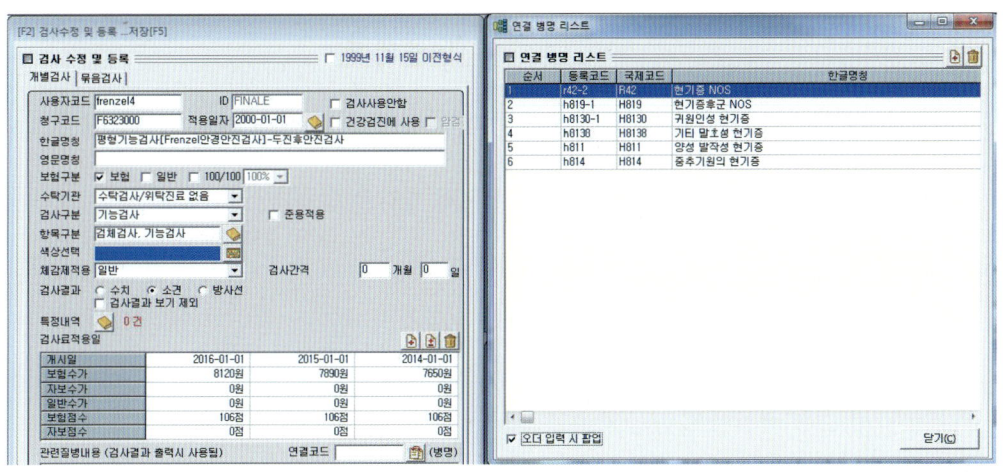

두진후안진(Head shaking nystagmus)[4]

프렌젤 안경을 착용시킨 후 가쪽반고리관이 지면과 평행하도록 환자의 머리를 앞으로 30도 정도 숙인 상태에서 2~3 Hz의 빈도로 환자의 머리를 좌우로 20초 정도 흔든 후 안진을 관찰한다. 말초성 병변에서는 초기에 병변의 반대편을 향하는 안진이 유발되어 20초 정도 지속되다가 사라지고, 이어 병변 쪽으로 향하는 약한 안진이 나타나 비교적 긴 시간(100초) 동안 지속된다(reversed phase).

말초전정질환에서 관찰되는 두진후안진은 1) Ewald 제2 법칙과, 2) 중추성 속도 저장기전(velocity storage mechanism)으로 설명한다. Ewald 제2 법칙이란 전정계의 흥분성 자극이 억제성 자극보다 반응을 일으키는 데 효과적이라는 이론이다. 따라서 일측성 전정신경병증에서는 머리 회전에 의해 유발되는 양측 전정신경의 흥분도의 차이가 중추전정계로 전달되어 저장되고, 머리 회전을 멈춘 후에 안진으로 표출되어 나온다는 설명이다. 초기 안진에 이어 나타나는 안진의 역전 현상은 중추전정계의 적응으로 설명한다. 급성 병변에

---

4) 김지수. 어지럼 환자의 임상검사. 대한평형의학회지 제 4 권 1 호 2005 ; 74-78.

서는 속도저장기전이 제대로 작동하지 않아 두진후안진이 아주 짧거나 나타나지 않을 수 있다.

중추성 병변에서는 두진후안진이 다양한 양상으로 나타날 수 있다. 일반적으로 수평 방향의 머리 회전 후에 수직 방향의 안진이 유발되거나(perverted head shaking nystagmus, 두진후이상안진), 자극에 비해 매우 강한 안진이 유발될 때 중추성을 의심할 수 있다.

3-4-4 F6322 두위 및 두위변환 안진검사(Positional Nystagmus Test)

적응증

양성 발작성 체위변환성 현기증

실시방법

1. 피검자에게 Frenzel 안경을 착용하게 하여 시고정 효과를 없앤다.

2. 실시방법 1- Dix-Hallpike

    ① 환자가 앉은 자세에서 시작하며, 검사자는 환자의 머리를 병변이 있다고 생각되는 쪽으로 45° 돌려 잡고 후방으로 가볍게 끌어 당겨 누운 자세에서 머리가 검사 침대 밖으로 나와 현수위가 되도록 한다. 이때 안진이 유발되는지 관찰한다.

    ② 위의 자세에서 다시 처음의 자세로 돌아올 때 발생하는 안진의 방향과 형태, 진폭, 빈도를 기록한다.

    ③ 환자의 머리를 반대 방향으로 향하게 하고 같은 방법으로 검사한다.

3. 실시방법 2- 수평반규관에 의한 체위변환안진의 검사

    ① 누운 자세에서 머리나 체간을 회전운동시켜서 검사한다. 누운 자세에서 병변 쪽으로 회전하면 아래 쪽으로 향하는 강한 향지성 안진이 발생한다.

    ② 위의 자세에서 다시 처음의 자세로 돌아올 때 발생하는 안진의 방향과 형태, 진폭, 빈도를 기록한다.

    ③ 환자의 머리를 반대 방향으로 향하게 하고 같은 방법으로 검사한다.

4. 결과를 종합적으로 판독한다.

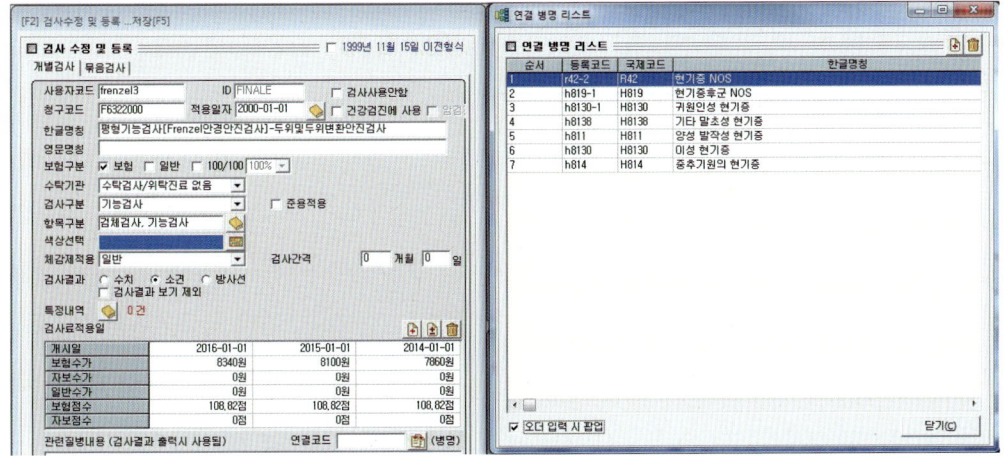

3-4-5 Dix-Hallpike maneuver

검사 전 환자에게는 어지럼이 유발될 수 있으나 안전하다는 것을 설명하고, 눈을 뜨고 있도록 주지시킨다. Frenzel 안경 등을 이용하여 시고정을 없애면 안진을 보다 잘 관찰할 수 있다. 환자를 앉은 상태에서 한쪽으로 45° 돌리고, 침대보다 20° 정도 낮게 뒤로 눕힌 후 안진을 관찰한다. 60초까지 잠복기를 기다려 보고 특징적인 안진이 관찰되면 고개를 돌린 쪽, 즉 아래쪽 귀의 pc-BPPV로 진단한다. 이때 상향성 회선안진은 약하게 시작하여 점차 강도가 증가하다가 다시 약해지는(crescendo-decrescendo) 특징을 갖고, 머리보다 아래에 있는 귀쪽이 병변이다. 검사 후 환자가 다시 앉았을 때 안진의 역전(reversal of nystagmus)과 어지럼증이 동반되며, 반복해서 검사 시 안진의 강도는 약해진다

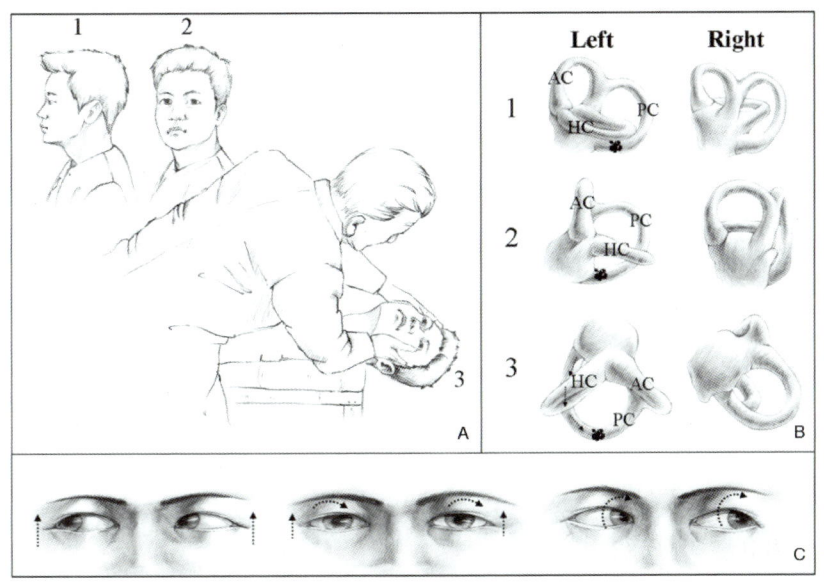

3.5 자율신경기능검사

3-5-1 자율신경기능검사의 주요 참고문헌

대한신경과학회 발간 신경학. 군자출판사.

박기종. 자율신경기능검사. 대한임상신경생리학회지 9(2):13~20, 2007.

박기종·정희정. 심박변이에 대한 평가방법. 대한임상신경생리학회지 16(2):49-54, 2014.

안민주. 기립성 조절장애증후군. International Journal of Arrhythmia 2016;17(2):80-85.

이형. 비전정성 어지럼. Research in Vestibular Science 2012;11 Suppl 1:S113-S117.

2013 대한고혈압학회 진료지침 요약본.

일본자율신경학회. 김영설. 박영배 역. 자율신경기능진단. 2007. 군자출판사.

자율신경기능검사는 위에 열거한 참고문헌들을 요약 정리하고, 일부 그림과 도표들을 발췌하였다.

자율신경계 검사의 적응증[5]

① 전체적인 자율신경부전이 의심될 때(자율신경병증, multiple system atrophy, pure autonomic failure)

② 제한된 자율신경병증을 진단할 때(콜린성, 아드레날린성, 국소적, 원위부)

③ 원위부 소섬유신경병증(distal small fiber neuropathy)이 의심될 때

④ 기립성 못견딤증(orthostatic intolerance)을 진단할 때(postural orthostatic tachycardia syndrome, 실신)

⑤ 신경심인성 실신(neurocardiogenic syncope)에서 신경병증의 근거를 찾고자 할 때

⑥ 신경병증의 경과를 관찰할 때

⑦ 치료에 대한 반응을 평가할 때

⑧ 말초신경병증에서 자율신경의 침범 정도를 평가할 때

⑥ 교감신경매개성 통증(sympathetic mediated pain)에서 교감신경장애를 검사할 때

⑩ 임상적 치료를 시도할 때

---

[5] 박기종. 자율신경기능검사. 대한임상신경생리학회지 9(2):13~20, 2007에서 인용.

자율신경계는 교감신경계와 부교감신경계로 나누며, 이들의 특징에 따라 세분화된 검사방법들이 있다. 자율신경계 검사를 통하여 손상된 성분들을 파악할 수 있으며, 손상 정도와 손상된 위치를 평가하고, 치료에 대한 반응을 평가할 수 있다. 대부분의 검사가 비침습적으로 손쉽고 안전하게 시행할 수 있으며, 임상적인 연관성도 높다.

Tests of autonomic function에 사용되는 검사들[6]

1. Sympathetic function test

    1) Adrenergic function test

        ① Beat-to-beat BP recordings of the Valsava maneuver

        ② BP and HR response to standing or tilt

        ③ BP to sustained handgrip

        ④ BP to mental stress

        ⑤ Cold pressor test

        ⑥ Plasma catecholamines

    2) Sudomotor function test

        ① Quantitative sudomotor axon reflex test (QSART)

        ② Sympathetic skin response (SSR)

        ③ Thermoregulatory sweat test

        ④ Sweat imprint

2. Parasympathetic function test

    1) Cardiovagal function test

        ① Heart rate response to standing or 30:15 ratio

        ② Heart rate response to deep breathing

        ③ Valsava ratio

---

6) 박기종. 자율신경기능검사. 대한임상신경생리학회지 9(2):13~20, 2007에서 인용.

표 1.5 교감신경계 및 부교감신경계의 기능으로 분류한 자율신경계 검사

교감신경계	정상 반응	이상 반응
체위 변화에 의한 혈압 변화	혈압저하 ≤ 30/15mmHg	혈압저하 > 30/15 mmHg
Valsalva 수기에 의한 혈압 변화	1 단계 : 혈압증가, 심장박동수 감소	
	2 단계 : 혈압이 떨어지다 다소 상승, 빠른맥	후기에 혈압 회복이 안됨 보상성 심장박동수 증가 미약 혹은 소실
	3단계 : 혈압의 급격한 저하	
	4단계 : 안정시 혈압보다 지나침(overshoot), 느린맥	overshoot가 없음 반사성 심장박동수 감소 미약 혹은 소실
지속등척운동검사	이완기 혈압 < 15 mmHg	이완기 혈압 < 15 mmHg 혹은 감소 없음
찬물혈압검사	혈압증가 ≤ 15~20/10~15mmHg	혈압증가 ≤ 15~20/10~15mmHg 혹은 감소 없음

교감신경계	정상 반응	이상 반응
체위에 의한 심장박동수 변화	심장박동수 11~29회/분 증가; 30;15 비율 ≥ 1.04	30:15 비율 < 1.05
호흡에 의한 심장박동수 변화	최대-최소 심장박동수 ≥ 15 날숨 : 들숨 비율 ≥ 1.2	최대-최소 심장박동수 ≤ 10
Valsalva 비	≥ 1.4	< 1.4(연령에 따른 보정 필요)

출처 : 대한신경과학회 발간 신경학. 군자출판사. 100쪽

3-5-2 (부교감) 발살바법에 의한 심박동수 변화
(Heart rate response to Valsalva manuver)

Valsava maneuver는 40 mmHg의 압력으로 15초 동안 압력계를 불다가 이완시키면서 심박동의 변화와 혈압을 측정하는 검사이다. 세부적으로 4 단계로 나눌 수 있는데, 1, 2 단계는 입으로 압력계를 불면서 긴장(strain)이 유지되는 단계이고, 3, 4 단계는 긴장에서 벗어나는 단계이다.

1 단계(4초)

입으로 압력계를 불면서 시작 – 흉곽내 압력 증가와 큰 혈관들의 압착으로 인하여 수초 동안 지속되는 일시적인 혈압 증가가 나타난다. 이 단계에서는 부교감신경의 활동 증가로 인하여 일시적인 서맥이 관찰된다.

2 단계

긴장이 지속되는 시기로 초기와 후기의 세부 단계로 나눌 수 있다.

① 초기 2 단계 : 심장으로 정맥혈의 유입이 감소하여 심장의 1회 박출량, 심박출량, 혈압이 감소한다. 심박동은 미주신경의 긴장이 감소하면서 심박동수의 증가가 시작된다.

② 후기 2 단계 : 교감신경성 아드레날린 기능을 평가 - 2단계 시작 후 4~5초 이내에 나타나며, 초기 2단계의 혈압감소는 압력수용체 반사를 통하여 교감신경을 활성시킨다. 그리고 교감신경의 활성은 말초혈관을 수축시키고, 혈관의 저항성을 증가시켜서 혈압은 초기 상태로 회복된다. 이 단계는 phentolamine 같은 알파아드레날린 차단제에 의해서 차단할 수 있다. 이 단계를 지나면서 교감신경활동의 증가 때문에 심박동수가 더 증가한다.

3 단계

1 단계와 반대 - 압력계에서 입을 떼는 순간에 긴장(strain)을 갑자기 멈추면서 시작된다. 증가된 흉곽내 압력 때문에 폐혈관계로 혈액들이 물리적으로 이동하면서 일시적으로 수초 동안 혈압의 감소가 발생한다(1~2초). 심박동수의 변화는 뚜렷하지 않다.

4 단계

긴장을 멈추고 나서 15~20초 이내에 나타난다. 심장으로 정맥혈의 유입이 증가하고, 말초혈관이 수축되어 있는 상태에서 심박출량이 증가하여 혈압의 과도한 증가(overshoot)가 발생한다(10초 이내). 혈압의 과도한 증가는 압력수용체 반사를 통하여 서맥을 유도한다. 혈압과 심박동수는 대개 90초 정도 후에 초기 상태로 돌아온다.

Valsava maneuver의 검사 방법[7]

① 피검자는 눕거나 머리를 30° 정도 올린 상태로 15초 동안 40 mmHg로 mouth piece를 분다.

② 이후에 부는 것을 멈추고 편안한 상태로 평상시 호흡을 한다.

③ 심전도는 mouth piece를 불고 있는 동안과 이후 30~45초 정도를 더 기록한다.

④ 어느 정도 휴식을 취한 후에 3회 이상 반복해서 검사를 한다.

⑤ Valsava ratio가 가장 높은 경우를 채택한다.

---

[7] 박기종. 자율신경기능검사. 대한임상신경생리학회지 9(2):13~20, 2007에서 인용.

Valsava maneuver의 임상적 해석

호흡에 의한 심박동수의 변화는 Valsalva 수기 시행 시에 더 심해진다.

이 검사를 하는 동안 혈압의 변화는 교감신경계의 기능, 심박동수의 변화는 부교감신경계의 기능을 평가하게 된다.

Valsalva 비는 제2 단계의 가장 빠른 심박동수와 제4 단계의 가장 느린 심박동수의 비, 또는 제4 단계의 가장 긴 R-R 간격과 제2 단계의 가장 짧은 R-R 간격의 비를 말하며, 정상 범위는 1.45 이상이다.

3-5-3 (부교감) 체위 변동에 따른 심박동수의 변화
(Heart rate response to standing up)

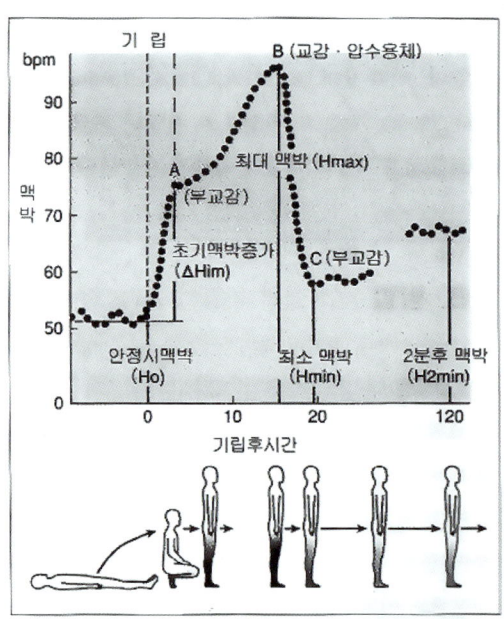

그림 1.3 기립시 초기 맥박 연동 모식도. 안정시 맥박(Hoo), 초기 맥박 증가(ΔHim), 최대 맥박(Hmax), 최소 맥박(Hmin), 2분 후 맥박 (H2min)을 나타낸다. 2분 후 맥박은 정상 상태의 맥박을 나타낸다.

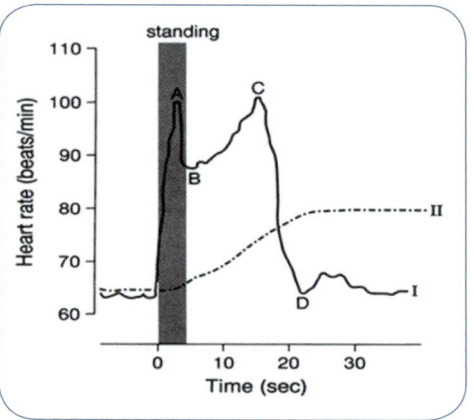

그림 1.4 Heart rate changes provoked by standing. I. A normal control illustrating the initial peak tachycardia (A), the primary bradycardia (B), the secondary, peak tachycardia (C), and the secondary or reflex bradycardia (D). II. Heart rate responses to standing in a patient with diabetic autono1nic neuropathy illustrating the absence of the tachycardia at A and C, along with an absent reflex bradycardia at D. (Frorm Shields RW. Autonomic nervous system testing. In: Levin KH, Luders HO. Comprehensive clinical neurophysiology. Philadelphia: W.B. Saunders Company. 2000:313.)

출처 : 좌: 일본자율신경학회. 김영설. 박영배 역. 자율신경기능 진단. 2007. 군자출판사. 우: J Korean Society for Clinical Neurophysiology / Volume 9 (Suppl) / November, 2007

누운 자세에서 기립을 하게 되면 중력에 의하여 약 500 mL의 혈액이 횡경막 하부로 흘러가 용적 수용 혈관인 정맥으로 쏠리게 되는 혈역학적 반응을 보인다. 이로 인해 갑작스러운 중심 혈액량 감소와 심실의 전부하 감소, 심박출량의 감소와 혈압의 감소가 일어나게 된다. 기립에 의한 혈압저하가 일어나면 장기의 관류압을 유지하기 위해 즉각적으로 신경조절계가 활성화된다. 경동맥동과 대동맥궁에 압력수용체가 있어 혈압이 떨어지게 되면 수초 내에 압력수용체가 활성화되고, 심박수와 심근수축력이 증가하며, 말초혈관저항이 증가하게 된다. 또한 근육, 피부, 지방의 동맥이 수축하여 기립 시 하지의 혈관저항을 증가시키게 된다. 궁극적으로 1분 이내에 혈압의 안정화가 이루어진다.

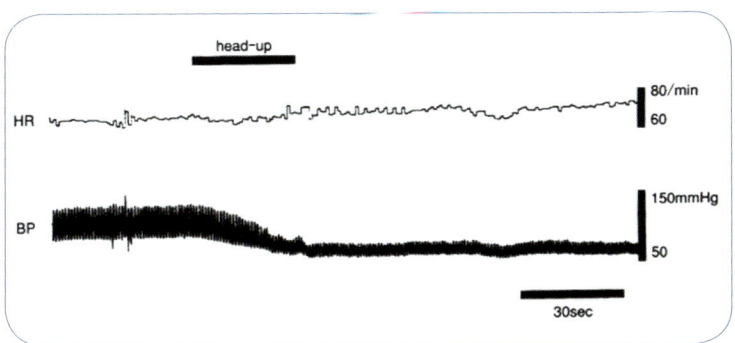

그림 1.5 기립성 저혈압. 순수형 자율신경부진 진증(60세, 남성)에서 70도 HUT의 실제 기록. 틸트 직후부터 혈압은 현저히 하강되나 심박수 증가는 보이지 않는다.

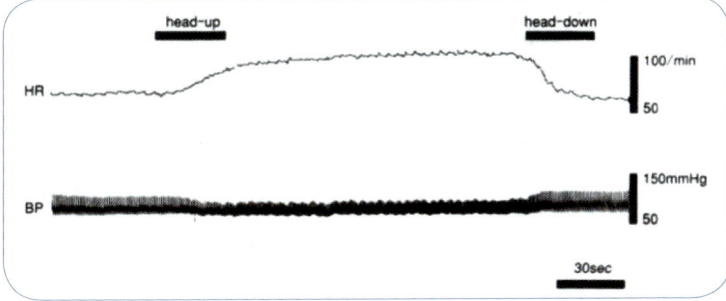

그림 1.6 체위성빈맥증후군. 부정소수증후군(29세, 남성)에서 70도 HUT의 실제 기록. 틸트에 의해 심박수가 현저히 증가하고 있다. 이 증례에서 혈압하강은 경미하지만, 혈압하강 폭이 큰 증례는 교감신경긴장형기립성 저혈압이라고 부른다.

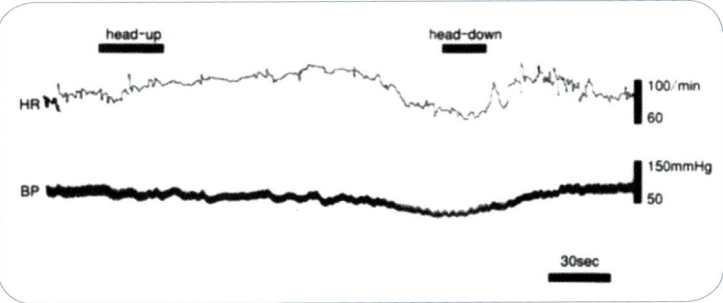

그림 1.7 신경조절성 실신(23세, 남성)에서 70도 HUT의 실제 기록. 틸트 직후에 현저한 심박수 증가가 있으나(=체위성 1;빈맥증후군)이 틸트 유지 중에 갑자기 심박수 감소와 혈압하강이 있다. 수축기 혈압하강 폭이 확장기 혈압하강보다 커서 맥압이 축소하는 것이 특징이다.

출처 : 일본자율신경학회. 김영설. 박영배 역. 자율신경기능진단. 2007. 군자출판사

기립성 조절장애증후군은 기립 상태를 견딜 수 없는 것으로 정의하며, 다양한 정도의 자율신경계 이상에 의해 발생한다. 이는 기립성 저혈압, 신경매개성 실신, 체위성기립성 빈맥 증후군(postural orthostatic tachycardia syndrome, POTS)으로 나뉜다.

3-5-4 (부교감) 심호흡에 의한 심박동수의 변화
(Heart rate response to deep breathing)

호흡을 매개로 하는 심박동의 변화에 대한 검사는 가장 널리 사용되는 심장의 부교감신경 기능을 평가하는 방법이다. 심장에서 심박동 변이는 미주신경을 통하여 조절이 이루어지는데, 흡기시에는 심박동이 증가하고, 호기시에는 심박동이 감소한다.

검사방법

① 심박동 변이검사는 대체적으로 미주신경이 가장 활발한 누운 자세에서 시행하지만, 앉은 자세에서 시행하기도 한다.
② 누운 자세에서 심전도 전극을 부착하고 일정하게 호흡을 유도한다.
③ 심박동 변이는 호흡수가 분당 5회에서 10회 사이일 때 가장 크게 나타나는데, 1분에 호흡을 5~6회를 시행했을 때 가장 큰 심박동 변이를 얻을 수 있다. 따라서 호기 5초, 흡기 5초 정도로 일정하게 호흡을 해야 하는데, 일정 간격으로 움직이는 물체가 있는 컴퓨터 화면 등을 통하여 호흡을 유도할 수도 있다.

심호흡 시 심박동 변이에 영향을 미치는 인자들[8]

나이, 호흡의 깊이와 빈도, 흡기시의 양(volume), 저탄산증(hypocapnia), 피검자의 자세, 자율신경계의 활동 정도, 비만, 안정시 심박동, 약물 등에 의해서 심박동 변이는 영향을 받을 수 있다.

불안이나 교감신경긴장이 증가되는 경우에는 심박동 변이가 감소한다. 나이가 증가할수록 심박동 변이는 감소하는데, 10세씩 증가할 때마다 3~5 박동/분 정도의 심박동 변이가 감소한다.

---

8) 박기종. 자율신경기능검사. 대한임상신경생리학회지 9(2):13~20, 2007.

3-5-5 (교감신경) 체위 변동에 따른 혈압의 변화
(Blood pressure response to standing up)

누워 있다가 일어서거나 경사테이블을 세우는 경우에는 늑막 아래에 있는 정맥계에 혈액의 정체가 발생한다. 특히 내장혈류, 골반, 엉덩이, 다리에 있는 혈관들에서 혈액의 정체가 발생하고, 이로 인하여 좌·우측 심방의 혈액충전이 감소하면서 심장의 일회 박출량이 감소하고, 혈압이 떨어지게 된다. 그러나 정상인에서는 압력수용체 반사와 미주신경긴장의 감소를 통한 빈맥을 통하여 극심한 혈압저하는 발생하지 않는다. 기립과 달리 경사테이블을 세우는 경우에는 근육수축을 통한 보상반응을 최소화할 수 있기 때문에 운동반사(exercise reflex)가 나타나지 않는다. 따라서 이론적으로는 경사테이블을 세우는 것이 더 민감한 검사방법이다.

경사테이블검사의 검사방법[9]

① 약간 어두운 방에 누어서 안정된 상태로 20분 동안 기저혈압을 측정한 후에 테이블을 80° 정도 경사지게 기울인다. 테이블은 체중을 감당할 수 있는 발판을 가지고 있어야 한다.

② 심전도를 기록하고, 혈압을 같이 측정한다. 고식적인 수은혈압계를 이용하는 경우에는 1분마다 연속적으로 혈압을 측정한다. 비침습적 혈압측정기인 Finapres를 이용하는 경우에는 심박동시마다 연속적인 혈압측정이 가능하다.

③ 기립성 저혈압은 대개 3분 이내에 반응이 나타나기 때문에 테이블을 60~80° 기울인 후 3~5분 정도 혈압을 측정한다.

④ 실신을 검사하기 위한 심혈관계 검사실에서는 대개 60° 정도 경사지게 한 후에 45~60분 정도 혈압과 심전도를 측정한다. 검사실마다 경사 각도를 60~80° 정도, 경사 후 기록 시간을 20~60분 정도로 다양하게 시행한다.

---

9) 박기종. 자율신경기능검사. 대한임상신경생리학회지 9(2):13~20, 2007.

자율신경검사 결과지

성명   Case No   M / F   나이   일시
검사 시작시 혈압   맥박수

1.(부) 발살바 방법에 의한 심박동수 변화(heart rate response to Valsalva maneuver) (15초간 40mmHg →45초)

                 A   B
1차 검사 : 최대 심박동수(   )   최소 심박동수(   ) → 3분휴식
2차 검사 : 최대 심박동수(   )   최소 심박동수(   ) → 3분휴식
3차 검사 : 최대 심박동수(   )   최소 심박동수(   )
    A 평균 심박동수   (   )   B 평균 심박동수   (   )
A/B =   **해석 : 정상 1.20이상 / 경계1.11-1.20 / 이상 1.10 이하

2.(부) 체위변동에 따른 심박동수 변화(heart rate response to standing up)

A 바로 누운자세에서 심전도상 심박동수
B 기립 자세에서 심전도상 심박동수 (15번째 R-R 간격) :
C 기립 자세에서 심전도상 심박동수 (30번째 R-R 간격) :
(30:15비) = (   )
**해석 : 정상적으로는 B에서 서맥, C에서 빈맥으로 변화한다.
         정상적인 C/B (30:15비) 정상 > 1.03 , 1.01-1.03은 경계 , 이상≤10

3.(부)심호흡에 의한 심박동수의 변화(heart rate response to deep breathing)

1분간 흡기와 호기를 각각 5초씩 6회 반복한다
흡기시 심박동수 증가/호기시 심박동수 감소한다

           1   2   3   4   5   6   2분후   1   2   3   4   5   6
A 흡기시 R-R 값 :
B 호기시 R-R 값 :
A의 최대값 / B의 최소값 =
A의 최대 박동수 - B의 최소 박동수 =
**해석 : 정상>15/min , 경계 11-14/min , 이상≤10/min

4.(교)체위 변동에 따른 혈압의 변화(Blood pressure response to standing up)

A 바로 누워 3분후 안정시 혈압(심방동수) = _____(   )
B 갑자기 일어선 후 혈압(심박동수) = 1분_____(   ) 3분_____(   ) 5분_____(   ) 10분_____(   )
**해석 : 수축기 혈압 감소 : 정상 < 10mmHg , 경계:11-20 , 이상:>20
        이완기 혈압 감소 : > 10mmHg이상이면 교감신경 이상에 의한 기립성저혈압

5.(교) 악력 운동에 의한 혈압의 변화(BP response to sustained Hand Grip)

악력기를 사용하여 최대 악력의 30% 악력으로 5분간 운동 하면서 이완기 혈압의 변화를 측정한다.
A : 시작 시 혈압 :
B : 악력 운동 후 혈압 :
**해석 : 정상은 이완기 혈압 상승이 16mmHg 이상 , 경계 : 11-15mmHg 상승 , 이상 : 10mmHg 이하 상승

판정요약
정상
Early damage : 하나의 비정상 부교감신경검사(1,2,3) 또는 2가지 부교감 경계성
Definite damage : 2가지 이상 부교감 신경 비정상
Severe damage : 부교감신경 검사 3가지 모두 이상 & 하나 이상의 교감신경검사 이상 또는 두 가지 모두 경계성

	Normal	Borderline	Abnomal
Valsalva test	≥1.21	1.11-1.20	≤1.10
HR response to deep breathing	≥15 /min	11-14 /min	≤10 /min
HR response to standing(30:15 RR ratio)	≥1.04	1.01-1.03	≤1.00
BP responding to standing	≤10 mmHg	11-29	≥30 mmHg
Sustined handgrip	≥16 mmHg	11-15	≤10

3.6 가려움증에 대한 검사

만성 두드러기에 대한 검사들[10]

표 1.6 Recommended diagnostic tests in chronic urticaria

분류	아형	기본검사	추가로 고려해볼 수 있는 검사
만성 자발성 두드러기		말초혈액검사 적혈구침강속도(ESR) C 반응단백(CRP) 의심약물 중단	제1형 과민반응 기능성 자가항체 갑상선호르몬 및 자가항체 감염질환(헬리코박터균 등) 물리적 자극을 포함한 피부반응시험 가성 알레르겐 제한식이(3주) 자가혈청 피부반응시험 피부조직검사 트립타제*
만성 유발성 두드러기	한랭 두드러기	한랭 유발시험 (얼음조각, 찬물, 찬공기)	말초혈액검사, ESR, CRP, cryoproteins
	자연성 압박 두드러기	압박검사	없음
	피부묘기증	피부를 긁은 후 반응 확인	말초혈액검사, ESR, CRP
	콜린성 두드러기	운동 또는 뜨거운 목욕	없음
	일광 두드러기	파장별 자외선 검사	밝기에 의한 피부반응 감별 필요
	열 두드러기	열 유발 시험	없음
	진통성 혈관부종	진통 검사	없음
	수인성 드르러기	20분간 젖은 옷에 노출 (체온과 동일 온도)	없음
	접촉성 두드러기	피부염 접촉 시험	없음

ESR, erythrocyte sedimentation rate; CRP, C-reactive protein.
*중증 전신질환이 의심되는 경우 시행 고려

만성 유발성 두드러기검사 항목 중 건강보험에서 급여로 등재되어 있는 항목은 한랭유발시험, 압박검사, 피부접촉검사가 있다.

한랭유발시험(Ice cube test)

방법: 얼음조각을 forearm에 5~10분간 놓았다가 제거하면, 그 자리가 다시 정상 온도로 되면서 5~10분 이내에 팽진이 발생하면 cold urticaria로 진단한다.

---

[10] 대한천식알레르기학회 두드러기/혈관부종/아나필락시스 워크그룹. 만성 두드러기의 진단과 치료: 전문가 의견서. Allergy Asthma Respir Dis 3(1):3-14, January 2015.

> 진료차트 작성 노하우

한랭두드러기는 두통, wheezing, 호흡곤란, 저혈압, 실신과 동반이 가능하고, 찬 음식이나 찬물, 얼음, 급격한 온도 변화 후 수분 이내에 발생한다.

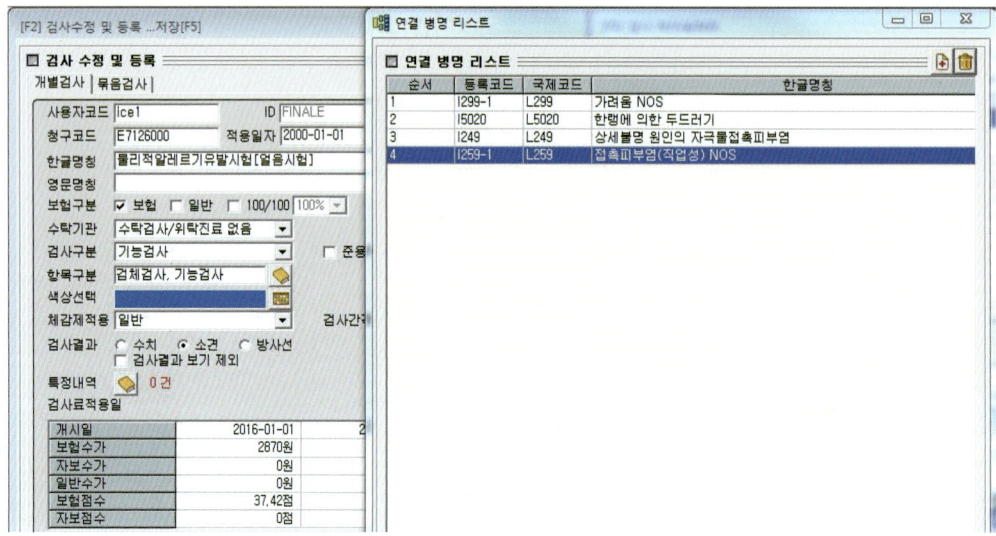

한랭알레르기검사를 위한 ice cube test는 E7126000으로 건강보험 코드가 등재되어 있다.

연결 상병명으로는 L299-1 가려움증에서 시작하여 Ice cube test에서 양성으로 결과가 나온다면 L5020 한랭에 의한 두드러기로 확진 상병을 정할 수 있다.

압박시험[Physical Allergy Provocation Test (Pressure Test)]

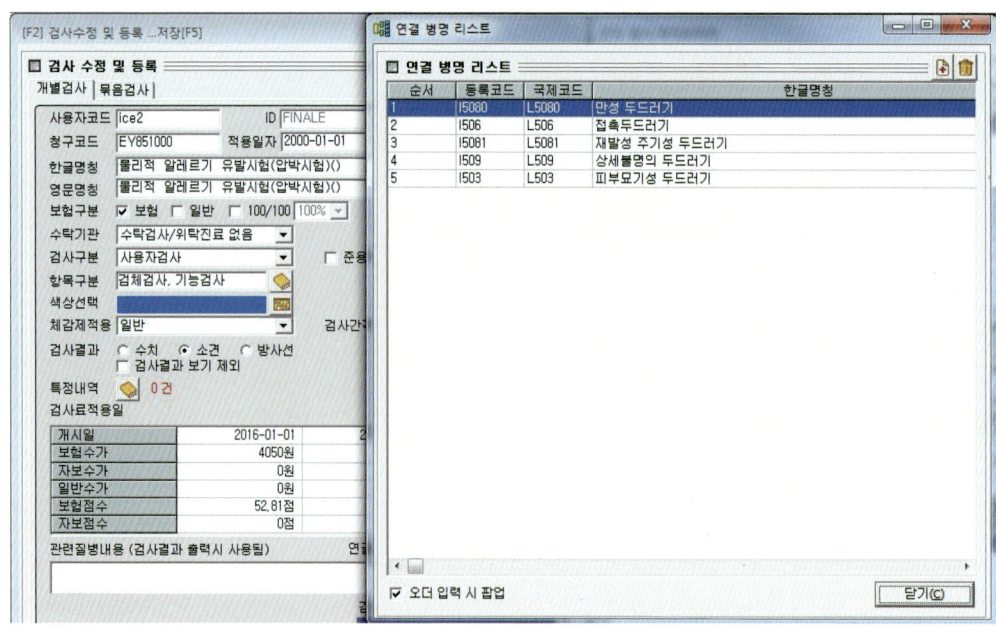

방법 : 대개 7~14 kg 무게의 추로 팔이나 어깨에 10분 정도 압박하면 두드러기가 발생할 수 있다. 압박두드러기(Pressure urticarial)는 피부에 지속적인 압력이 가해진 후 20분~6시간 이후 붉은 국소적 팽진이나 통증을 동반한 혈관부종이 발생하여 약 1~2일간 지속된다. 주로 허리띠 주위, 달리기 후 발바닥, 수작업 후 손바닥에 병변이 잘 나타난다.

압박시험은 EY851000으로 건강보험 코드가 등재되어 있다.

만성두드러기의 원인을 찾기 위한 검사의 하나로 수행될 수 있다.

3.7 하지불안증후군(Restless legs syndrome, RLS)의 진단[11]

하지불안증후군(restless legs syndrome, RLS)은 다리를 움직이고 싶은 견딜 수 없는 충동이 나타남과 함께 다리에 매우 불편하고 불쾌한 감각증상이 동반되는 감각운동신경질환이다. 이런 감각운동 증상은 안정 시에 주로 발생하고, 야간에 악화되며, 수면장애 및 주간의 업무장애, 우울증 등을 흔히 동반하고 만성적인 경과를 보인다.

다음 4가지는 하지불안증후군의 필수 증상이다.

① 다리를 움직이고 싶은 충동이 있으며, 억제하려고 해도 억제하기가 힘들고, 결국은 움직여야 마음이 편안해진다.

② 다리를 움직이고 싶은 충동은 가만히 있는 안정상태에서 주로 느끼며, 오래 움직이지 않을수록 불편감이 점차 증가한다.

③ 다리의 감각운동 증상은 다리를 움직여 주면 일시적으로 호전을 보이는데, 다리를 능동적으로 움직이지 않고 주무르거나, 비비거나, 당기거나 하여도 일시적으로 완화된다.

④ 하지의 감각 및 운동 증상은 주간에는 나타나지 않고, 주로 저녁에 시작되는 일주기 변동성을 보이는 것이 특징이며, 초기에는 주로 잠을 자려고 누울 때 발생한다.

수면장애는 하지불안증후군 환자의 상당수에서 호소하는 증상이며, 내원하는 환자의 상당수가 하지불안증후군과 함께 수면장애가 동반되며, 이로 인하여 내원하는 경우가 많다. 수면장애는 잠들기가 어려운 경우가 가장 흔하며, 잠이 들어도 자주 깨고 다시 잠들기 어려

---

11) 정기영.하지불안증의 진단과 치료.Hanyang Med Rev 2013;33:216-220.

운 불면증을 호소하는 경우가 많다. 따라서 환자는 전체 수면 시간이 부족하고, 아침에 일어나도 개운하지 않고, 낮에 피로감을 많이 호소하지만 주간 졸림증은 드물다. 주간 업무 능력의 저하도 비교적 흔하게 호소하는데, 장시간 안정상태로 있는 경우에는 주간에도 감각운동 증상이 나타날 수 있으며, 수면장애로 인한 주간 피로감, 그리고 흔히 동반되는 우울증 등이 원인이 될 수 있다.

약 85% 정도의 환자에서 불편한 감각증상을 호소하며, 대체로 다리의 안쪽 깊은 곳에서 느껴진다고 호소하는 경우가 많다. 환자들은 "벌레가 기어간다", "스멀거린다", "간지러운 느낌", "터질 것 같은 느낌", "쥐어 짜는 느낌" 등 다양하게 묘사하며, 아프다고 표현하는 경우도 약 50% 정도에서 호소한다는 보고도 있다. 감각증상은 주로 양 하지에 대칭적으로 있는 경우가 전형적이며, 하지 중에서도 종아리 부위가 가장 많이 침범되며, 정강이, 허벅지 부위가 다음으로 흔히 침범된다. 다리 이외에도 몸통이나 상지에 감각증상이 나타나는 경우가 있는데, 질병의 경과가 오래되었거나 중증인 경우에 보일 수 있다.

04 골밀도검사

Know-How To Create Medical Record

골밀도검사에 대한 기준은 2007년에 고시된 고시 제2007-92호(행위)에 근거한다.

골밀도검사의 인정기준

다334 골밀도검사의 인정기준은 다음과 같이 한다.

가. 적응증

(1) 65세 이상의 여성과 70세 이상의 남성

(2) 고위험요소가 1개 이상 있는 65세 미만의 폐경 후 여성

(3) 비정상적으로 1년 이상 무월경을 보이는 폐경 전 여성

(4) 비외상성(fragility) 골절

(5) 골다공증을 유발할 수 있는 질환이 있거나 약물을 복용 중인 경우

(6) 기타 골다공증 검사가 반드시 필요한 경우

※ 고위험요소

1. 저체중(BMI < 18.5)

2. 비외상성 골절의 과거력이 있거나 가족력이 있는 경우

3. 외과적인 수술로 인한 폐경 또는 40세 이전의 자연 폐경

나. 산정 횟수

(1) 진단 시

- 1회 인정하되, 말단골 골밀도검사 결과 추가검사의 필요성이 있는 경우 1회에 한하여 central bone (spine, hip)에서 추가검사를 인정한다.

(2) 추적검사

(가) **추적검사의 실시 간격은 1년** 이상으로 하되, 검사 결과 정상 골밀도로 확인된 경우는 2년으로 한다.

(나) <u>치료효과 판정을 위한 추적검사는 central bone (spine, hip)에서 실시한 경우에 한하여 인정한다.</u>

(다) 위 (가), (나)의 규정에도 불구하고 스테로이드를 3개월 이상 복용하거나 부갑상선기능항진증으로 약물치료를 받는 경우는 종전 골밀도검사 결과에 따라 아래와 같이 할 수 있으며, 이 경우 central bone (spine, hip)에서 시행한다.

- 아 래 -

● 정상 골밀도(T-score ≥ -1)인 경우

첫 1년에 1회 측정, 그 이후부터는 2년에 1회

● T-score ≤ -3인 경우

첫 1년은 6개월에 1회씩, 그 이후부터는 1년에 1회

(2007.11.1 시행)

골밀도검사의 기초자료 등록-Central Bone Type

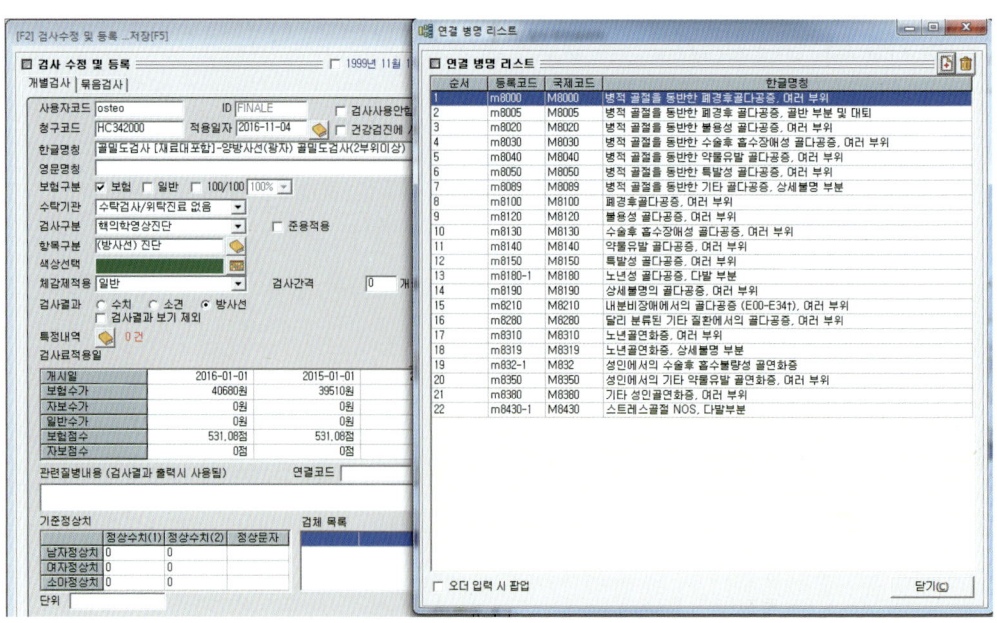

[보건복지부 고시 제2016-110호]에 따른 골다공증 치료제의 요양급여 적용기준 및 방법

일반원칙

구 분	세부인정기준 및 방법

골다공증 치료제	1. 허가사항 범위 내에서 아래와 같은 기준으로 투여 시 요양급여를 인정하며, 동 인정기준 이외에는 약값 전액을 환자가 부담토록 함.
	
	 - 아 래 -
	
	가. 칼슘 및 Estrogen 제제 등의 약제 골밀도검사에서 T-score가 -1 이하인 경우(T-score ≤ -1.0)
	
	나. Elcatonin제제, Raloxifene제제, Bazedoxifene제제, 활성형 Vit D3제제 및 Bisphosphonate제제 등의 약제(검사지 등 첨부)
	  1) 투여 대상
	    ㉠ 중심골[Central bone; 요추, 대퇴(Ward's triangle 제외)]: 이중에너지방사선흡수계측(Dual-Energy X-ray Absorptiometry: DEXA)을 이용하여 골밀도측정 시 T-score가 -2.5 이하인 경우(T-score ≤ -2.5)
	    ㉡ 정량적 전산화단층 골밀도검사(QCT) : 80 mg/cm³ 이하인 경우
	    ㉢ 상기 가), 나)항 이외: 골밀도측정 시 T-score가 -3.0 이하인 경우 (T-score ≤ -3.0)
	    ㉣ 방사선촬영 등에서 골다공증성 골절이 확인된 경우
	  2) 투여 기간
	    ㉠ 투여 대상 다)에 해당하는 경우에는 6개월 이내
	    ㉡ 투여 대상 가), 나)에 해당하는 경우에는 1년 이내, 라)에 해당하는 경우에는 3년 이내로 하며, 추적검사에서 T-score가 -2.5 이하(QCT 80 mg/cm³ 이하)로 약제투여가 계속 필요한 경우는 급여토록 함.
	    ㉢ 단순 X-ray는 골다공증성 골절 확인 진단법으로만 사용할 수 있음
	
	2. 골다공증 치료제에는 호르몬요법(Estrogen, Estrogenderivatives 등)과 비호르몬요법(Bisphosphonate, Elcatonin, 활성형 Vit.D3, Raloxifene 및 Bazedoxifene 제제 등)이 있으며, 호르몬요법과 비호르몬요법을 병용투여하거나 비호르몬요법 간 병용투여는 인정하지 아니함. 다만 아래의 경우는 인정 가능함.
	
	 - 다 음 -
	
	가. 칼슘제제와 호르몬대체요법의 병용
	나. 칼슘제제와 그 외 비호르몬요법의 병용
	다. Bisphosphonate와 Vit. D 복합 경구제(성분 : Alendronate + Cholecalciferol 등)를 투여한 경우
	라. Bisphosphonate 단일제와 활성형 Vit. D3 단일제 병용
	
	3. 특정 소견 없이 단순히 골다공증 예방 목적으로 투여하는 경우에는 비급여함

진료차트 작성 노하우

타 의료기관에서 시행한 골밀도검사 결과를 보고 골다공증 약이 처방 가능한가?

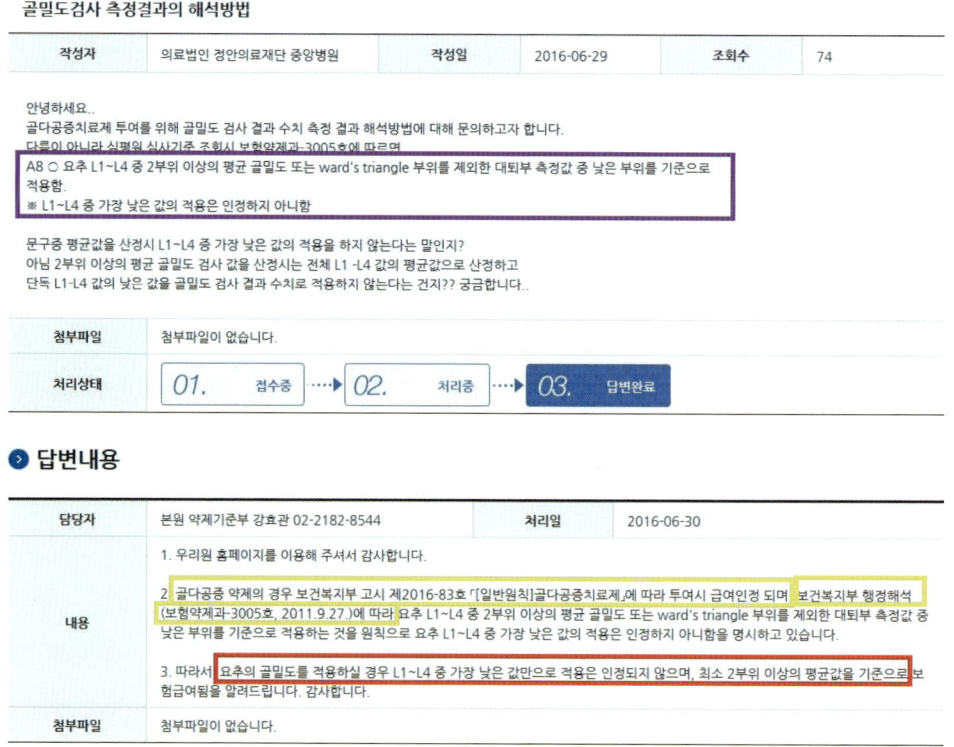

심평원의 답변은 JX999에 타 의료기관 검사 결과를 기록하여 청구하면 가능할 수도 있다고 한다. 100% 가능하다고는 절대로 답변하지 않는다.

타 의료기관에서 골밀도검사 시행 후 본원에서 다시 골밀도검사를 하는 것에 대하여

타 의료기관에서 골밀도검사를 시행한 것을 알 수 있습니까?

| 작성자 | 닥터조제통외과의원 | 작성일 | 2016-11-04 | 조회수 | 10 |

고시 제2007-92호에 따르면 골밀도검사의 추적검사는 실시 간격을 1년 이상으로 한다고 되어 있습니다.

이 추적검사 실시 기간 1년 이상이란 타 의료기관에서 시행한 것을 합산하는 것인지, 아니면 개개의 의료기관에서 시행한 것만을 말하는 지에 대하여 명확한 답변을 요청드립니다.

예를 들어, 환자가 1월 1일에 A 의료기관에서 central type의 골밀도검사기로 골밀도검사를 한 후 10월 1일에 B 의료기관에 내원하여 1월 1일에 A 의료기관에서의 골밀도검사 내용에 대하여 전혀 고지를 하지 않은 상태로 다시 B 의료기관에서 central type의 골밀도검사기로 골밀도검사를 하였다면 B 의료기관에서 시행한 골밀도검사기 심사조정의 대상이 되는지에 대하여 명확한 답변을 요청드립니다.

심사조정의 대상이 된다면 B 의료기관에서는 A 의료기관에서의 골밀도검사 시행 유무를 어떤 방식으로 알아야 하는지.

즉 골밀도검사를 시행하기 전에 귀 기관에 조회하여야 하는지.

B 의료기관에서는 아무 것도 모르는 상태로 심사조정을 무조건 감수해야만 하는지에 대하여 명확한 답변을 요청드립니다.

| 첨부파일 | 첨부파일이 없습니다. |
| 처리상태 | 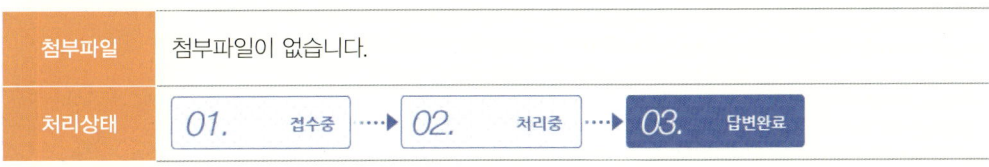 |

답변내용

| 담당자 | 대구지원 심사평가부 원미란 053-750-9382 | 처리일 | 2016-11-08 |

내용
1. 건강보험심사평가원 홈페이지를 이용해 주셔서 감사합니다.
2. 국민건강보험 요양급여기준에 관한 규칙[별표1] 요양급여의 적용기준 및 방법에 따르면 요양급여는 가입자 등의 연령·성별·직업 및 심신 상태 등의 특성을 고려하여 실시하여야 하며, 각종 검사를 포함한 진단 및 치료 행위는 진료상 필요하다고 인정되는 경우에 한하여 인정하고 있습니다.
3. 고객님께서 질의하신 골밀도검사는 보건복지부고시 제2007-92호('07.10.26)에 의거 진단 시 1회 인정하되, 말단골 골밀도검사 결과 추가검사의 필요성이 있는 경우에는 1회에 한하여 central bone(spine, hip)에서 추가검사를 인정합니다.

> 진료차트 작성 노하우

> 또한 추적검사의 실시 간격은 1년 이상으로 하되, 검사 결과 정상 골밀도로 확인된 경우는 2년으로 하며, 스테로이드를 3개월 이상 복용하거나 부갑상선기능항진증으로 약물치료를 받는 경우는 종전 골밀도검사 결과에 따라 정상 골밀도(T-score ≥ -1)인 경우 첫 1년에 1회 측정, 그 이후부터는 2년에 1회, T-score ≤ -3 인 경우 첫 1년은 6개월에 1회씩, 그 이후부터는 1년에 1회 central bone (spine, hip)에서 시행함을 원칙으로 합니다.
> 3. 현재 골밀도검사의 추적검사는 동일 요양기관에서의 실시 간격으로 심사 반영하고 있음을 알려드립니다. 감사합니다.

현재 골밀도검사의 추적검사는 동일 요양기관에서의 실시 간격으로 심사 반영하고 있음을 알려드립니다. 감사합니다.

즉, 타 기관에서의 골밀도검사를 합산하여 심사하지는 않는다는 답변입니다.

심사조정이 되었다면 적극적으로 이의신청을 해야 합니다.

05 동맥경화도(맥파전달속도)검사 (EZ868)

Know-How To Create Medical Record

동맥경화도(맥파전달속도)검사

노-868 | EZ868 | 동맥경화도검사(맥파전달속도측정)
Pulse Wave Velocity Measurement

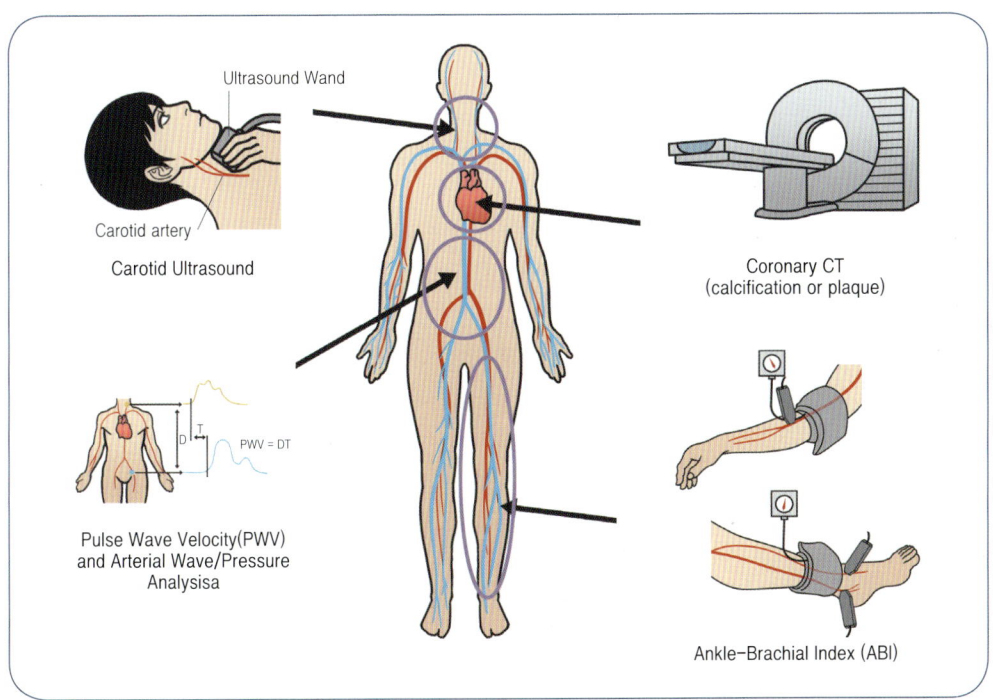

Non-invasive imaging test for screening of atherosclerosis

- Carotid Ultrasound (Ultrasound Wand, Carotid artery)
- Coronary CT (calcification or plaque)
- Pulse Wave Velocity(PWV) and Arterial Wave/Pressure Analysisa
- Ankle-Brachial Index (ABI)

Ankle-brachial index (ABI)[12]

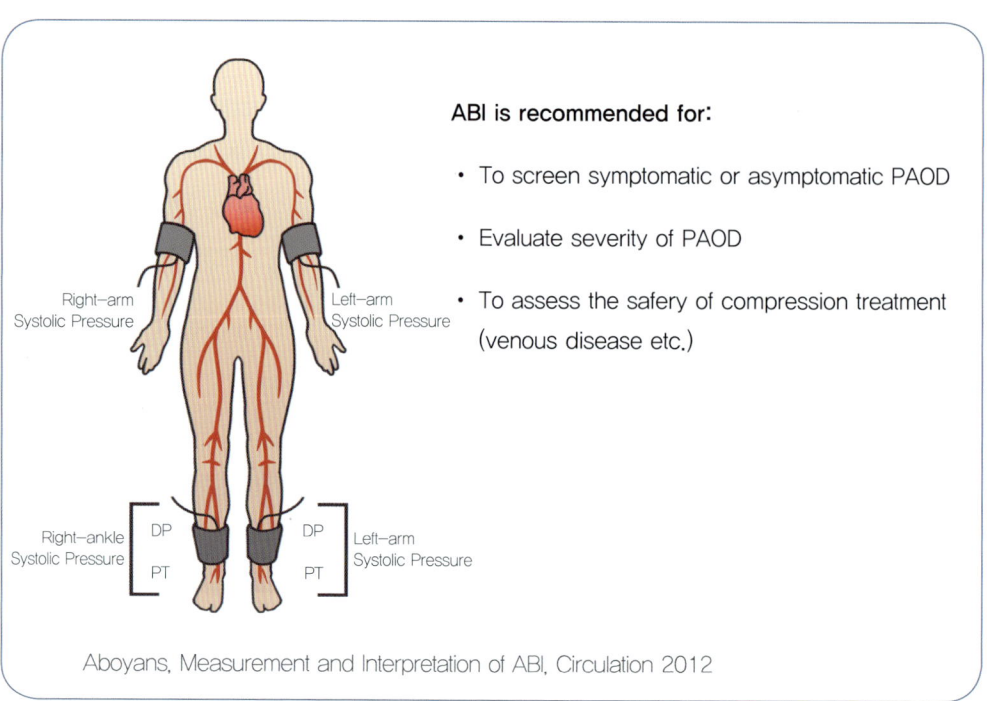

Aboyans, Measurement and Interpretation of ABI, Circulation 2012

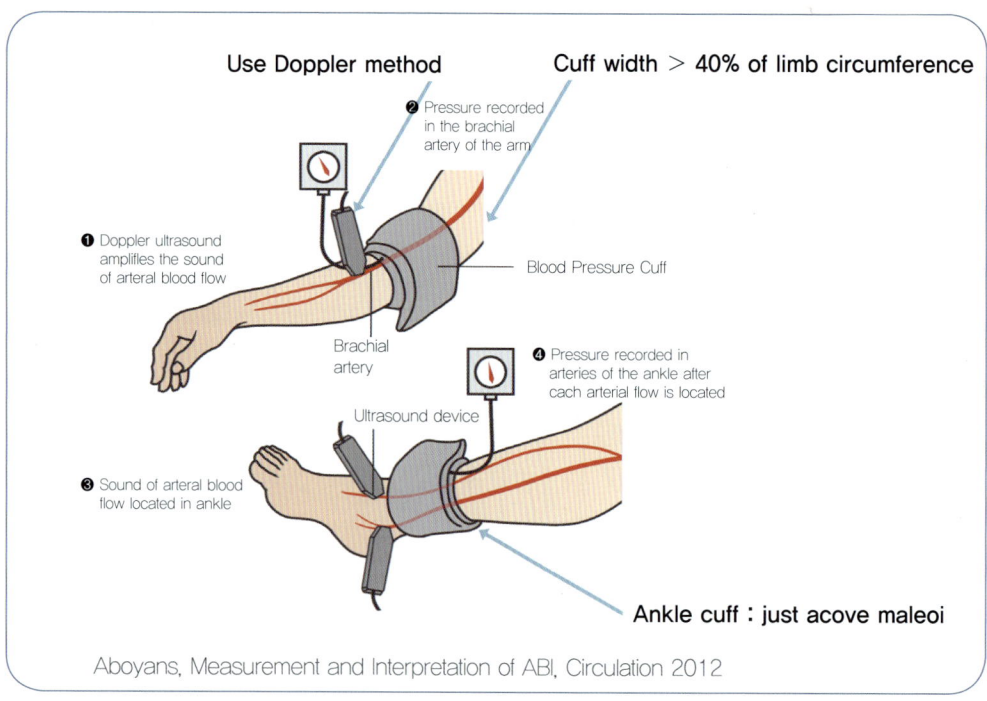

Aboyans, Measurement and Interpretation of ABI, Circulation 2012

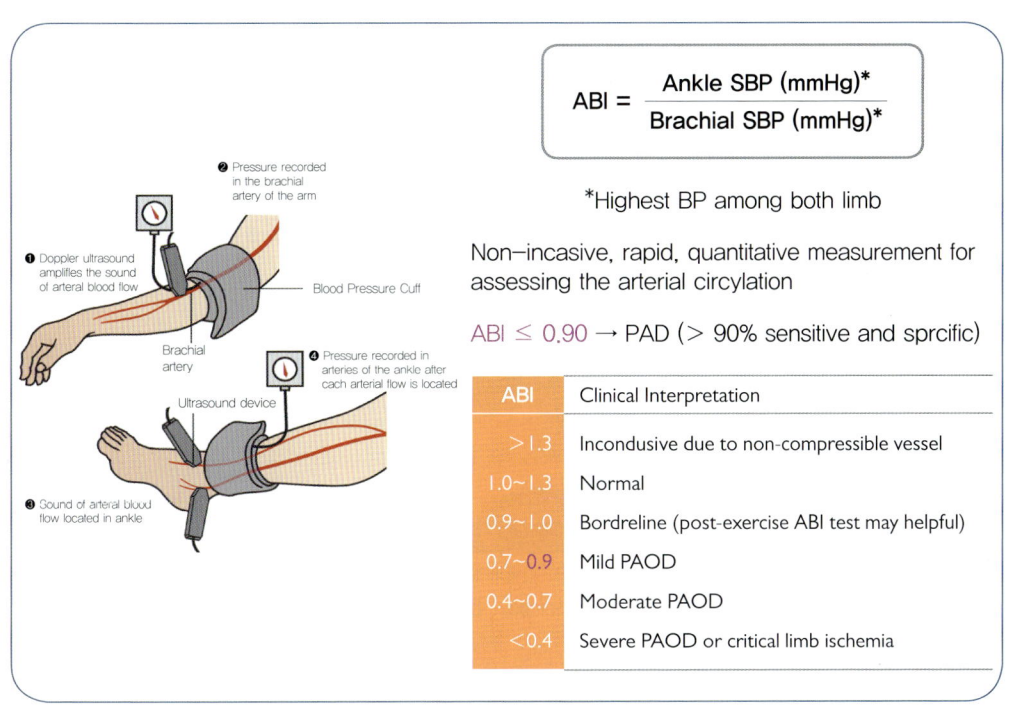

---

12) *참고문헌. 최진호. 죽상경화판정검사법 : carotid, PWV, ABI, coronary CT 한국지질. 동맥경화학회. 2016년 4월 2일 강의록.

06 관절염의 초음파와 X-ray 검사

Know-How To Create Medical Record

통풍, 류마티스, 퇴행성 관절염

표 1.7 Key Sonographic Findings

Rheumatoid arthritis	Synovitis,* effusions, erosions, tenosynovitis
Spondyloarthropathy	Synovitis,* enthesitis, erosions, † effusions, tenosynovitis, sacroiliitis, ‡ fasciitis (i.e., plantar)
Gout	Tophi, effusions, erosions, double contour sign in articular cartilage
Pseudogout	Chondrocalcinosis, § effusions
Osteoarthritis	Osteophytes, joint space narrowing, effusions, synovitis*
Carpal tunnel syndrome	Increased cross-sectional area of median nerve
Systemic lupus erythematosus	Effusions, synovitis*
Sjogren's syndrome	Submandibular gland abnormalities (contour, echogenicity)
Giant cell arteritis	"Halo" sign, arterial stenosis/occlusion

*Seen with gray-scale or power Doppler images; † At tendon insertion sites; ‡ Effusion, altered color Doppler flow in the posterior SI joint; §Hyperechoic(bright) linear signal in middle of articular and fibrocartilage. Note: Also many other findings with soft tissue pathology (i.e., rotator cuff tears, nerve entrapments).

관절질환을 초음파로 검사할 때 무엇을 봐야 하고 기록해야 하는가?

Key Sonographic Findings[13]

- Synovitis
- Effusion
- Erosion
- Tenosynovitis
- Osteophyte
- Joint space narrowing
- Tophi

13) Manish Jain et al. Musculoskeletal Ultrasound in the Diagnosis of Rheumatic DiseaseBulletin of the NYU Hospital for Joint Diseases 2010;68(3):183-90.

- Double contour sign
- Chondrocalcinosis

Key Sonographic Findings[14]

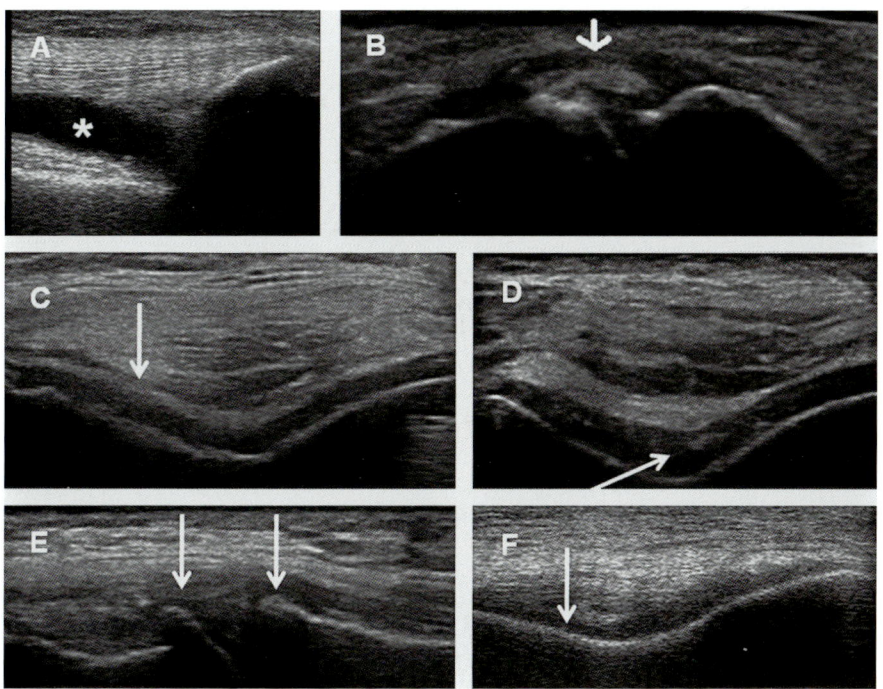

그림 1.8   A. Knee effusion in active rheumatoid arthritis(*). B. MTP tophus (arrow). C. Knee femoral articular cartilage "double contour" sign fro1n gout (arrow). D. Knee femoral aiticular cartilage CPPD deposition fron1 pseudogout (arrow). E. Knee medial tibiofemoral osteopbytes (arrows). F. Knee femoral articular caitilage wear fro1n OA (arrow).

A. Knee effusion in active rheumatoid arthritis (*).

B. MTP tophus (arrow).

C. Knee femoral articular cartilage "double contour" sign from gout (arrow).

D. Knee femoral articular cartilage CPPD deposition from pseudogout (arrow).

E. Knee medial tibiofemoral osteophytes (arrows).

F. Knee femoral articular cartilage wear from OA (arrow).

---

14) Manish Jain et al. Musculoskeletal Ultrasound in the Diagnosis of Rheumatic DiseaseBulletin of the NYU Hospital for Joint Diseases 2010;68(3):183-90.

6.1 골관절염(Ostearthritis)의 X-ray 영상

6-1-1 골관절염의 4가지 특징적인 X-ray 영상

- Joint space narrowing
- Subchondral sclerosis
- Subchondral cyst
- Osteophyte

6-1-2 골관절염에서 보일 수 있는 병변들

- Osteochondral body formation
- Synovial abnrmalities
- Calcium crystal deposition

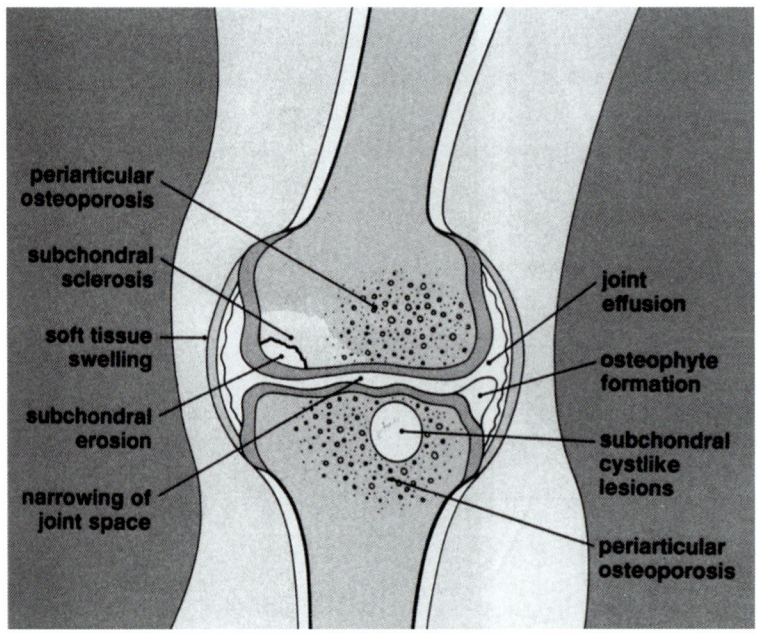

1) Joint space narrowing[15]

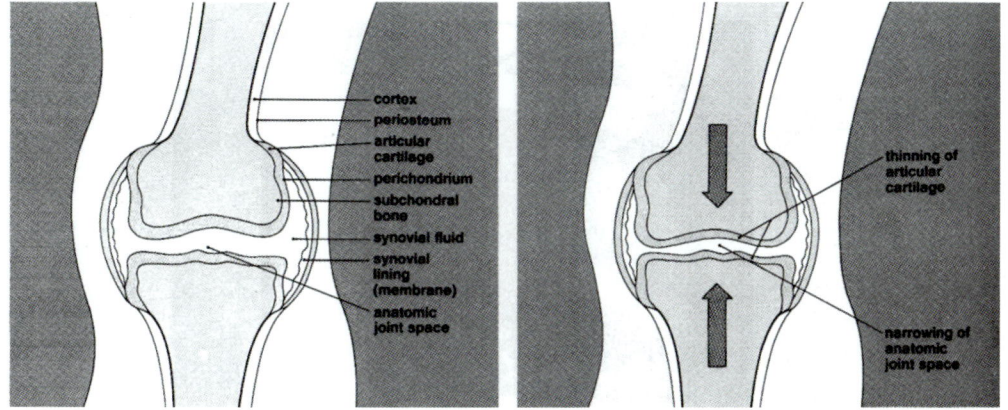

Loss of cartilage는 OA의 cardianl feature이다.

Loss of cartilage는 특징적으로 focal & 각각의 joint 안에서 가장 큰 loading을 받는 point에서 현저히 발생된다. Focal thinning of cartilage가 OA를 류마티스관절염과 같은 다른 염증성 관절염과 구분짓는 특징이다. 류마티스관절염은 대개 더 generalized & symmetrical cartilage loss를 보인다.

OA의 특징인 Focal thinning of cartilage의 예외적 관절로 hand의 small interphalangeal joint, scapho-trapezial joint와 때때로 ankle joint에서는 diffuse cartilage loss가 일어나기도 한다.

X-ray로는 focal ulceration과 같은 hyaline cartilage 내부 구조의 병변을 알 수 없지만, joint space width의 변화는 병변의 심화를 의미한다.

2) Subchondral sclerosis

Osteoarthritis

- Sclerotic changes는 joint margins에서 보인다.
- Severe osteoporosis가 존재하지 않으면 흔히 보인다.

---

15) adam greenspan. Orthopedic radiology. a practical approach 2nd edition. 1992. gower medial publing.

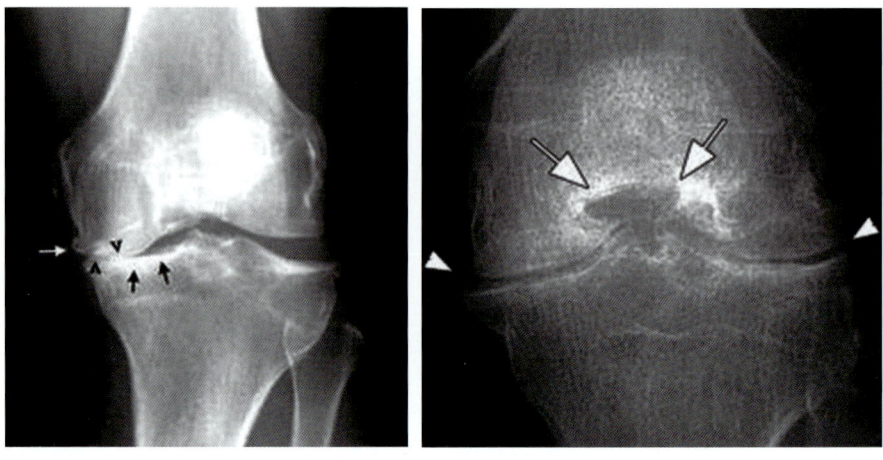

Subchondral sclerosis   Subchondral cyst

3) Periarticular osteophytes[16]

	Grade 0	Grade 1	Grade 2	Grade 3	Grade 4
proliferation	−	−	±	+	++
border	(−)	obscure	distinct	dominant	prohferative
surface	(−)	even	uneven	rough	prohferative
schema					
shoulder humeral head					
elbow distal humerus					
hip acetabulum					
knee distal femur					

16) Tsurumoto T. et al. Periarticular osteophytes as an appendicular joint stress marker (JSM): analysis in a contemporary Japanese skeletal collection. PLoS One. 2013;8(2):e57049. doi: 10.1371/journal.pone.0057049. Epub 2013 Feb 20.

The osteophytes in marginal regions were visually examined and Graded 0, 1, 2, 3, or 4 according to criteria assessing osteophyte proliferation and the appearance of the border and surface of the joint.

- Marginal regions without any eminences were regarded as Grade 0.
- Marginal osteophytes with an obscure border and even surface were Graded 1.
- Marginal osteophytes with a distinct border and uneven surface were Graded 2.
- Marginal osteophytes with a dominant border and rough surface were categorized as Grade 3.
- Marginal osteophytes that displayed severe proliferation both at their border and on their surface were classified as Grade 4.

To improve the objectivity and stability of the osteophyte scoring system, more than fifty arbitrarily chosen skeletons were examined in a preliminary study, and then the system was reviewed. Finally, all of the skeletons were consecutively evaluated by one of the authors (TT).

6-1-3 Kellgren Lawrence scale

표 1.8 Kellaren Lawrence scale

Grade	Changes
0	None
1	Doubtful narrowing of joint space and possible osteophytic lipping
2	Definite osteophytes, definite narrowing of joint space
3	Moderate multiple osteophytes, definite narrowing of joints space, some sclerosis and possible deformity of bone contour
4	Large osteophytes, marked narrowing of joint space, severe sclerosis and definite deformity of bone contour

표 1.9 Consensus recommendation BK 2112 joint space narrowing for the femorotibial joint

Femorotibial joint		
Medial	≤ 4mm	Men and women
Lateral	≤ 5mm	Men and women

표 1.10	Consensus recommendation BK 2112 joint space narrowing for the patellofemoral joint		
Patellofemoral joint (retropatellar joint)			
Age up to 50	≤ 6mm	Men	
	≤ 5mm	Men	
Age over 50	≤ 5mm	Men and women	

6-1-4 Kellgren Lawrence Grade 1 & 2

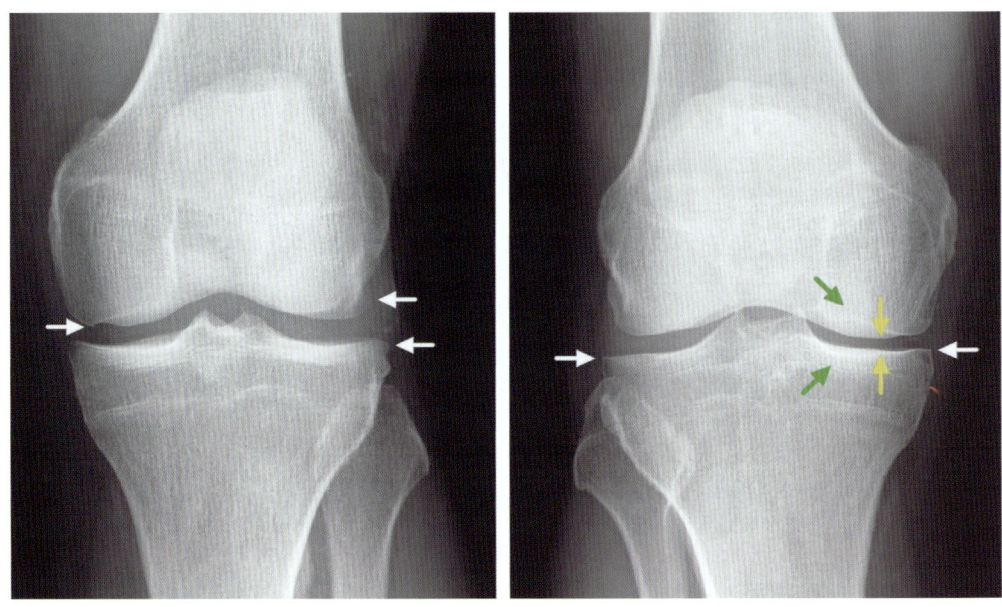

Kellgren Lawrence Grade 1

Narrowing of joint space가 현저하지는 않으며, Osteophytic lipping으로 보이는 병변이 medial femur, lateral femur와 tibia (white arrows)에서 보인다.

Kellgren Lawrence Grade 2

분명한 osteophytes와 분명한 narrowing of joint space가 관찰되기 시작한다. 미세한 osteophytes가 medial and lateral tibia (white arrows)에서 관찰되고, 약간의 medial joint space narrowing (yellow arrows)과 moderate subchondral sclerosis of the medial femorotibial compartment (green arrows)가 관찰된다.

6-1-5 Kellgren Lawrence Grade 3 & 4

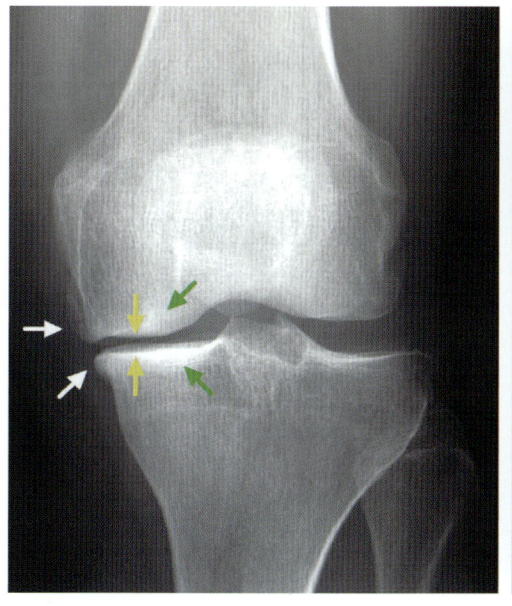 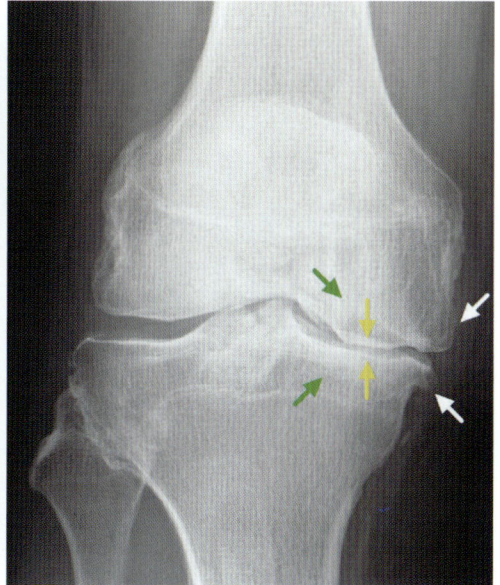

Kellgren Lawrence Grade 3

Moderate multiple osteophytes와 현저한 narrowing of joints space, 약간의 sclerosis와 deformity of bone contour가 관찰된다. Multiple osteophytes (white arrows, small one also on the lateral tibia)와 definite joint space narrowing (yellow arrows)와 subchondral sclerosis of the medial femorotibial compartment (green arrows). Deformation은 medial femur and tibia에서 먼저 시작한다.

Kellgren Lawrence Grade 4

Large osteophytes, marked narrowing of joint space, severe sclerosis and definite deformity of bone contour의 단계. marked osteophytes (white arrows), joint space narrowing (yellow arrows) and subchondral sclerosis (green arrows).

6-1-6 Hand에서 발생하는 관절염의 X-ray[17]

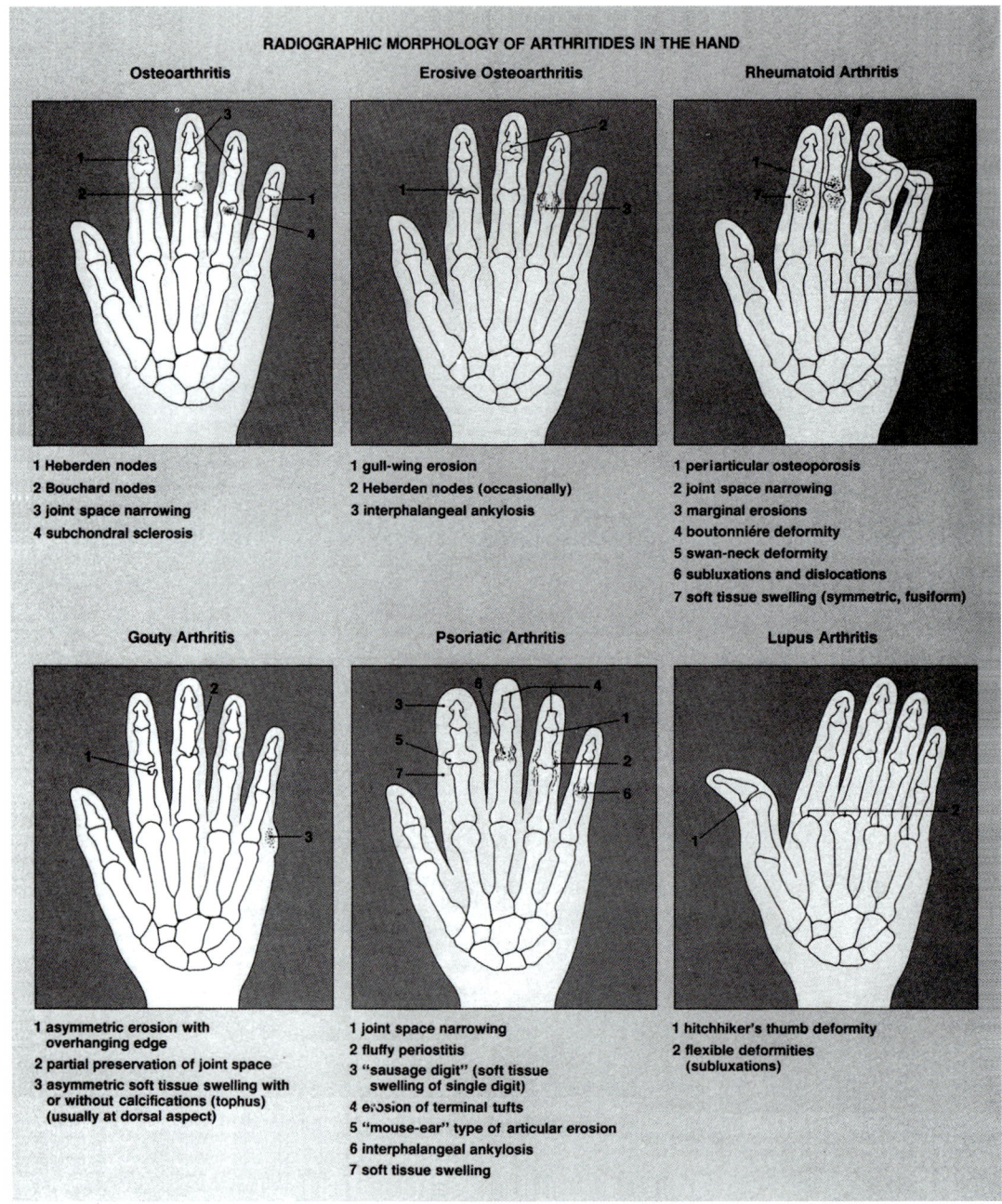

---

17) adam greenspan. Orthopedic radiology. a practical approach 2nd edition. 1992. gower medial publing.

6-1-7 Large joint에서 발생하는 관절염의 X-ray[18]

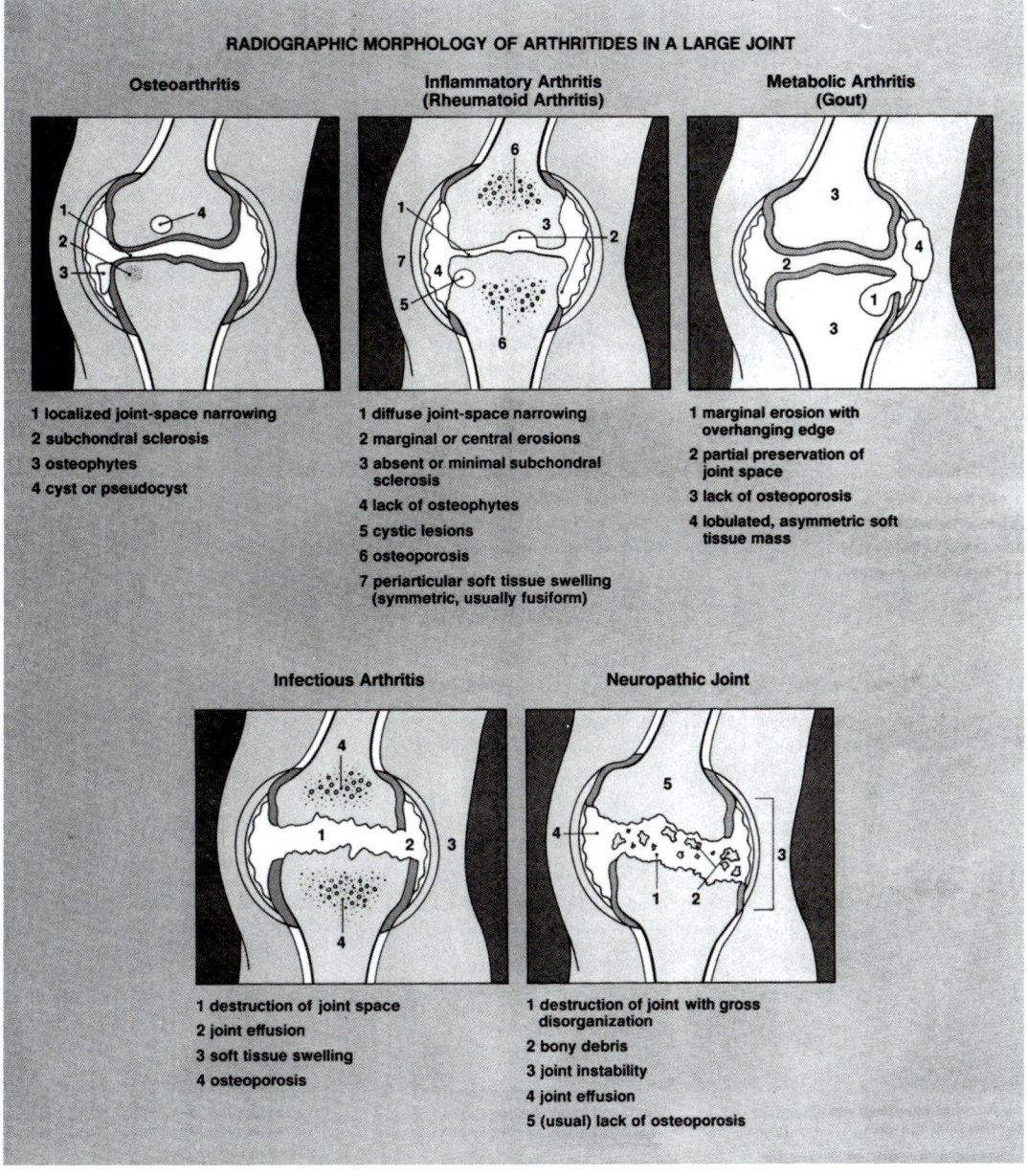

---

18) adam greenspan. Orthopedic radiology. a practical approach 2nd edition. 1992. gower medial publing.

6-1-8 Spine에서 발생하는 관절염의 X-ray[19]

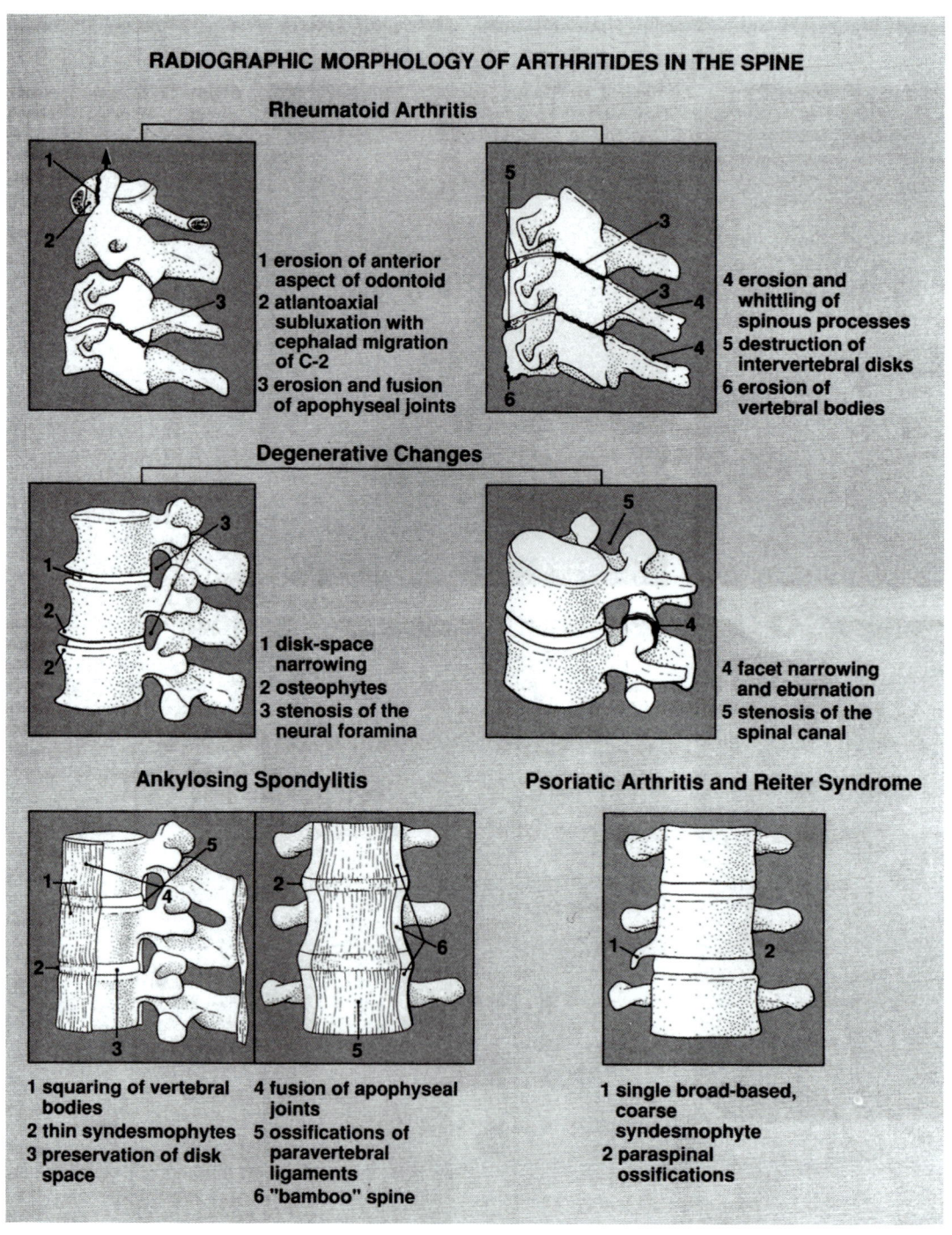

---

19) adam greenspan. Orthopedic radiology. a practical approach 2nd edition. 1992. gower medial publing.

6-1-9 Arthritis 병변의 distribution[20]

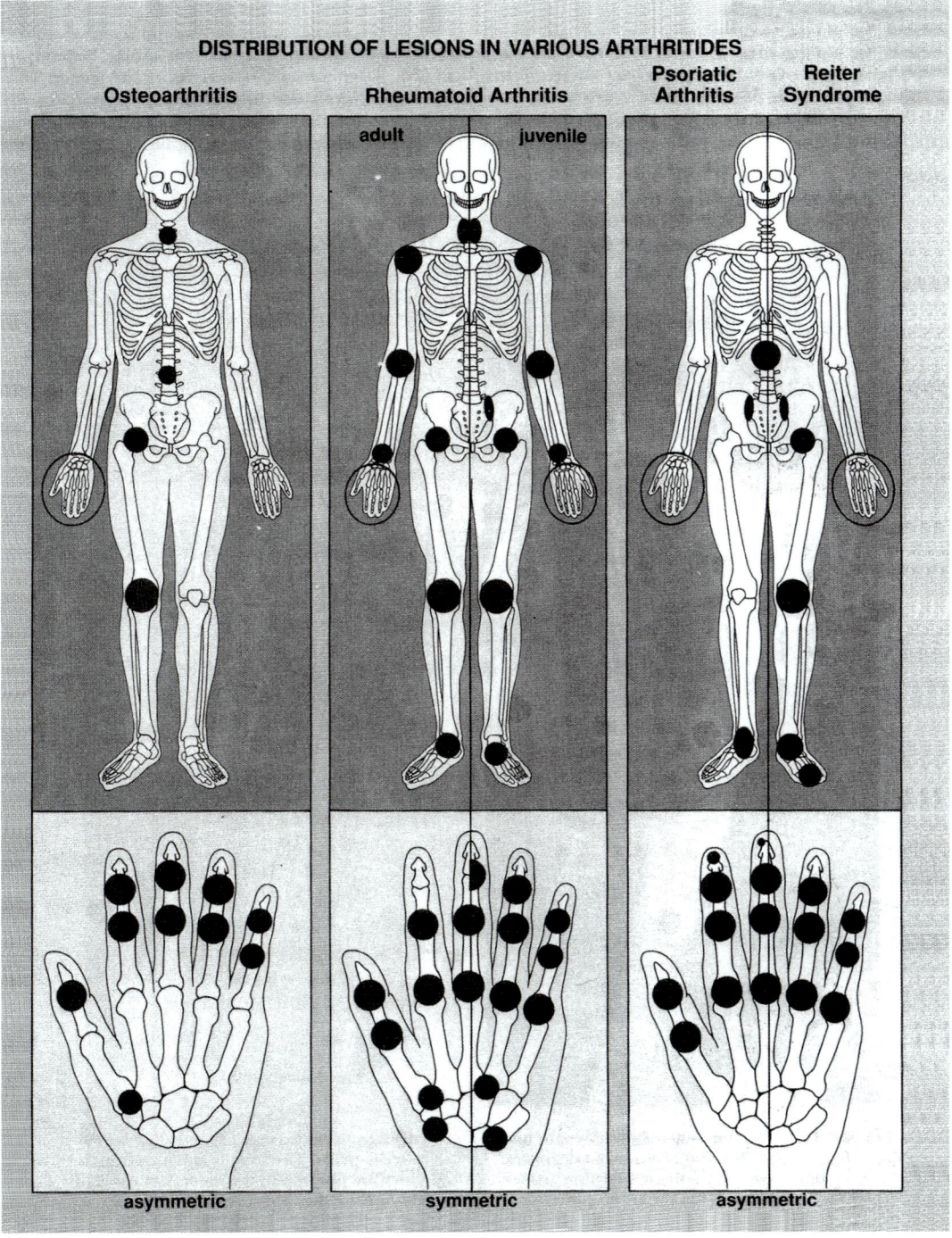

---

20) adam greenspan. Orthopedic radiology. a practical approach 2nd edition. 1992. gower medial publing.

6.2 골관절염의 초음파검사

6-2-1 초음파검사로 관찰할 수 있는 bone surface abnromalities[21]

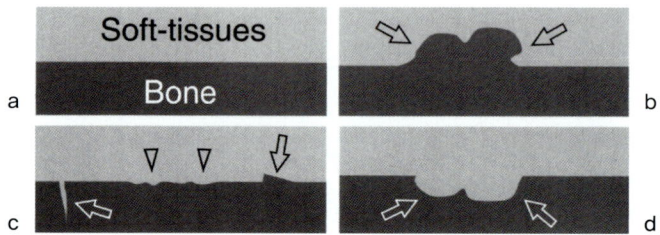

그림 1.9 US로 관찰할 수 있는 bone surface abnor1nalities. **a** Normal bone: straight regular interface 가 bone과 soft tissue를 분리한다. **b** Outgrowths 또는 "plus images" : soft tissue 에서 보이는 bone의 focal projection (arrows). **c** Cortical outline의 irregularity : bone-soft tissue interface가 울퉁불퉁(arrowheads) 하다. Focal break (white arrow) 또는 step-off deformity(black arrow)도 보인다. **d** Defect 혹은 "minus images" : bone에 focal loss (arrows)가 있으며 soft tissue가 defect를 채운다.

- Outgrowths or Plus lesion
- Defects
- Irregularities of the Cortical Outline
- Erosion

6-2-2 General anatomy synovial joints.

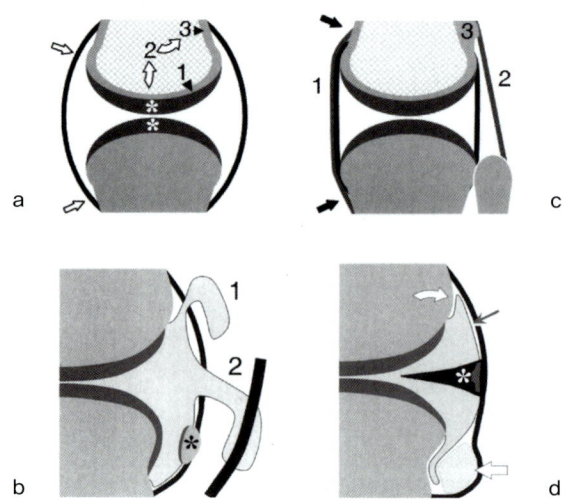

---

21) Bianchi et al. Ultrasound of the Musculoskeletal System. 2007. Springer-Verlag Berlin Heidelberg. 길호영 등 번역.

그림 1.10 General anatomy of synovial joints. Synovial joint를 cross-section한 그림들. **a** Joint capsule과 articular cartilage. Joint capsule (straight arrows)은 접해 있는 두 articulating bone의 articular surface 전체를 싸고 있는 fibrous sac이다. Articular cartilage (asterisks)의 두께는 loading과 weight bearing (arrowhead)에 따라 같은 관절 내에서도 다르게 나타난다. Cartilage는 loading을 subchondral bone plate (1)로 전달하고, 전달된 힘의 일부를 다시 metaphyseal region (2)을 통하여 cortical bone (3)에 전달한다. **b** Synovial recesses와 sesamoids. Synovial recesses는 capsule의 focal discontinuity로부터 발생하고, synovium이 surrounding soft tissue로 빠져 나온다. Synovial herniation은 communicating synovial pouch (1)를 형성하거나, joint cavity와 주변의 synovial tendon sheath와 연결된다(2). Scsamoid (asterisk)는 fibrous capsule이나 plantar plate에 둘러싸인 small ossicle이다. Sesamoid는 joint surface와 articulation되거나 또는 되지 않을 수도 있다. **c** Ligaments. Ligament는 capsule의 일부가 두꺼워져 형성된 fibrous band이거나(1) 또는 joint cavity로부터 떨어진 곳에 위치하기도 한다(2). 가장 강력한 ligament는 para-articular bone ridge나 tubercle에 붙는다(3). 이 아주 질긴 ligament는 치밀하게 배열되어 joint instability의 발생을 막는다 **d** Synovium, fibrocartilage, fat pads. Synovial membrane (thick arrow)은 joint cavity를 둘러싸는데, fibrocartilaginous structure (asterisk)와 intra-articular extrasynovial fat pad (thick arrow)는 예외이다. Hyaline cartilage의 peripheral boundary와 capsule 사이에서 synovium이 bone에 직접 부착된다. 이 영역을 "bare area" (curved arrow) 라고한다.

6-2-3 Glenohumeral joint osteoarthritis[22]

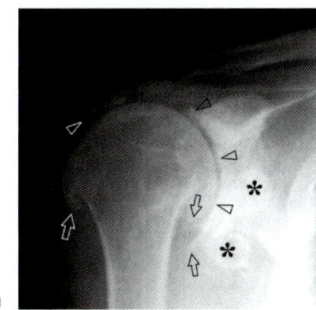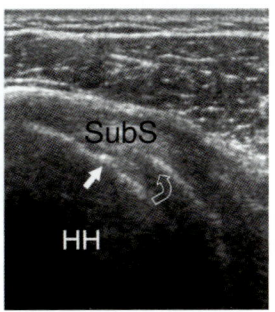

그림 1.11 Glenohumeral joint의 osteoarthritis. **a** 전후방 방사선사진상 관절 간격 감소, humeral head와 glenoid의 하방으로 생긴 osteophytes (arrow), subacromial space의 감소와 humeral head의 상방 translation (white arrowhead), diffuse subchondral sclerosis (black arrowhead), 그리고 다발성 관절내 osteochondral bodies(asterisk)와 같은 전형적인 진행된 osteoarthritis 소견이 보인다. **b** 12-5 MHz 초음파의 견관절 전내측의 횡주사로서 osteophytes (curved arrow)가 subscapularis tendon (SubS) 보다 깊숙이 뻗어 있다. Humeral cortex에서의 cortical profile이 불규칙한 것에 주목한다.(straight arrow). HH, humeral head.

6-2-4 주요 초음파소견[23]

1) 관절간극의 감소

2) Ostephytes : 관절면에서 생겨난 hyperechoic bony spur로 보이고, cartilage

---

22) Bianchi et al. Ultrasound of the Musculoskeletal System. 2007. Springer-Verlag Berlin Heidelberg. 길호영 등 번역.

23) Bianchi et al. Ultrasound of the Musculoskeletal System. 2007. Springer-Verlag Berlin Heidelberg. 길호영 등 번역.

의 얇은 hypoechoic rim에 의해 덮여 있다. Humerus : humeral neck의 cartilage-bone junction 주변으로 왕관처럼 둘러싼다. Glenoid : 저명하지 않음.

3) 관절내 loose body

6-2-5 Knee joint osteoarthritis[24]

Trochlear의 lateral facet 위치에서 연골의 국소적인 얇아짐과 뚜렷함의 소실이 patellofemoral osteoarthritis의 흔한 소견이다.

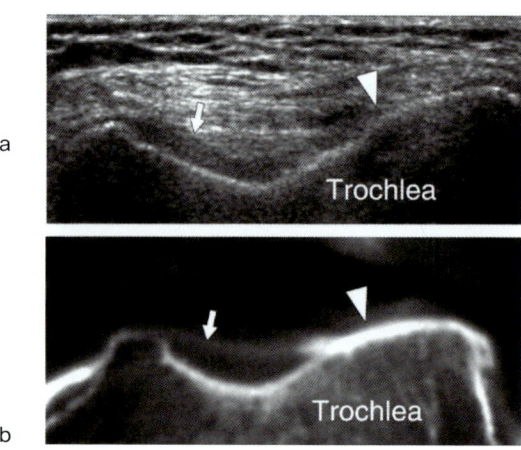

그림 1.12 Trochlear cartilage abnormalities. **a** osteoarthritis 환자의 full flexioin 상태에서 얻은 무릎 전면의 transverse 12-5 MHz US로, trochlea의 medial facet를 덮고 있는 정상 연골(arrow)과 비교해서 lateral facet(arrowhead)의 연골이 현저히 얇아져 있음을 보여주고 있다. **b** 상응하는 CT-arthrographic image로, 외측 연골(arrowhead)은 없고 내측 연골(arrow)은 정상임을 확인할 수 있다.

6-2-6 Knee joint ostearthritis[25]

무릎을 완전히 굴곡시킨 자세에서 trochlear cartilage의 thickness, cartilage-subchondral bone, cartilage-joint fluid interface 이상소견을 관찰한다. 병변이 있으면 cartilage-subchondral bone의 acoustic interfacet가 불분명해진다. 연골의 hypoechic appreance의 소실과 superficial cartilage interface sharpness의 감소는 연골 이상의 가장 신뢰할만한 소견이다. Deep cartilage interface의 변화는 연골과 subchondral bone사이에서 에코가 증가한 것으로

---

24) Bianchi et al. Ultrasound of the Musculoskeletal System.2007. Springer-Verlag Berlin Heidelberg. 길호영 등 번역.

25) Bianchi et al. Ultrasound of the Musculoskeletal System.2007. Springer-Verlag Berlin Heidelberg. 길호영 등 번역.

보여지는데, 이는 bone sclerosis가 반영된 것이다.

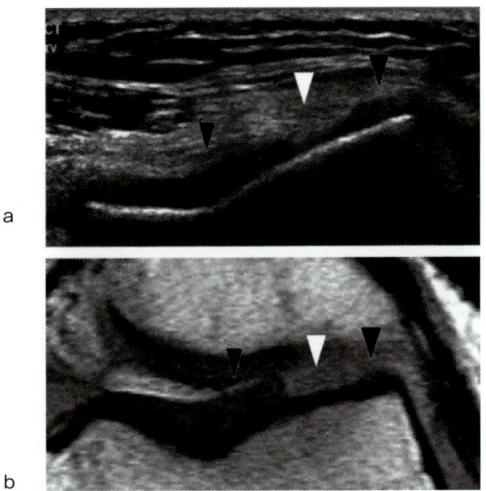

그림 1.13 Trochlear cartilage abnormalities. **a** 무릎을 완전 굴곡시킨 상태에서 전면의 transverse 12–5 MHz US image로, lateral facet (white arrowhead) 중간 1/3에서 연골이 현저하게 얇아진 것이 보인다. Lateral facet의 내측과 외측 I/3 (black arrowheads)에 있는 연골은 정상 두께를 보인다. **b** transverse proton density MIU로 초음파 소견을 확인한다.

6-2-7 Knee Osteophytes with US

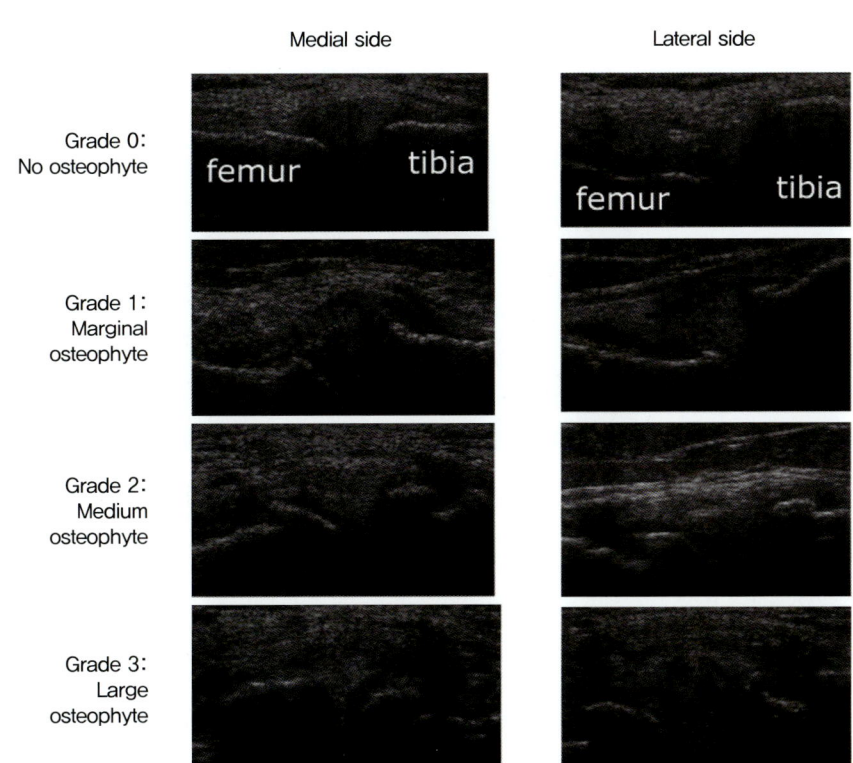

0 = No osteophyte, 1 = Marginal osteophyte, 2 = Medium osteophyte, 3 = Large osteophyte[26]

6-2-8 Knee joint OA-osteophyte[27]

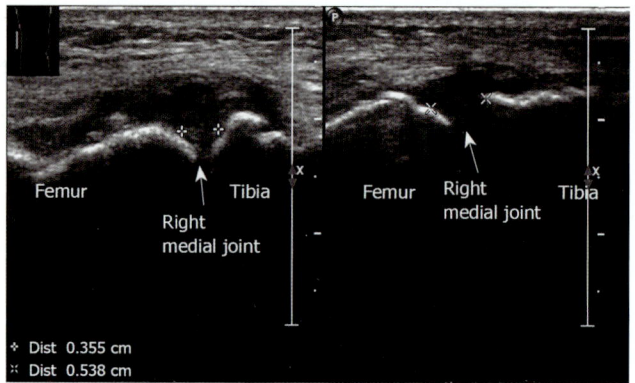

- 75세 여성 OA 환자 Knee 초음파.
- Medial joint space narrowing.
- Osteophyte formation.
- Thickening of the medial collateral ligament.

6-2-9 OA의 cartilage change[28]

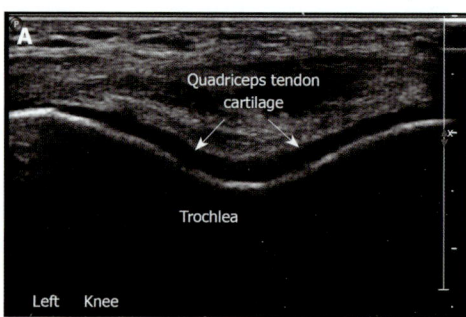

---

26) Saarakkala, S. et al. Detection of Knee Osteophytes with Ultrasonography and Conventional Radiography: Intra- and Inter-reader Reliability and Comparison to Arthroscopic Degeneration of Articular Cartilage. ORS 2013 Annual Meeting Paper No: 0006. http://www.ors.org/Transactions/59/001/0006.html

27) World J Orthop. Feb 18, 2011; 2(2): 13-24.

28) Blankstein A. Ultrasound in the diagnosis of clinical orthopedics: The orthopedic stethoscope. World J Orthop 2011; 2(2): 13-24.

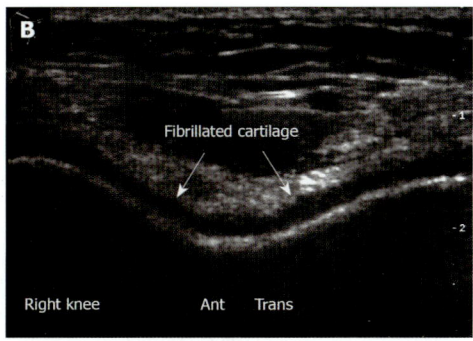

Left knee. Flexion position. Anterior transverse view.

A. Trochlear cartilage of femur를 보자. hyaline cartilage는 hypoechoic homogenous structure with sharp margins으로 보인다.

B. Cartilage lesion. irregularity and narrowing of the hyaline cartilage와 함께 roughened and fibrillated 소견이 보인다.

6-2-10 Knee joint osteoarthritis varus & valgus stress exam

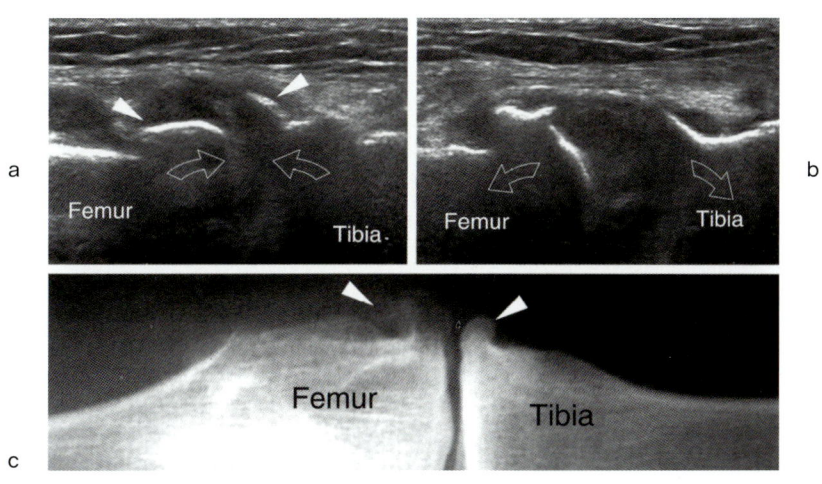

그림 1.14 Osteoarthritis of the medial compartment. a, b에서 a는 varus, b는 valgus stress test를 하면서 medial joint line에서 얻은 longitudinal 12-5 MHz US image이다. a에서 medial joint space는 연골이 얇아져 좁아져 있다(curved arrow). Osteophyte와 관련 있는 marginal bone spurs (white arrowheads)가 보인다. b는 valgus stress 동안, ligament instability로 joint space가 열린다. c는 AP 사진으로 판절 간격 좁아짐, Marginal osteophytes (white arrowheads), 그리고 subchondral sclerosis인 medial knee osteoarthritis의 전형적인 소견을 보여주고 있다.

6-2-11 Varus & Valgus stress examination

Femorotibial space를 정확히 얻기 위해서는 기립위 치에서 무릎을 20도 굴곡시킨 후 검사하면서 varus-valgus stress를 가하면서 초음파를 하는 것이 효과적이다.

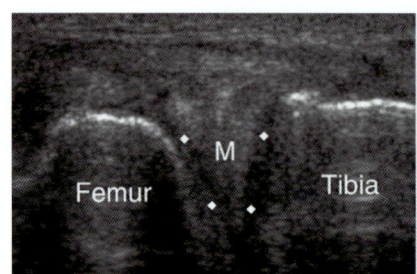
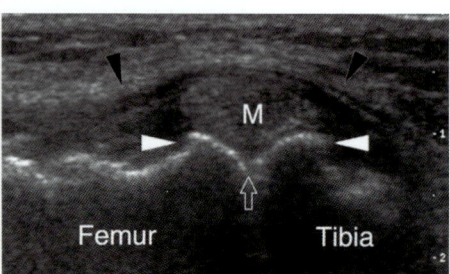

그림 1.15 Meniscal extrusion. **a** Medial joint line의 coronal 12-5 MHz US image로, hypoechoic hyaline cartilage (rhombi)로 덮여 있는 femur와 tibia의 관절면 사이에 놓인 삼각형의 hyperechoic fibrocartilaginous structure의 정상 외형의 ineniscus (M)를 보여주고 있다. **b** 심한 medial femorotibial joint space narrowing이 있는 meniscal extrusion의 coronal 12-5 MHz US image이다. 연골의 얇아짐으로 인해 내측 관절 간격(arrow)이 심하게 좁아져 있고 marginal osteophytes (white arrowheads)가 보인다. Medial meniscus (M)가 extrude 되면서 이를 덮고 있는 medial collateral ligament (black arrowheads)의 표층이 stretch 된다.

6.3 통풍의 초음파검사

6-3-1 Common pathological findings of gout 1

Erosions

Juxta-articular cortical irregularity and depression +/- overhanging edge +/- sclerotic margins 병변은 최소 two planes에서 보인다. Erosions은 tophus 근처에서 발생 (causative agent) CT가 가장 sensitive. US는 overestimate 가능성이 있다.

Synovial proliferation

Synovial thickening +/- enhancement on post contrast images +/- increased vascularity on Doppler imaging Vascularity는 NSAID로 치료받는 환자들에서는 저명하지 않을 수 있다. Synovial proliferation은 gout보다는 RA에서 더 현저하다.

Tophus

MSU crystals에 대한 chronic granulomatous response에 의해 생기는 Eccentric high-density soft tissue swelling. Intra- or extra-articular 어디에서나 발생. Characteristic US appearance: hypoechoic peripheral rim/halo와 hyperechoic/heterogeneous center. Calcification in the tophus는 renal impairment를 시사하므로 신장기능검사를 하여야 한다.

6-3-2 Common pathological findings of gout 2[29]

Cartilage involvement

MSU crystals deposit이 articular cartilage surface 위에 침착하여 "double contour sign" 을 만든다(anechoic curvilinear band paralleling the cortex). Catilage 안에 Hydroxyapatite (수산화인회석(水酸化燐灰石) Ca10(PO4)6OH2)에 침착되어 있는 것을 관찰하는 데에는 US가 가장 sensitive하다.

Joint effusion

Anechoic fluid in the joint recess/space가 있는 것은 small numerous hyperechoic foci +/- "snow storm appearance"가 동반하지 않으면 not specific sign이다. 관절천자를 해서 confirm gout하고, infection을 배제한다.

Bone marrow edema

Uncommon/minimal, specifically centered around erosion. If extensive, think of inflammatory arthritis or infection, whether associated with the underlying diagnosis or not. Only MRI can demonstrate bone marrow edema.

---

29) Imaging Appearances in Gout. https://www.hindawi.com/journals/arthritis/2013/673401/ Arthritis. Volume 2013 (2013), Article ID 673401, 10 pages. http://dx.doi.org/10.1155/2013/673401

6-3-3 정상, Gout, Chondrocalcinosis의 특징적 초음파 영상 비교[30]

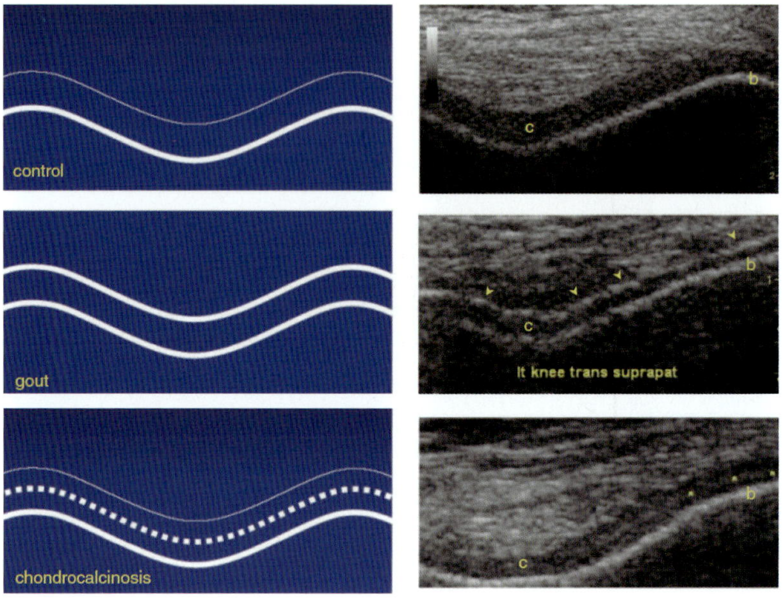

그림 1.16 Comparison of sonographic appearance of normal control, gout and chondrocalcinosis in knee joints. Suprapatellar, transverse view in flexion. Schematic illustrations on left. Top: anechoic (black) layer of hyaline cartilage (c) overlying bony contour of distal femur (b). Middle: double contour sign. Hyperechoic (bright), slightly irregular layer of crystal deposits (open arrowheads) overlying anechoic hyaline cartilage (c) and bony contour of distal femur (b). This patient had crystal-proven, untreated gouty arthritis. The hyaline cartilage is thin in this 88-yr-old individual. Bottom: hyperechoic, crystalline material (asterisks) is layered in the centre of the anechoic hyaline cartilage (c). This layer parallels the outline of the bony cortex (b). Calcium pyrophosphate crystals were found on aspiration.

위 그림에서는 anechoic (black) layer of hyaline cartilage (c)가 distal femur (b)의 bony contour 위를 덮고 있다.

중간 그림에서는 double contour sign. : Hyperechoic (bright) & slightly irregular layer of crystal deposits (openarrowheads)이 anechoic하게 보이는 hyaline cartilage (c)와 bony contour of distal femur (b) 바로 위를 덮고 있다.

아래 그림에서는 hyperechoic, crystalline material (asterisks)들이 anechoic hyaline. cartilage (c)의 가운데에 배열되어 있다. 이 층은 outline of the bony cortex (b) 바깥과 평행하게 배열되어 있다. Calcium pyrophosphate crystals들이 천자액에서 관찰된다.

---

30) R. G. Thiele and N. Schlesinger. Diagnosis of gout by ultrasound. Rheumatology 2007;46:1116-1121.

6-3-4 Ultrasound double contour sign

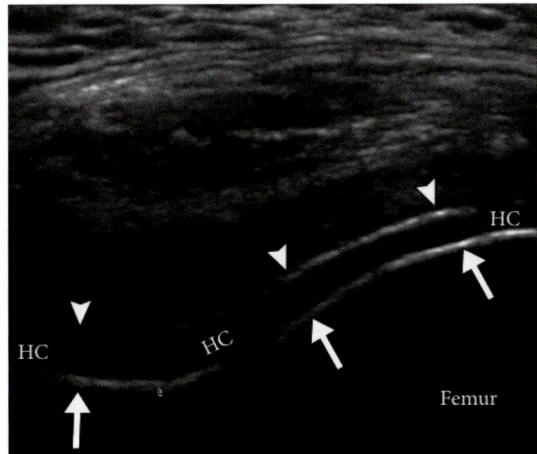

그림 1.17 Ultrasound double contour sign. Transverse ultrasound image of the suprapatellar knee joint demonstrates two parallel hyperechoic contours on either side of the hypoechoic hyaline cartilage (HC). The deep echogenic contour (long arrows) represents the femoral cortex, while the superficial echogenic contour (arrowheads) represents uric acid crystals accumulating on the surface of the hypoechoic hyaline cartilage (HC).

6-3-5 Tophus in gout

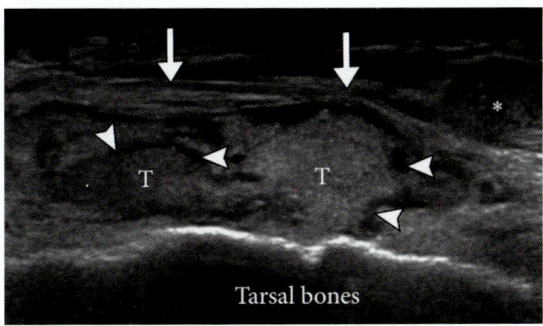

그림 1.18 Tophus in gout. Ultrasound appearance of a tophus (T) overlying the dorsal aspect of the tarsal bones and underlying the extensor digitorum tendons (long arrows). Note the anechoic peripheral halo (arrowheads) and hyperechoic heterogeneous center. * Echogenic fluid.

6-3-6 Snow storm appearance

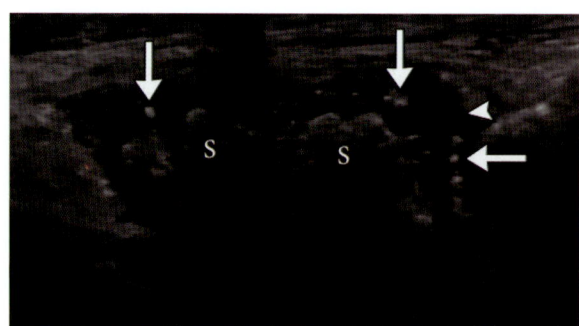

그림 1.19 Snow storm appearance. Multiple hyperechoic foci(arrows) are noted in this first MTP joint floating in the anechoic joint eiffusion (arrowhead). Note the shadowing within the synovial thickening (S) within the joint, likely related to calcification. S: synovitis.

6-3-7 Gout with synovitis

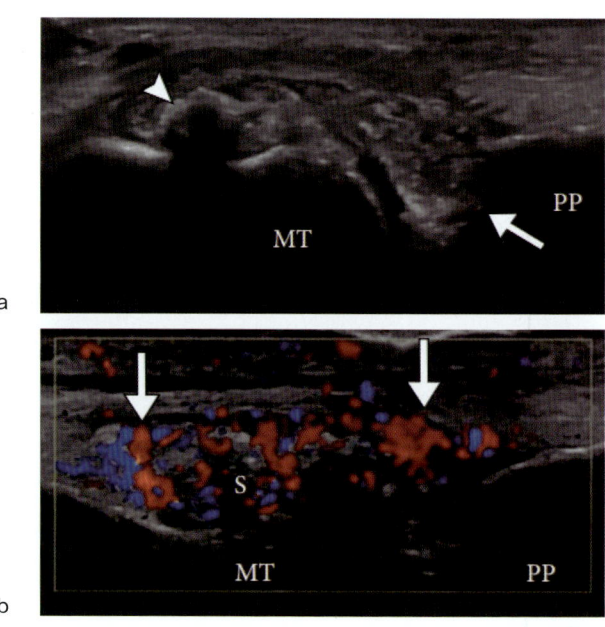

그림 1.20 Gout with synovitis. Longitudinal US images of the 1st MTP joint without (a) and with (b) color Doppler show calcified, shadowing tophus (arrowhead) and adjacent heterogeneous soft tissue with associated hyperemia on color doppler imaging, consistent with synovial proliferation. Note the erosions at base of proximal phalanx (arrow).

6-3-8 Gout depositions in tendons

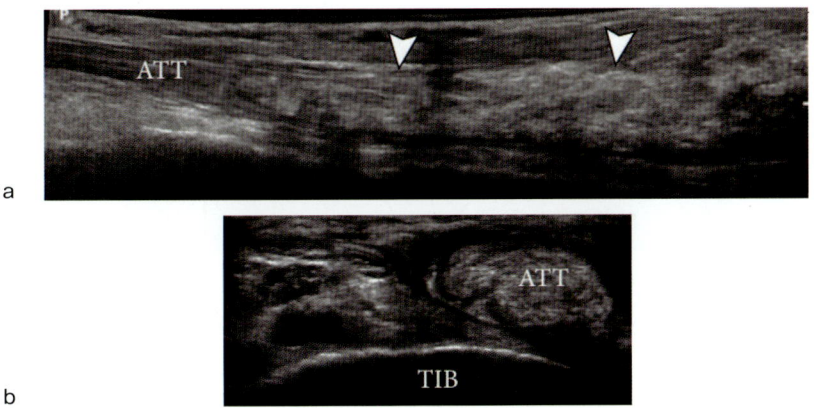

그림 1.21 Gout depositions in tendons. Anterior tibialis tendon (ATT). Long (a) and short (b) axes views of ATT demonstrating hyperechoic gout deposit (arrowheads) within the substance of the distal ATT. TIB: tibia.

6-3-9 Subcutaneous tophaceous gout on US

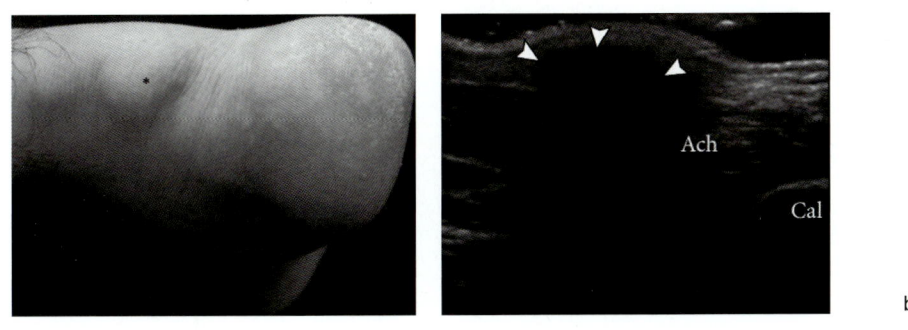

6-3-10 Tibiotalar gout with ankle effusion

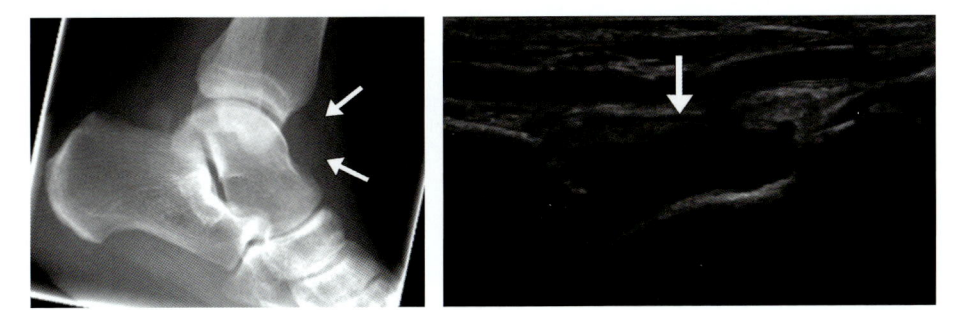

6-3-11 Synovitis and erosion

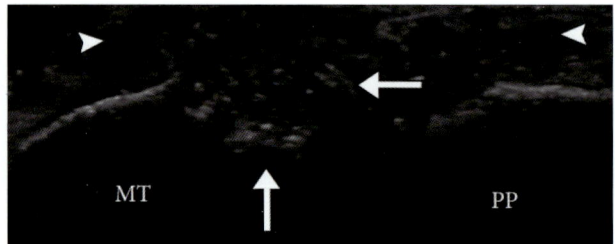

그림 1.22 Synovitis and erosion. Ultrasound appearance of erosion in the metatarsal head demonstrates cortical irregularity, focal defect, and overhanging edge (arrows) with adjacent synovitis (arrowheads). MT: metatarsal; PP: proximal phalanx.

6-3-12 Gout의 특징적인 발가락 초음파 영상

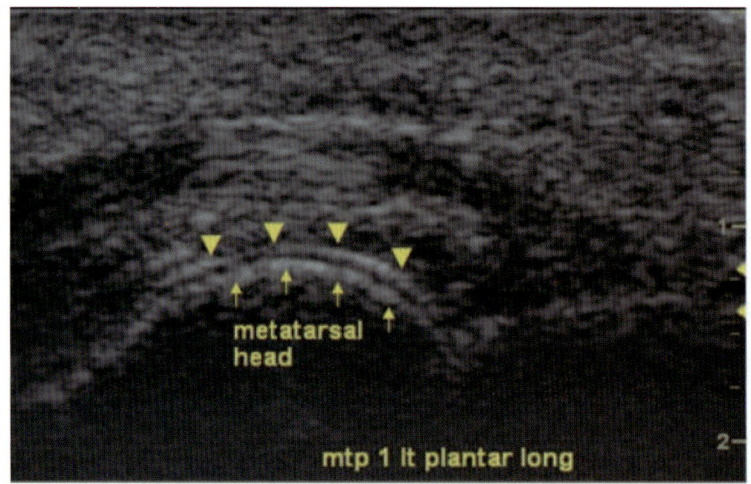

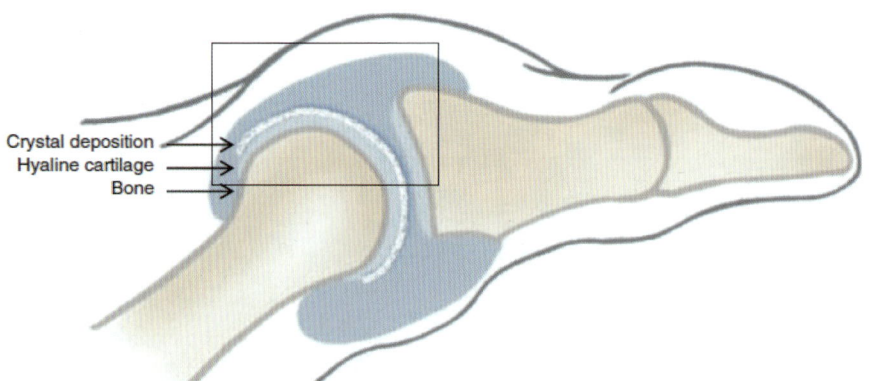

그림 1.23 Ultrasonographic finding in longstanding hyperuricaemia: outline of metatarsal head (arrows), slightly irregular echogenic deposition (arrowheads) on hyaline cartilage (anechoic line paralleling bony contour of metatarsal head).

1st metatarsal bone에서 plantar longitudinal view초음파. articular cartilage의 superficial margin을 따라 hyperechoic, irregular band 모양의 deposition이 깔려 있는 특징적인 모양이 보인다.[31]

6-3-13 정상인과 통풍 환자의 MIP 초음파 비교[32]

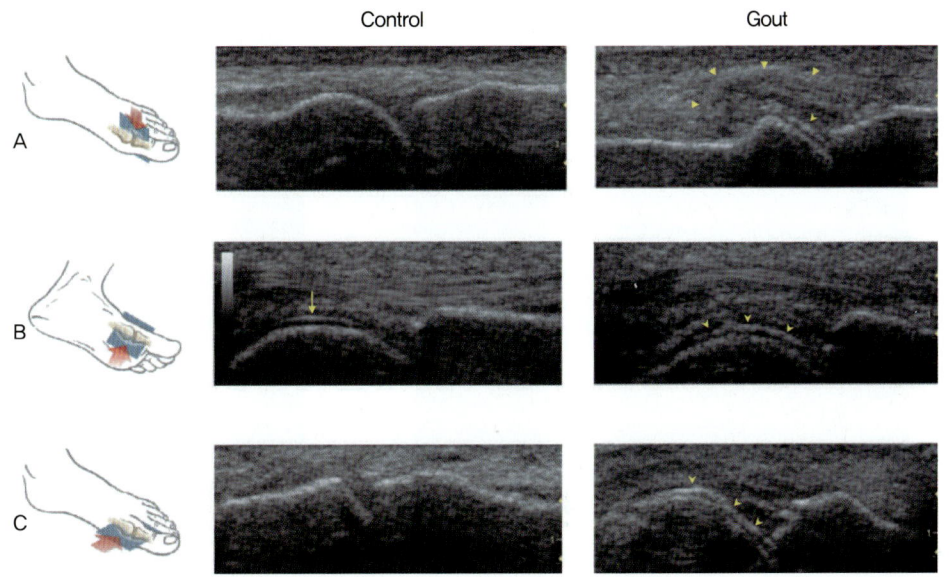

그림 1.24 Comparison of findings in first MTP joints in controls and gout patients. (A) Dorsal longitudinal view. A distended joint capsule is seen in the gout patient. The synovial lining is thickened (closed arrowheads). A hyperechoic, irregular line is seen paralleling the hyperechoic bony contour and the anechoic hyaline cartilage of the metatarsal head (open arrowhead). (B) Plantar longitudinal view. In the control patient, an interface reflex artefact is seen on the apex of the hyaline cartilage of the metatarsal head (arrow). In contrast, an irregular, thicker band is seen covering the hyaline cartilage in the gout patient (open arrowheads). This band is not limited to the area of perpendicular incidence of sound waves (open arrowheads). (C) Medial longitudinal view. A band of hyperechoic material (open arrowheads) parallels bony contour and cartilage in the gout patient. This is not seen in the control.

A. Dorsal longitudinal view. 통풍 환자에서 distended joint capsule이 관찰된다. Snovial lining이 두꺼워져 있다(closed arrowheads). Hyperechoic, irregular line이 anechoic hyaline cartilage 위를 평행하게 주행하고 있다(open arrowhead).

B. Plantar longitudinal view. 통풍 환자에서 irregular, thicker band가 hyaline cartilage 위를 덮고 있다.

---

31) R. G. Thiele and N. Schlesinger. Diagnosis of gout by ultrasound. Rheumatology 2007;46:1116-1121.

32) R. G. Thiele and N. Schlesinger. Diagnosis of gout by ultrasound. Rheumatology 2007;46:1116-1121.

C. Medial longitudinal view. A band of hyperechoic material (open arrowheads) 이 bony contour and cartilage에 평행하게 주행하고 있다.

6-3-14 통풍 환자 진단에서 초음파와 X-ray 비교[33]

급성통풍발작 환자에서 X-ray에서는 특이 소견이 없더라도 초음파 영상에서는 joint capsule distension, oval shape tophi가 관찰될 수 있다.

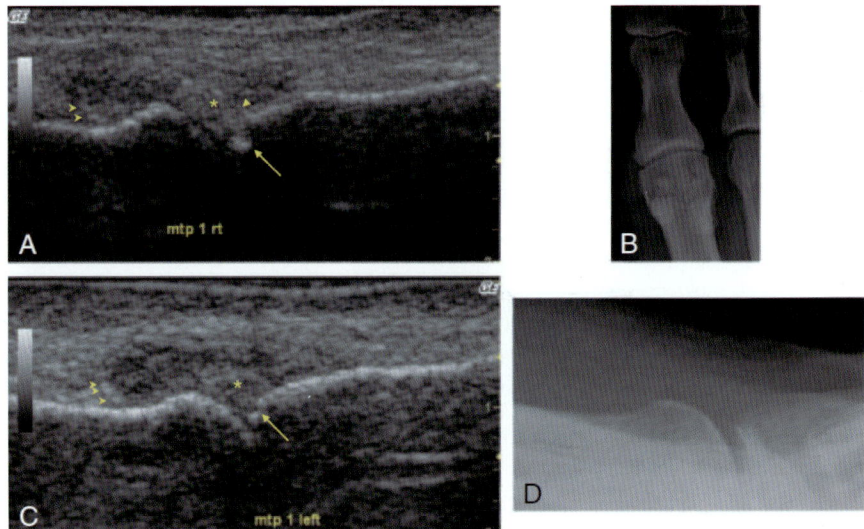

그림 1.25 Comparison of ultrasound images and conventional radiography: Images A/B and C/D, respectively, were taken of the same patients, on the same day. Both patients had an acute gout attack on the day the images were taken. Synovial fluid aspiration and polarizing microscopy were performed at the time of the ultrasound study. Distension of the joint capsule is seen in images A and C. No meaningful soft tissue characterization is possible in the radiographs B and D. An oval-shaped tophus is seen in image A (asterisk). A faint tophus is seen in image C (asterisk). There is early erosion of both tophi into the proximal, dorsal aspect of the proximal phalanx in both patients (arrow). No break in the cortical contour of the proximal phalanx is seen in the radiographs B and D. An early Martel reaction (overhanging edge) is seen in sonogram A (closed arrowhead). Small hyperechoic particles are seen in the synovial lining of the proximal cul-de-sac of the joint capsule in both sonograms. The particle size was < 1 mm in both patients (open arrowheads).

---

33) R. G. Thiele and N. Schlesinger. Diagnosis of gout by ultrasound. Rheumatology 2007;46:1116-1121

6-3-15 통풍의 X-ray 영상[34]

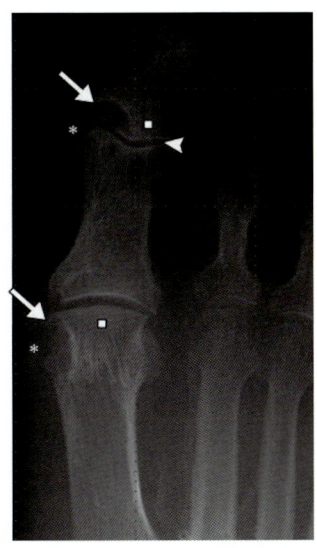

1st MIP joint & interphalangeal joint에 특징적으로 juxta-articular erosions with sclerotic margins과 overhanging edges 소견이 있다.

이때에도 joint spaces는 보존되어 있으며, periarticular bone density는 병의 process가 말기까지 진행되어도 보존된다. McQueen et al. 등은 이 overhanging edges 병변의 기전을 bone tophus interface에서 Osteoclasts가 활성화되고, osteoblasts가 저지되어 marked localized bone loss가 일어난다고 설명하였다.

그림 1.26 Gout on radiograph. Anteroposterior (AP) view of the 1st metatarsophalangeal (MTP) joint and interphalangeal joint demonstrating juxta-articular erosion with overhanging edge (long arrows). Note the relative preservation of joint space (arrowhead) and subchondral bone density (white square) involving the 1st MTP and interphalangeal joint. *'Soft tissue tophus.

6-3-16 통풍의 X-ray 영상[35]

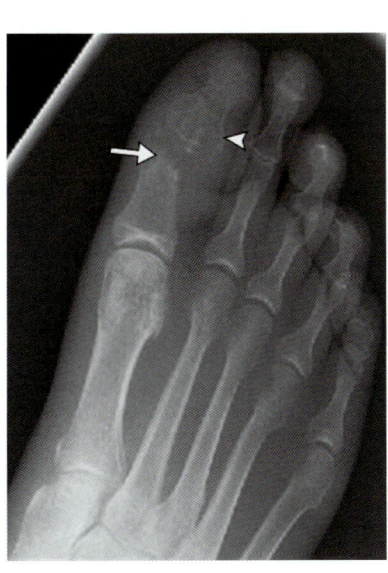

관절 주위에 gout deposits은 juxtaarticular, intra-articular, and subchondral 어디에나 다 가능하고, 일반적으로 symmetric joint involvement는 없다. Tophus는 hallmark of chronic gout로서 MSU crystals에 대한 body's granulomatous immune reaction의 결과로 생긴 soft tissue nodule이다.

그림 1.27 Subchondral gout. Anteroposterior view of the interphalangeal joint of the big toe showing subchondral deposition (long arrow) and associated erosive changes (arrowhead).

---

34) Imaging Appearances in Gout. https://www.hindawi.com/journals/arthritis/2013/673401/ Arthritis. Volume 2013 (2013).

35) Imaging Appearances in Gout. https://www.hindawi.com/journals/arthritis/2013/673401/ Arthritis. Volume 2013 (2013).

6-3-17 통풍의 X-ray 영상[36]

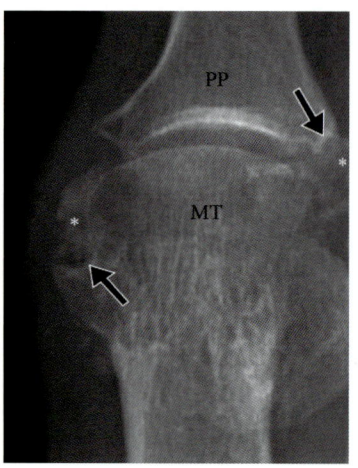

Tophus 안의 Dense calcification은 calcium metabolism의 교란과 연관된 late finding이다. Tophus 근처에 erosion이 종종 위치한다.

> **그림 1.28** Tophaceous gout involving the 1st MTP joint. Anteroposterior radiograph shows a calcified soft tissue tophus (asterisk) with adjacent erosions (arrow). MT: first metatarsal head; PP: proximal phalanx. Possible associated calcium pyrophosphate or hydroxyapatite deposition must be considered.

6-3-18 Tophi & erosion의 초음파 영상[37]

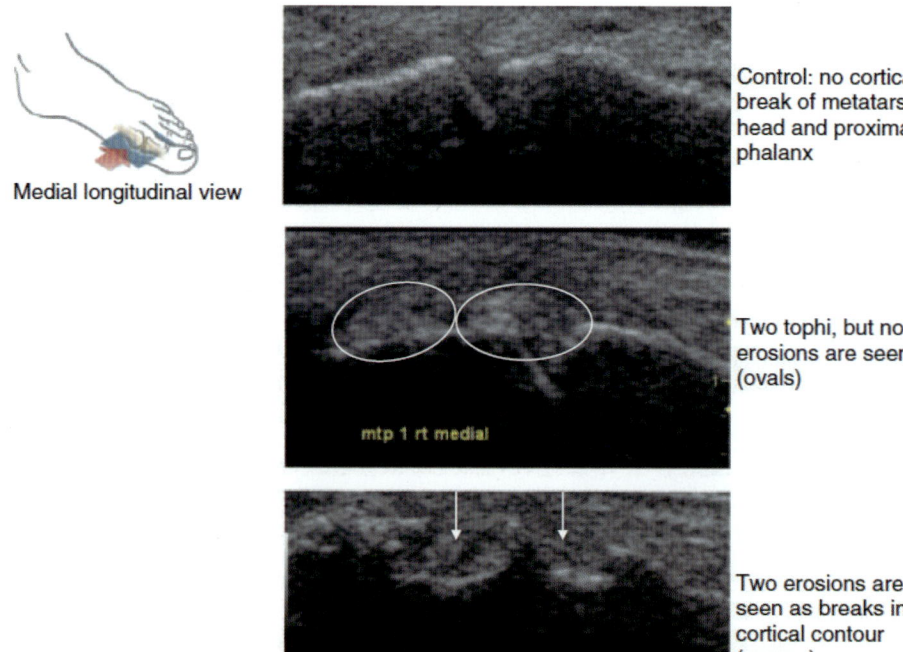

---

36) Imaging Appearances in Gout. https://www.hindawi.com/journals/arthritis/2013/673401/ Arthritis. Volume 2013 (2013).

37) R. G. Thiele and N. Schlesinger. Diagnosis of gout by ultrasound. Rheumatology 2007;46:1116-1121.

그림 1.29 Sonographic appearance of tophi and erosions. Medial longitudinal view of first metatarsal-phalangeal joint (schematic illustration). Top: control. Out line of metatarsal head and proximal phalanx interrupted by joint space. Middle: two ovalshaped tophi (white ovals) are seen adjacent to bone and j 0| nt space. They have a typical hypoechoic to hyperechoic, inhomogenous appearance of 'wet sugar clumps'. A fine anechoic (black) seam is seen surrounding the tophi. Bottom: erosions are seen in typical locations at metatarsal head and proximal phalanx (arrows).

- Tophi는 초음파에서 'wet sugar clumps' 모양으로 보인다.
- Shoulder, elbows or knees에서는 Tophi가 관찰되지 않는다.
- Tophi는 dynamic exam을 할 때 움직이지 않는 특징이 있다.

6.4 류마티스관절염의 초음파검사

6-4-1 초음파검사의 류마티스관절염 조기 진단에 유용성[38]

현재의 분류 기준에는 단순방사선영상만이 포함되어 있는데, 단순방사선영상은 연부조직의 변화를 직접적으로 관찰할 수 없기 때문에 활막염의 중등도를 평가할 수 없고, 미란을 조기에 검출할 수 없다는 한계가 있다.

초음파영상을 이용하면 관절내 윤활막의 증식, 신생혈관 증식, 힘줄의 침범, 연골 손상 및 작은 골미란을 조기에 민감하게 관찰할 수 있다는 장점이 있다.

단순방사선영상에서 관절의 변화를 발견하기 수개월에서 수년 전에 미리 관절의 염증 상태 및 뼈의 손상을 검출할 수 있어 류마티스관절염의 조기 진단에 유리하다. 류마티스관절염의 진단과 활성도 평가에 필수적인 침범된 관절의 개수를 평가하는데 있어 기존에 사용해 왔던 진찰에 비해서 초음파영상을 이용하는 경우가 민감도가 높고 재현성도 좋아 조기 진단과 정확한 활성도 평가에 더 유리하다. 초음파영상을 이용하면 관절내 활막염의 변화를 직접 관찰함으로써 치료 효과를 판정하는데 좀더 정확하고 객관적인 정보를 얻을 수 있다.

초음파영상은 자기공명영상에 비해서 검사자의 능력에 의존적인 부분이 많으며, 골부종(bone edema)을 관찰할 수 없지만 상대적으로 가격이 저렴하며, 진료의가 직접 검사할 수 있어 이용이 편리하고 동시에 여러 부위의 관절을 관찰할 수 있어 침범 관절의 개수를 평가하기 유리하다는 장점이 있다.

---

[38] 윤종현 등. 류마티스관절염에서 초음파의 이용. 대한류마티스학회지 Vol. 16, No. 2, June, 2009.

조기 류마티스관절염의 진단

윤활막염(Synovitis)

윤활막염의 특징적 초음파 소견

- 관절내 삼출(effusion)의 존재,
- 윤활막비후와 증식(synovial hypertrophy /proliferation)
- 도플러초음파상 혈관음영의 증가
- 판누스와 골미란

6-4-2 관절내 삼출(effusion)의 초음파 소견

피하 지방층과 비교하여 비정상적인 저음영(hypoechoic) 또는 무음영(anechoic)의 물질의 관절내에 존재한다.

윤활막염의 가장 초기 소견은 삼출이기 때문에 무증상의 초기 윤활막염을 시사하는데 중요한 근거가 된다.

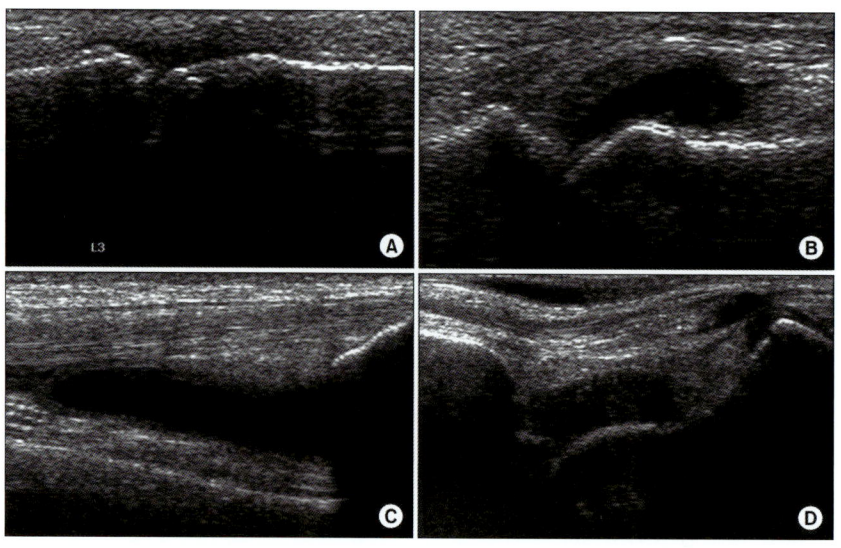

그림 1.30 Ultrasonographic findings of joint effusion. (A) Metacarpophalangeal joint, (B) metatarsophalangeal joint, (C) suprapatellar recess of the knee and (D) anterior talotibial joint.

관절내 삼출액의 양에 따른 분류

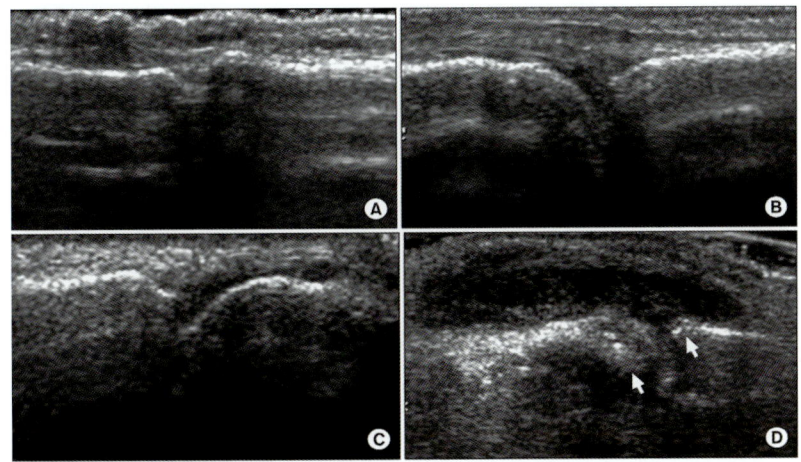

그림 1.31 Ultrasonographic findings of joint effusion can be Graded according to the amount. (A) Grade 0 (no effusion), (B) Grade 1 (minimal amount of fluid), (C) Grade 2 (moderate amount of fluid without distension of the joint capsule), and (D) Grade 3: extensive amount of fluid with distension of the joint capsule.

Grade 0 = 삼출액이 없는 경우.

Grade 1 = 최소량의 삼출액.

Grade 2 = 중등도의 삼출액이 존재하나 관절주머니(joint capsule)가 팽창되지 않는 경우.

Grade 3 = 과량의 삼출액이 존재하여 관절주머니가 팽창된 경우.

6-4-3 윤활막비후/증식(synovial hypertrophy / proliferation)

윤활막비후/증식은 초음파에서 피하 지방층과 비교하여 비정상적인 저음영의 관절내 조직으로 관찰되며, 때로는 초음파적 음영이 피하 지방층과 동일 음영이나 고음영으로 보일 수 있다. 삼출과는 달리 이동되지 않고 쉽게 압박되지 않으며, 도플러 신호가 보일 수 있다는 특징을 보인다.

정상적인 윤활막은 초음파로 관찰되지 않으나 윤활막염 발생 시에는 활막 두께의 증가로 인해 관찰이 가능해지며, 윤활막의 부종에 의해 윤활막 자체가 저음영 또는 무음영으로 보이는 경우에는 삼출액과의 감별이 필요하다.

두 병변을 감별하는 방법으로는 윤활막 증식의 경우에는 압박에도 병변이 이동하지 않는다는 점과 컬러 또는 파워도플러 초음파상 이상혈관 음영의 증가가 관찰된다는 점이다.

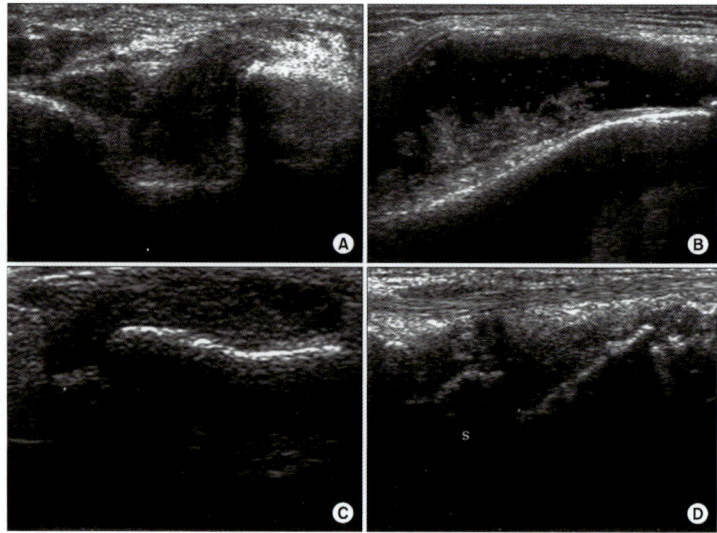

그림 1.32 Ultrasonographic findings of synovial proliferation. (A) Olecrenon fossa of the elbow, (B) lateral recess of the knee, (C) 1netacarpophalangeal joint, and (D) dorsal carpal joint.

Synovial hypertrophy[39]

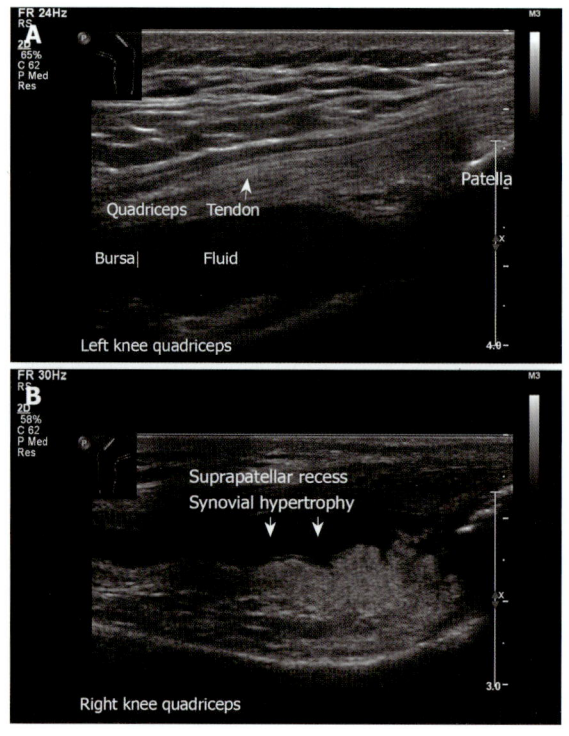

---

39) Alexander Blankstein. Ultrasound in the diagnosis of clinical orthopedics: The orthopedic stethoscope. World J Orthop. Feb 18, 2011; 2(2): 13-24

68세 여성. RA 환자. Anterior knee.longitudinal view.

A. Suprapatellar recess에 fluid collection. Normal quadriceps tendon.

B. Suprapatelalr recess에 synovial hypertrophy.

활막비후의 반정량적 점수평가법(Synovial changes on ultrasonography)[40]

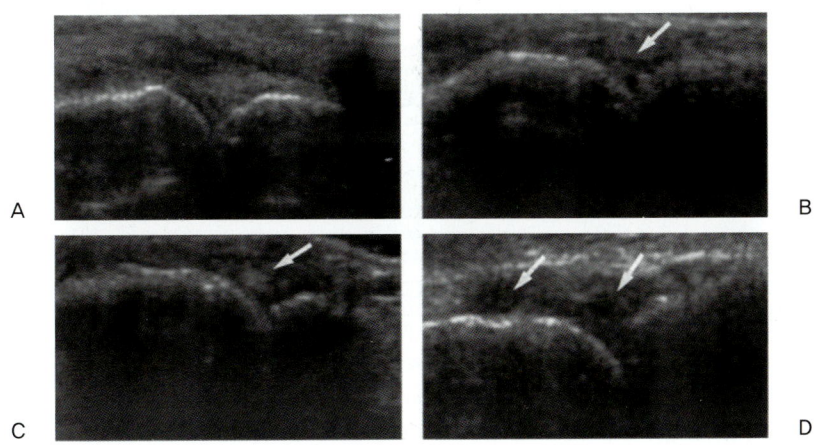

그림 1.33 Synovial changes on ultrasonography. A, Grade 0 = no synovial thickening; B, Grade 1 = minimal synovial thickening (filling the angle between the periarticular bones, without bulging over the line linking tops of the bones [arrow]); C, Grade 2 = synovial thickening bulging over the line linking tops of the periarticular bones but without extension along the bone diaphysis (arrow); D, Grade 3 = synovial thickening bulging over the line linking tops of the periarticular bones and with extension to at least one of the bone diaphyses (arrows).

활막비후의 반정량적 점수평가법(Synovial changes on ultrasonography)

Grade 0 = 활막비후 없음.

Grade 1 = 활막비후가 관절골(articular bone) 상부 연결선 내에 들어 있으나 연결선을 위로 밀고 있지 않음.

Grade 2 = 관절골 상부 연결선이 위로 밀려 돌출되었으나 골간단(diaphysis)을 따라 확장되어 있지 않음.

Grade 3 = 관절골 상부 연결선이 위로 밀려 돌출되고 골간단을 따라 더 확장되어 있음.

---

40) Szkudlarek M, Court-Payen M, Jacobsen S, Klarlund M, Thomsen HS, Østergaard M. Interobserver agreement in ultrasonography of the finger and toe joints in rheumatoid arthritis. Arthritis Rheum 2003;48:955-962.

6-4-4 ULTRASONOGRAPHY FOR ASSESSING SYNOVITIS[41]

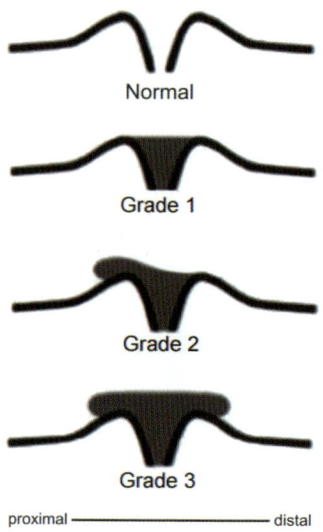

그림 1.34　Synovitis grading in metacarpophalangeal, metatarsophalangeal and interphalangeal joints on ultrasonography. Note that nor1nal synovium is imperceptible. Initially, the articular capsule distension is proximal, only progressing distally in more severe cases. Modified from Fernandes et al.40.

6-4-5 Power Doppler signal에 의한 분류[42]

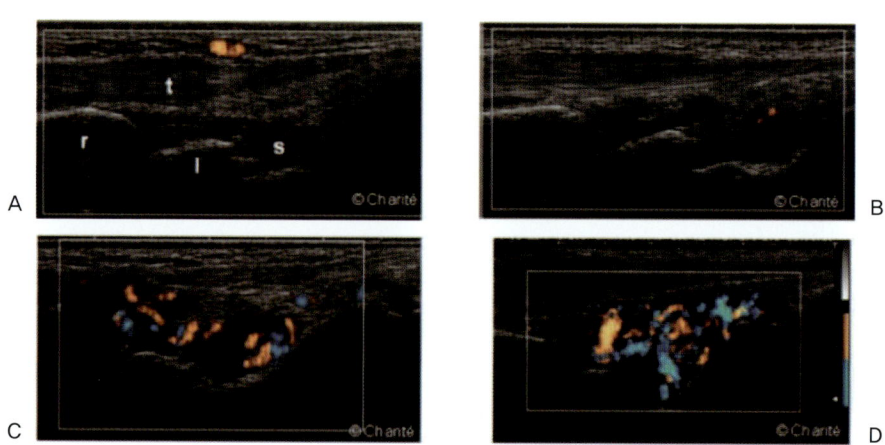

그림 1.35　Synovitis by power Doppler ultrasound. a, Grade 0. b, Grade 1. c, Grade 2. d, Grade 3. t = tendon; r = radius; s = synovitis; l = lunate bone.

---

41) Arend et al. Ultrasonography in rheumatoid arthritis: what rheumatologists should know. Rev Bras Reumatol 2013;53(1):88–100.

42) Arthritis Care & Research. Volume 61, Issue 9, pages 1194–1201, 27 AUG 2009 DOI: 10.1002/art.24646 http://onlinelibrary.wiley.com/doi/10.1002/art.24646/full#fig1.

Grade 0 = no flow in the synovium

Grade 1 = 1~3개 이내의 혈관 신호가 감지

Grade 2 = 활액낭 면적의 50% 미만에서 혈관 신호가 감지

Grade 3 = 활액낭 면적의 50% 이상에서 혈관 신호가 감지

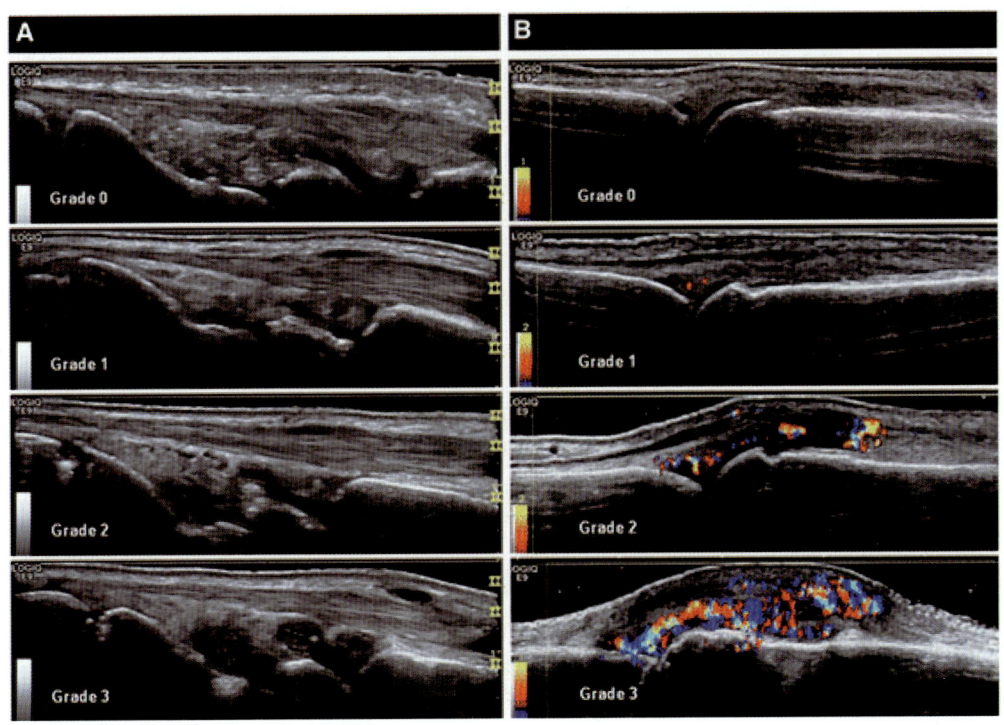

그림 1.36 Semiquantitative ultrasound score in B-mode at the wrist joint in the central dorsal longitudinal position (A) and color Doppler semiquantitative ultrasound at the metacarpophalangeal (MCP) joints in the dorsal longitudinal position (B). Cut off for positive musculoskeletal ultrasound finding was Grade one in both B-mode and color Doppler ultrasound in this study.[43]

6-4-6 조기 류마티스관절염의 진단

Bone erosion

류마티스관절염에서 발생하는 골미란의 초음파 소견은 관절 내부 골표면의 불연속성이며, 이는 두 개의 수직면에서 모두 관찰되어야 한다.

---

43) https://arthritis-research.biomedcentral.com/articles/10.1186/s13075-014-0448-6.

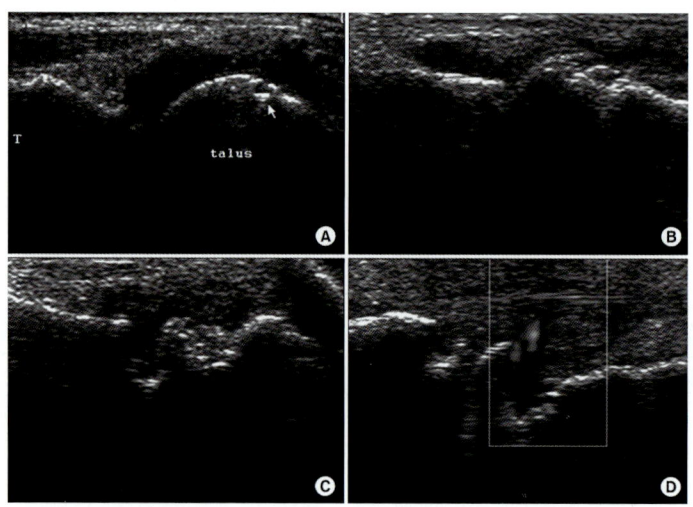

그림 1.37 Ultrasonographic findings of bone erosion. (A) Small erosion in the talus, (B) irregular and moderate-sized erosions of the metacarpal head, (C) large and deep erosion of the metacarpal head, and (D) inflammatory pannus with increased vascularity on power Doppler ultrasound in the metatarsal joint.

골미란의 내부에 고음영의 조직이나 도플러상 혈관 신호가 증가된 조직이 보이는 경우는 증식성, 혈관성 파누스가 존재함을 시사한다.

류마티스관절염의 골미란의 등급을 평가하는 방법이 표준화되어 있지 않으나, 한 연구에서는 Grade 0 = 균질한 골표면, Grade 1 = 두 면에서 보았을 때 소실을 형성하지 않은 불균질한 골표면, Grade 2 = 두 면에서 보았을 때 골표면의 소실이 보이는 경우, Grade 3 = 광범위한 골파괴를 동반한 골소실로 분류하였다.

류마티스관절염에서 골미란의 등급[44]

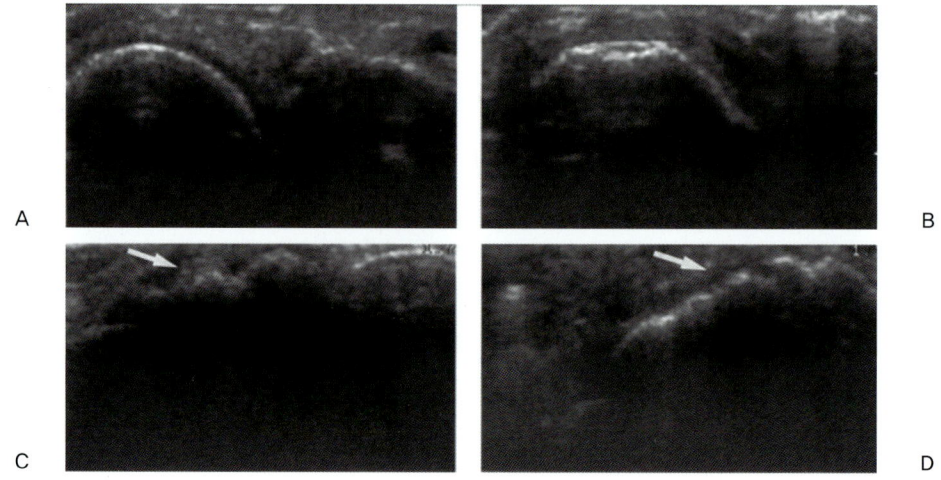

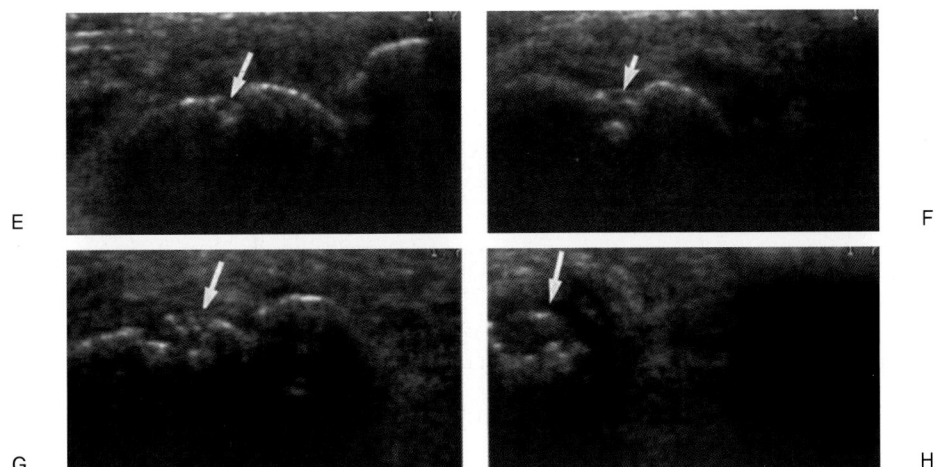

그림 1.38 Bone changes scored with ultrasonography, with each joint visualized in 2 planes (longitudinal and transverse). A and B, Grade 0 = regular bone surface; C and D, Grade 1 = irregularity of the bone surface without formation of a defect seen in 2 planes (arrow); E and F, Grade 2 = formation of a defect in the surface of the bone seen in 2 planes (arrow); G and H, Grade 3 = bone defect creating extensive bone destruction (arrow).

Grade 0 = 골표면이 균일함.

Grade 1 = 두 수직면에서 결함이 있는 것은 아니지만 골표면이 불규칙함.

Grade 2 = 두 수직면에서 결함이 있다.

Grade 3 = 광범위한 골파괴를 동반한 결함이 있다.

조기 류마티스관절염의 진단

연골의 변화

류마티스관절염에서 연골의 두께가 부분적 또는 전체적으로 얇아지고, 주변과의 경계가 불분명해지는 소견을 보이며, MCP와 PIP 관절의 연골 두께가 질병이 조절되지 않았던 기간과 반비례한다는 연구 결과가 있다.

---

44) Szkudlarek M, Court-Payen M, Jacobsen S, Klarlund M, Thomsen HS, Østergaard M. Interobserver agreement in ultrasonography of the finger and toe joints in rheumatoid arthritis. Arthritis Rheum 2003;48:955-962.

조기 류마티스관절염의 진단

힘줄의 변화-Tynosynovitis

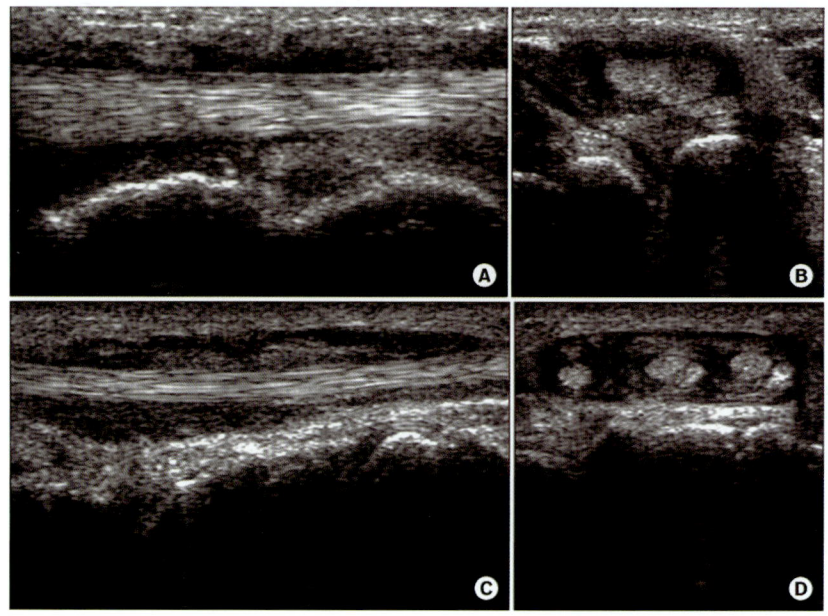

그림 1.39   Ultrasonographic findings of tenosynovitis. (A, B) Anechoic fluid accumulation in the sheath of posterior tibial tendon (longitudinal and transverse scans). (C, D) Hyperechoic synovial proliferation in the sheath of the extensor digitorum tendons (longitudinal and transverse scans).

힘줄윤활막염(tenosynovitis)은 조기 류마티스관절염에서 흔하게 발생하며, 분류되지 않은 염증성관절염에서 항CCP 항체와 더불어 류마티스관절염으로의 진행을 시사하는 조기 표지자이기 때문에 중요한 병변이다.

초음파 소견은 힘줄윤활막내 액체의 저류가 존재하거나 저음영 또는 무음영의 두꺼운 조직이 존재하는 것이며, 이는 두 수직면에서 관찰되고 도플러상 혈관음영이 보일 수 있다. 힘줄 자체의 염증이 동반되기도 하는데 초음파상 힘줄의 경계가 불분명해지면서 힘줄내 저음영 부위가 존재하여 불균질한 음영을 보이게 된다.

Scoring of tenosynovitis[45]

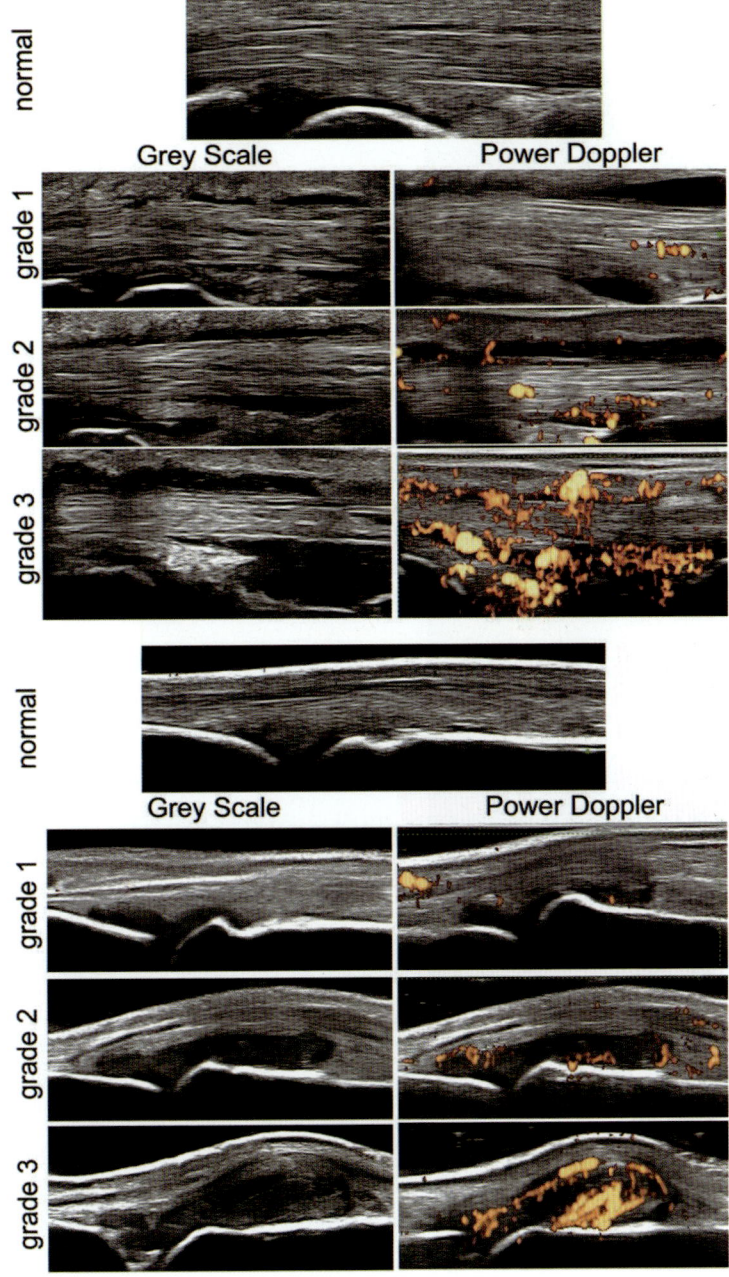

---

45) Scoring of tenosynovitis (panel A: finger flexor at the MCP joint) and synovitis (panel B: dorsal aspect of the MCP joint). Images provided by Georgios Filippou. http://rheumatology.oxfordjournals.org/content/55/10/1826.full

Tenosynovitis[46]

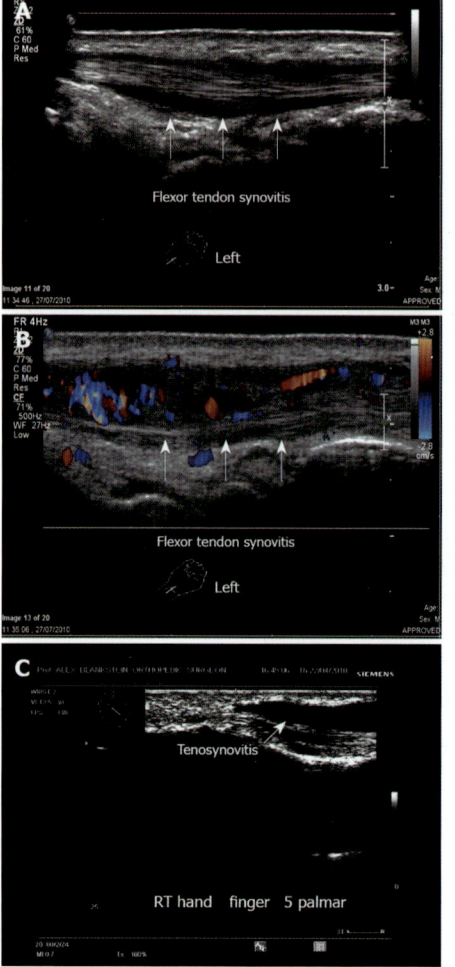

A : Left hand flexor tendon synovitis. Tendon 주위에 fluid가 있는 것을 주목한다. Tear는 관찰되지 않는다.

B : Left hand flexor tendon synovitis. hyper-vascularity와 함께 vascular inflammation signs을 관찰한다.

C: Flexor tendon synovitis, right hand mid-phalanx.
Tendon 주위에 고인 large amount of clear fluid를 주목한다.

Rheumatoid Arthritis에서 hand 초음파

Rheumatoid arthritis는 chronic synovitis의 결과로 synovium hypertrophy와 hyperplasia (panus)를 초래하며, articular cartilage의 progressive thinning과 subchondral bone의 노출을 초래한다.

질병의 초기에는 cartilage가 어느 정도 두께를 유지하고 있지만, pannus에 의해서 marginal bone erosion이 발생한다. Joint 외측의 capsule insertion area 근처에 cartilage로 덮이지 않은 bare area에 bone erosion이 발생한다.

---

46) Alexander Blankstein. Ultrasound in the diagnosis of clinical orthopedics: The orthopedic stethoscope. World J Orthop. Feb 18, 2011; 2(2): 13-24.

Joint capsule과 ligament structure가 panus의 destructive action에 의해 약해진다.

오래된 병변으로 진행되면 joint가 완전히 망가져 전형적인 finger deformity를 유발한다. 이에는 Swan-neck flexion deformity, buntonniere deformity 등이 있다.

Rheumatoid arthritis에서의 hand 변화는 symmetric & bilateral하며, 2nd & 3rd metacarpophalageal joint와 proximal interphalangeal joint가 가장 흔히 침범된다.

특징적으로 Distal interphalangeal joint는 이환되지 않는다.

Synovial hyperplasia는 rheumatoid arthritis의 특징적인 소견이다. 이를 초음파에서 보면 synovium이 hypoechoic한 해초잎 모양의 돌기로 보이고, metacarpophalangeal joint와 interphalangeal joint의 joint cavity의 일부 또는 전부를 채우고 있다.

6-4-7 German US7 점수[47]

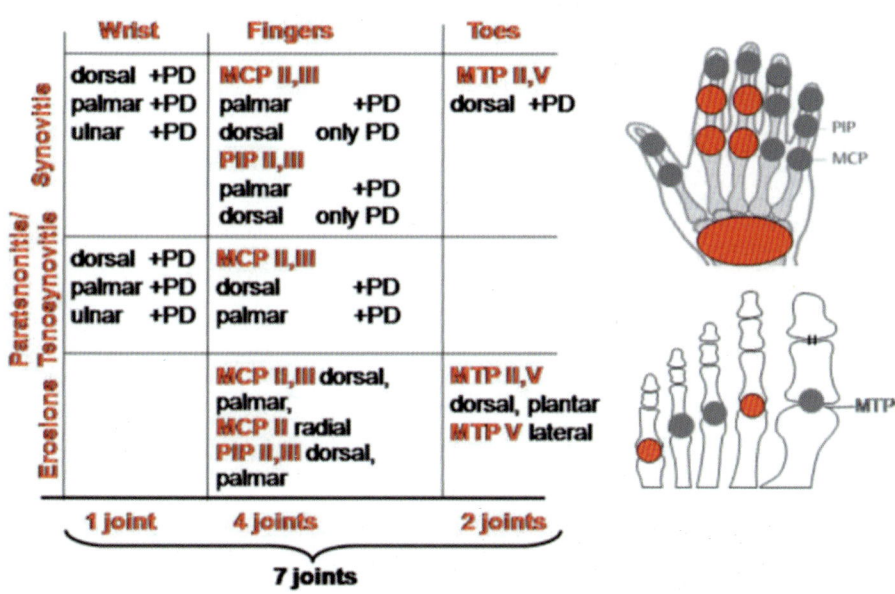

그림 1.40 Gray-scale ultrasound (US) and power Doppler (PD) US performed for synovitis, tenosynovitis/paratenonitis, and erosions from the dorsal, palmar, and ulnar aspects of the wrist, metacarpophalangeal (MCP), proximal interphalangeal (PIP), and metatarsophalangeal (MTP) joints.

---

47) http://onlinelibrary.wiley.com/doi/10.1002/art.24646/full

RA의 새로운 초음파적 평가 방법으로 2009년 독일에서 발표한 German US7 점수가 주목받고 있다.

7개 관절을 평가하며, 골미란뿐만 아니라 활액막염과 건초염까지 점수에 반영되어 있어 앞서 설명한 RA의 4가지 특징을 고루 반영한다는 장점이 있기 때문이다.

수부는 손목을 비롯해 2번째와 3번째 손가락의 MCP (metacarpophalangeal)와 PIP (proximal interphalangeal) 관절, 족부는 2번째와 5번째 발가락의 MTP (metatarso-phalangeal) 관절, 총 7개 관절을 평가하며, 관절 별로 정해진 부위에 탐촉자를 위치하여 관찰 후 점수를 부여한다.

Modified US7 score in the assessment of synovitis in early rheumatoid arthritis[48]

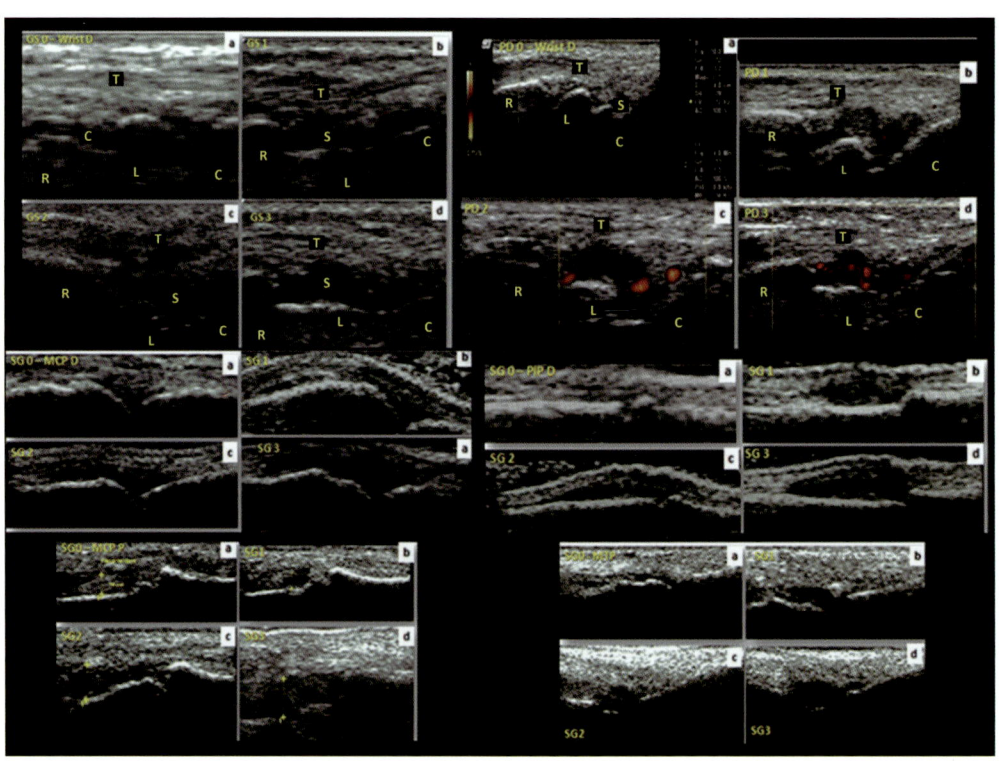

그림 1.41 Synovitis identified by grayscale (GS) ultrasound and power Doppler (PD) ultrasound. a = Grade 0; b = Grade 1; c = Grade 2; d = Grade 3. T: tendon; S: synovitis; R: radius; L: lunate; C: capitate bone; c: cartilage; D: dorsal; P: palmar

---

48) http://www.scielo.br/scielo.php?pid=S0482-50042014000400287&script=sci_arttext&tlng=en

류마티스관절염의 초음파-Synovitis[49]

Head of metatarsal bone(met), Proximal phalanx(fp)에서 scan.

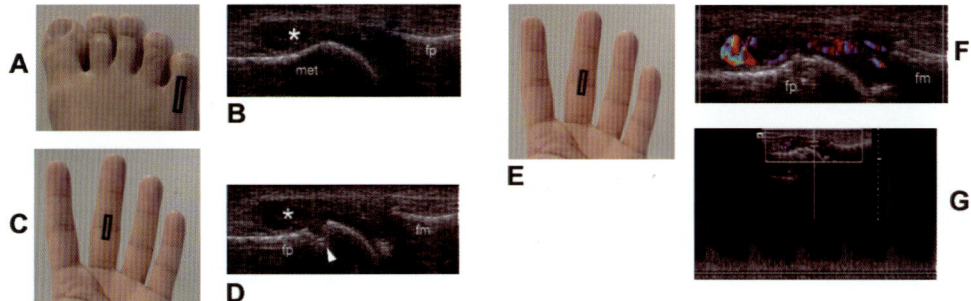

그림 1.42 Ultrasonographic manifestations of rheumatoid arthritis. (A) Positioning of the transducer. (B) Corresponding image demons-trating the head of the metatarsal bone (met), the base of the proximal phalanx (fp) and typical proliferative synovitis (*), Grade 2/3, affecting the metatarsophalangeal joint of the fifth toe. Synovitis is the earliest ultrasonographic change that can be demonstrated in individuals with rheumatoid arthritis, being a strong predictor of erosion. (C) Positioning of the transducer. (D) Corresponding image of the proximal interphalangeal joint, demonstrating the head of the proximal phalanx (fp), the base of the middle phalanx (fm) and typical proliferative synovitis (*), Grade 2/3, and a small bone erosion (arrow head). (E) Positioning of the transducer. (F) Corresponding image of the proximal interphalangeal joint, showing flow inside the synovium, indicating disease activity. (G) Corresponding spectral analysis demonstrating anteroGrade diastolic synovial flow. The spectral analysis of synovial flow helps to differentiate the active acute phase, which has low resistance index, from the active chronic phase, which has high resistance index.5-8 The appropriate adjustment of the equipment should prioritize the search for low velocity flow, with reduced wall filter, reduced frequency of pulse repetition (around 800 Hz) and color gain at high levels. Care should be taken not to excessively compress the transducer against the epidermal surface, whose small vessels can collapse, temporarily interrupting flow.41

Synovitis (synovial proliferation)은 류마티스관절염에서 the earliest sonographic change로 erosion의 가장 강력한 predictor이다.

도플러 image로 synovial flow를 검사하여 병기와 치료에 대한 순응도를 평가할 수 있다. Increased blood flow는 active phase of disease가 진행 중이라는 것을 의미한다.

---

49) Arend et al. Ultrasonography in rheumatoid arthritis: what rheumatologists should know. Rev Bras Reumatol 2013;53(1):88-100.

Joint Effusion과 Synovitis의 구분[50]

Proliferative synovitis와 exudative synovitis (joint effusion)의 흑백 초음파로의 구분 방법으로 가장 잘 쓰이는 방법은 압박을 가해보는 것이다(synovial fluid compressibility (그림 1.43 D, E and F). 압박을 가해 fluid content가 흩어지면 synovial prliferation보다는 effusion으로 본다.

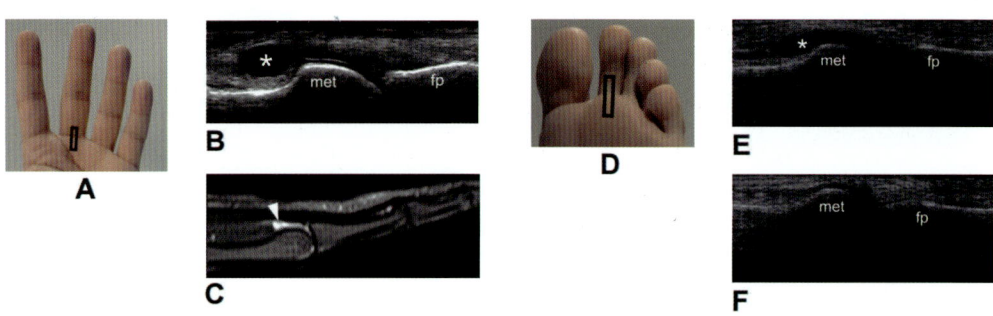

그림 1.43 Differentiation between joint effusion and synovitis. (A) Positioning of the transducer. (B) Corresponding image demonstrating the head of the metacarpal bone (met), base of the proximal phalanx (fp) and distension of the articular capsule by anechoic fl uid (*). (C) Magnetic resonance imaging, sagittal plane, STIR-weighted image, confi rming joint effusion (arrow head). (D) Positioning of the transducer. (E) Corresponding image at the level of the metatarsophalangeal joint, demonstrating the head of the metatarsal bone (met), base of the proximal phalanx (fp) and distension of the articular capsule by hypoechoic material (*), compatible with Grade 2 synovitis or effusion. (F) Compressive study, showing the wide compressibility of the fi nding (arrow head), because of its fl uid content, indicating effusion rather than synovial proliferation

---

50) Arend et al. Ultrasonography in rheumatoid arthritis: what rheumatologists should know. Rev Bras Reumatol 2013;53(1):88-100

류마티스관절염에서 손목과 발가락의 synovitis lesion 초음파

Synovitis of the distal radioulnar joint는 ulnar styloid process와 이어지는 구조물들에 침범하고 RA의 특징적인 병변 소견이고, 이 변화는 대부분 bilateral로 침범한다(figure A & B).

Dorsal face of the intercarpal joints에서도 synovitis 병변은 특징적으로 온다. Synovitis는 또한 synovial sheaths도 침범한다.

Long flxor of the thumb (Figure E and F), extensor carpi ulnaris, and flexor carpi radialis (Figure G and H)와 같은 trauma 또는 과사용에 의해 흔히 침범되지 않은 tendon의 synovitis 가 양측으로 존재하면 RA와 같은 systemic inflammatory arthropathy를 고려해야 한다. 가장 흔히 침범되는 sheath는 extensor tendons of the second and third fingers이다.

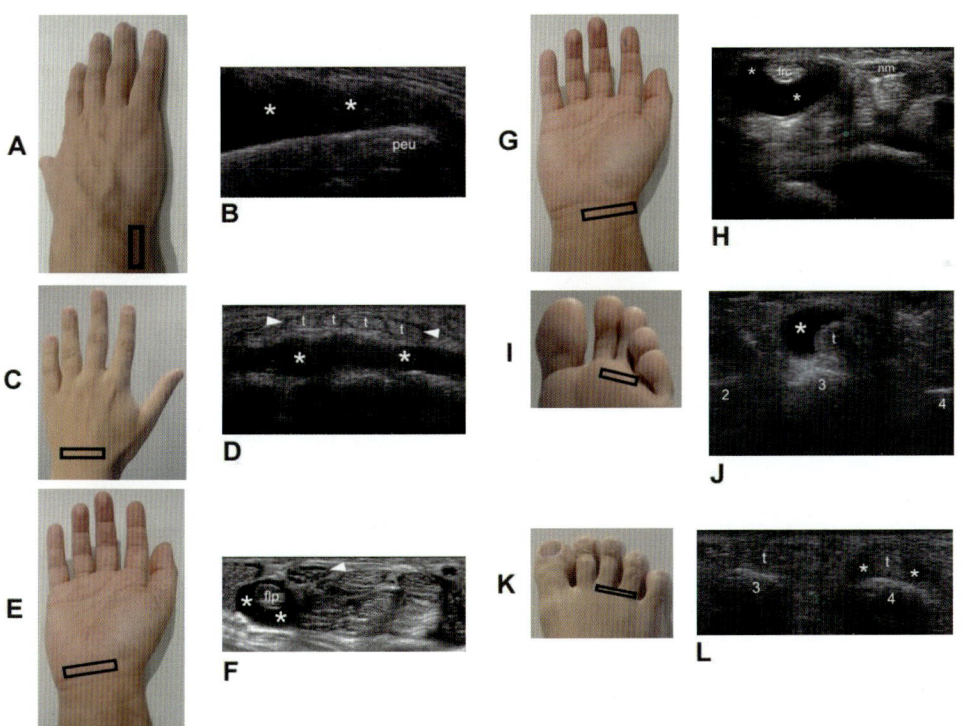

> 진료차트 작성 노하우

류마티스관절염에서 Bone erosion의 초음파검사

Bone Erosions은 RA 병변 발생 첫 2년 동안에 진행된다(심한 경우에는 첫 6개월간 진행된다). Bone Erosion이 발생되는 곳은 ulnar styloid process, capitate bone, pyramidal bones, semilunarbones, radial face of the second and third metacarpophalangeal joints, head of metacarpal bones이다.

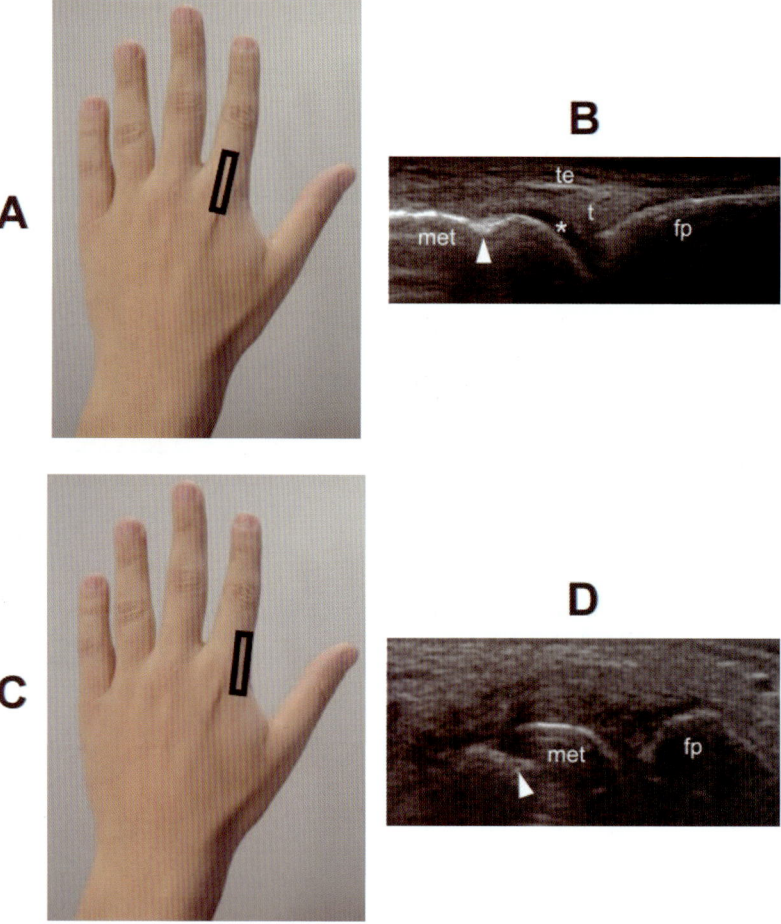

07 근골격계 질환 환자들에게 시행해야 할 혈액검사

Know-How To Create Medical Record

통증 혈액검사 묶음

7.1 모든 혈액검사의 기본인 CBC

CBC검사는 Hemoglobin, hematocrit, WBC count, RBC count, Platelet count로 구성되는 혈액검사의 기본이다.

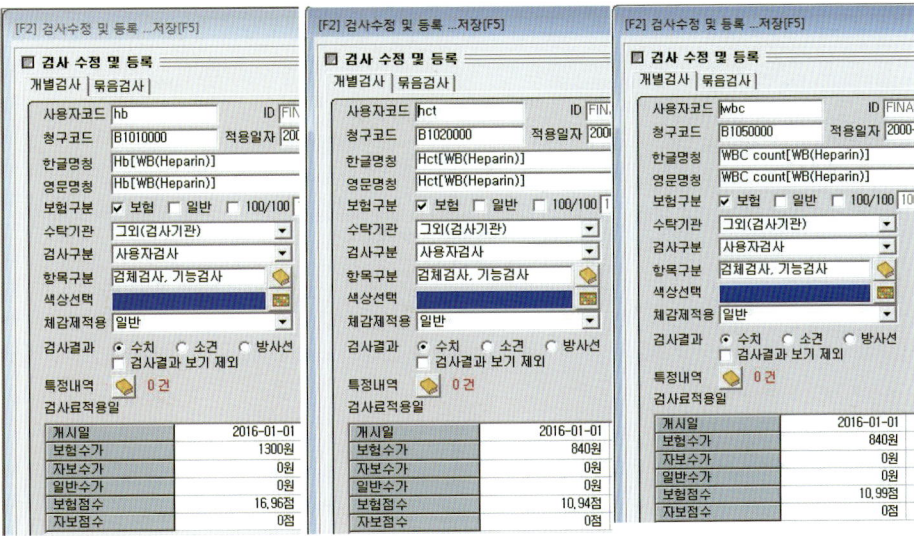

> 진료차트 작성 노하우

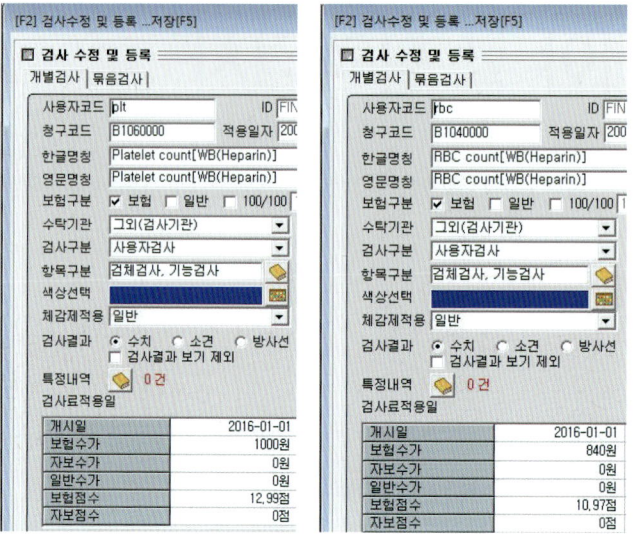

CBC의 기초 자료 등록은 Hb, Hct, RBC, WBC, PLT를 각각 등록한 후 묶음검사로 만들어 등록하면 빠짐 없이 등록과 처방이 가능하다.

7.2 C2241/C2243 C-반응성 단백질(C-Reactive Protein) CRP 검사

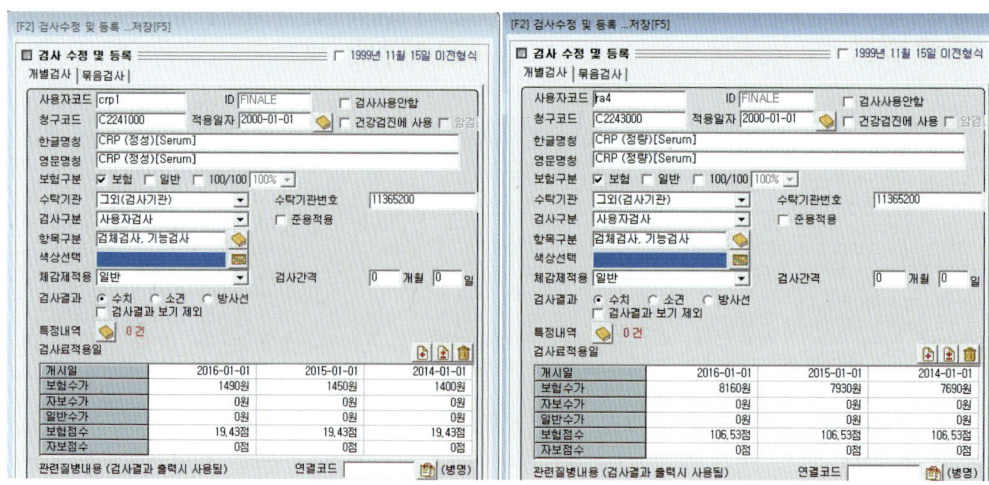

CRP는 가장 대표적인 APR로 현재는 APR 중 가장 많이 사용되고 있는 검사이다. 이러한 CRP는 주로 간에서 합성되며, 단위는 보통 mg/dL를 사용하지만, 최근에 많이 활용되고 있

는 고민감도 CRP (high-sensitivity CRP)의 경우는 mg/L를 사용하기도 한다. CRP의 정상 참고 범위는 검사기관에 따라 차이가 있을 수 있으나 일반적으로 0~1 mg/dL이 CRP의 정상 참고 범위이다.

CRP는 ESR에 비하여 염증 이외의 다른 요소에 영향을 덜 받고 조직손상 4~6시간 이후에 다른 급성반응단백보다 빨리 증가하고, 반감기가 18시간에 불과하여 치료 후 염증이 조절되면 급격하게 떨어지며, 특히 염증을 평가하는데 유용하게 사용된다.

CRP는 류마티스관절염의 질병 활성도와 연관이 있어서 침범 관절의 개수와 함께 질병 활성도 평가를 위한 복합 지표의 일부로 사용된다.

7.3 C4901 RA factor 정성/C4902 RA factor 정량

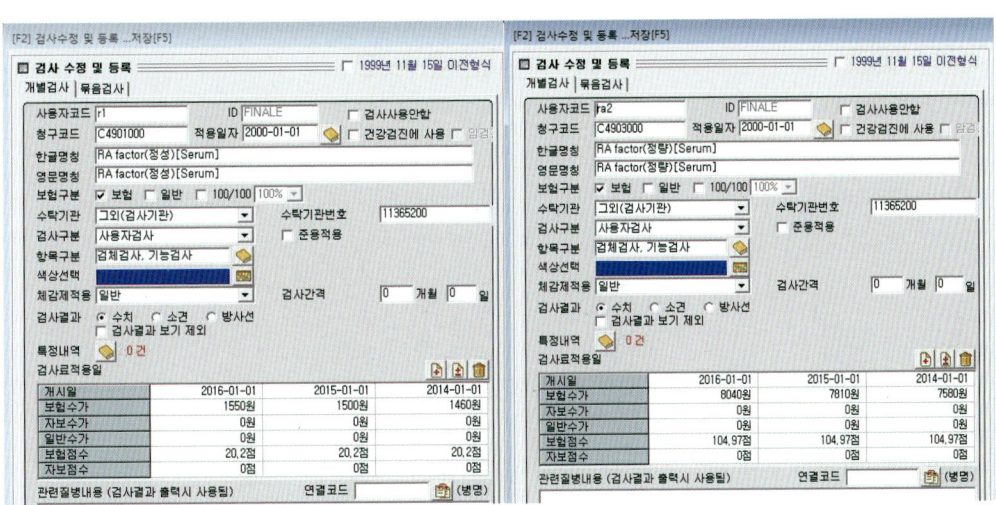

류마티스인자는 면역글로불린 G의 Fc 부분에 대한 자가항체로 주로 면역글로불린 M을 측정한다. 류마티스인자는 류마티스관절염 이외에 다양한 만성염증 상태에서 만들어질 수 있어서 민감도의 특이도는 낮다. 정상인의 5~40%에서 양성으로 나타날 수 있고, 나이가 들면 증가한다. 류마티스인자의 류마티스관절염 진단의 민감도는 50~80%, 특이도는 85~90%로 알려져 있다.

류마티스관절염 환자의 20% 정도에서 RA factor 음성이고, 류마티스인자 양성인 환자의 10%만이 류마티스관절염으로 진단되므로 RA factor만으로 류마티스관절염을 진단할 수는 없다.

류마티스인자가 고역가를 보이면 특이도가 상승하고, 유용한 검사로 이용된다.

표 1.11 류마티스인자가 양성을 나타내는 질환들

질환	빈도(%)
류마티스질환	
류마티스관절염	50~90
쇼그렌증후군	75~95
한랭글로불린혈증	40~100
전신홍반루푸스	15~35
전신경화증	20~30
염증근염	5~10
혼합결합조직병	50~60
나이(<70세)	10~25
감염	
세균심내막염	25~50
결핵	8~13
매독	8~13
기생충감염	20~90
바이러스감염	15~65
폐질환	
사르코이드증	3~33
간질폐질환	10~50
규폐증	30~50
기타 질환	
일차쓸개관간경화증	45~70
암	5~25

출처 : 대한류마티스학회. 류마티스학. 군자출판사

7.4 C3780 Uric Acid

통풍을 확진하려면 관절액을 채취하여 MSU 결절을 증명하는 것이 가장 중요하지만, 혈액검사와 영상검사로 통풍을 추정할 수도 있다.

혈청 uric acid 농도가 7.0 mg/dL를 넘으면 고요산혈증으로 진단되며, 여러 번의 검사에서 고요산혈증이 지속되면 통풍의 가능성이 증가한다.

통풍 환자들에서는 고중성지질혈증이나 당뇨병 등이 동반되는 경우가 많으므로 공복 시 혈청중성지방이나 혈당을 측정하여야 하고, BUN/Cr와 소변검사를 측정하여 만성신장질환을 스크리닝해야 한다.

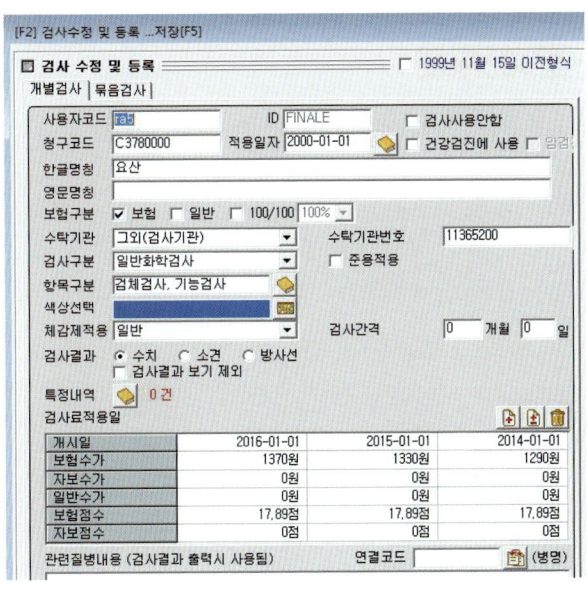

7.5 C4911항핵검사 일반/C4912OO6항핵검사 정밀

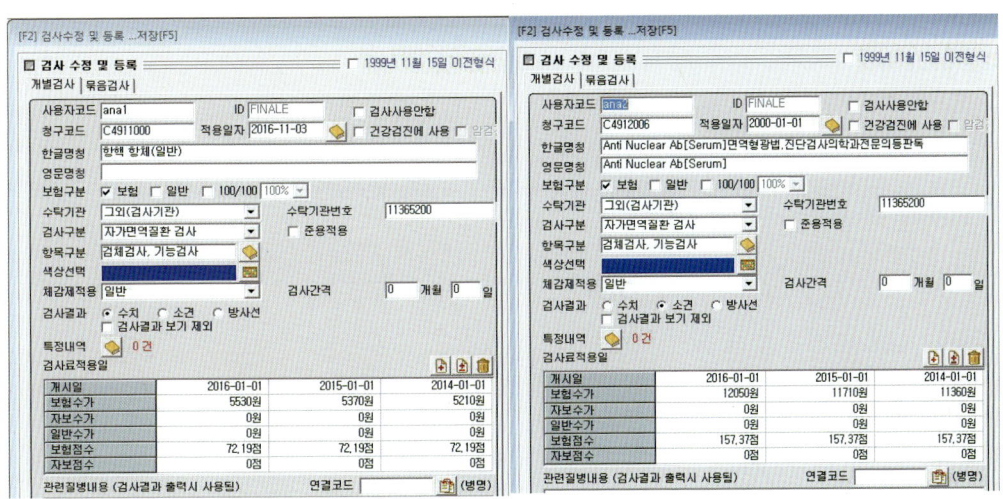

C4911 & C4912006 항핵검사(Anti Nuclear Ab)

전신 자가면역질환은 장기 비특이성으로 거의 모든 세포에 존재하는 항원에 대한 자가항체가 존재하게 되고, anti nuclear Ab는 여러 nuclear antigen에 대하여 나타는 항체로 여러 자가면역질환의 선별검사로 유용하게 사용된다.

ANA는 거의 모든 SLE 환자들에서 양성으로 나타난다(민감도 93~95%). 특이도 57% 건강한 성인에서도 30%는 양성으로 나올 수 있어서 위양성의 가능성도 생각해야 한다.

표 1.12 항핵항체와 관련된 류마티스질환

항원	연관질환
Homogeneous,	
diffuse DNA-histone 복합체(뉴클레오솜)	전신홍반루푸스(60%)
	약물유발루푸스(95%)
Peripheral rim	
dsDNA	전신홍반루푸스(50%)
Speckled	
RNA polymerase type II, III	전신경화증
RNP	혼합결합조직병(>95%)
Scl-70	전신경화증(15~70%)
Sm	전신홍반루푸스(25~30%)
SS-A/Ro	쇼그렌증후군(8~70%)
	전신홍반루푸스(35~40%)
SS-B/La	쇼그렌증후군(14~60%)
	전신홍반루푸스(15%)
Nucleoar	
Nucleoar RNA, RNA polymerase	전신경화증(4%)
Pm-Scl	다발근염
Centromere	
CENP	제한 전신경화증(80%)

7.6 CZ432 항CCP Ab

Anti-cyclic citrullinated peptide antibody (Anti-CCP Ab)

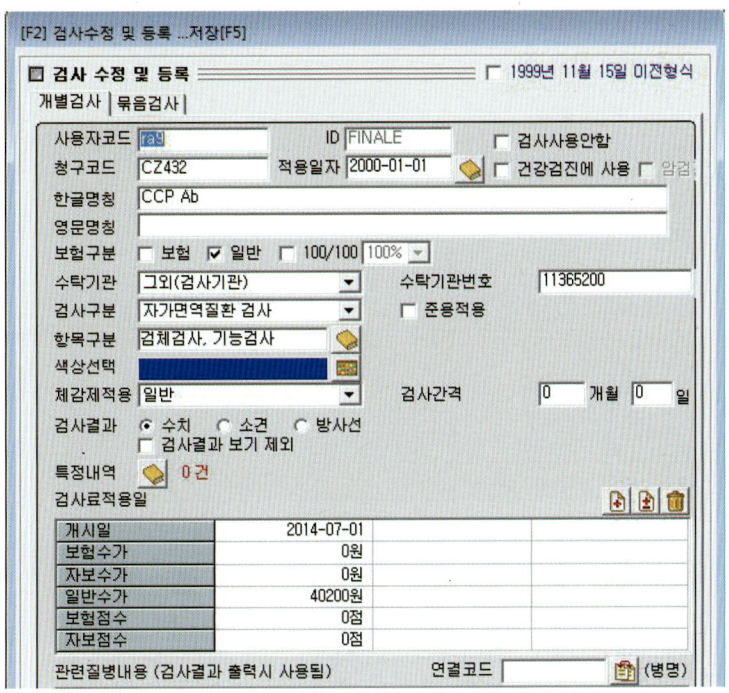

RA factor에 비하여 높은 특이도. 관절손상의 나쁜 예후인자.

7.7 CY917006 HLA B27 검사

척추관절병증(Spondylarthritides, SpA) 병변들은 공통적으로 HLA-B27 유전자 변성과 연관이 있다. 특히 Ankylosing spondylitis와 연관이 크다. 강직성척추염 환자의 90% 이상에서 양성으로 발견된다.

> 진료차트 작성 노하우

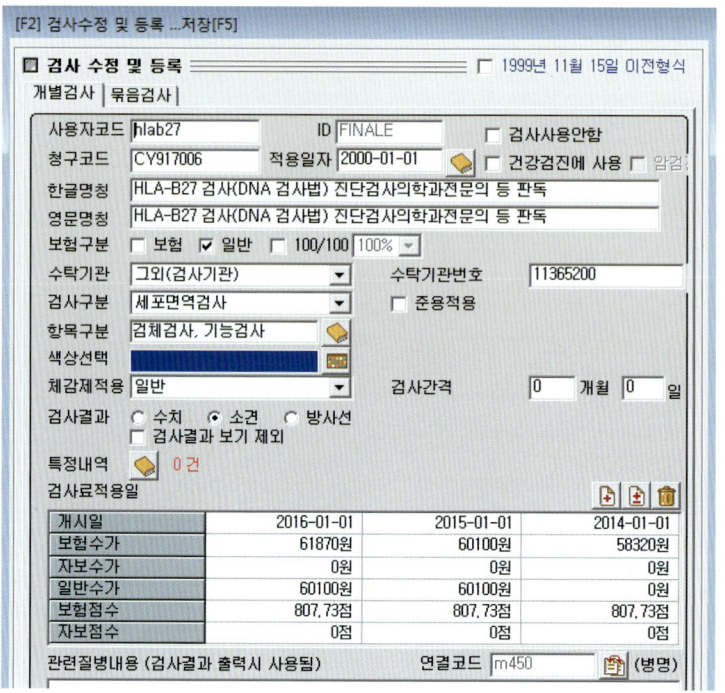

7.8 C2520 Ferritin(훼리틴) 검사

C2520 Ferritin검사는 건강보험심사평가원 상대가치점수 조회에서 적응증은 다음으로 되어 있다.

- Hemochromatosis
- Acute phase reactant
- IDA diagnosis
- Tumor marker

근골격계 질환에서 Ferritin 검사의 적응증은 상기 적응증 중에서 2. Acute phase reactant가 건강보험 적응증으로 의의가 있을 것이다. 대한민국 심사평가원에서는 비록 교과서에 등재되어 있고, 의학적으로 타당하더라도 공식적으로 등재되지 않은 적응증에는 수가를 인정하지 않는 경향이 다수 있다는 점을 검사를 처방할 때 심사숙고해야 한다.

특히 Ferritin 검사는 하지불안증 진단 과정에서 필요하지만, 심사조정된 사례도 건강보험 심사평가원 공개심의 사례에 있다.

"기타 명시된 추체외로 및 운동장애" 상병에 나252주 훼리틴-핵의학적 방법을 실시한 건으로, 하지불안증의 원인으로 low ferritin level이 관여한다는 교과서 내용을 고려한다면 훼리틴검사는 시행 가능하지만 제출된 진료기록부 검토 결과 '수면 중 다리불편'이라는 환자 증상만으로는 "기타 명시된 추체외로 및 운동장애" 상병을 뒷받침하기에 미비하다고 판단되므로 나252주 훼리틴-핵의학적 방법은 인정하지 아니한다.

따라서 하지불안증 상병에 Ferritin검사를 수행하려면 더 철저하고 세심한 이학적 검진 소견을 기록하는 습관이 필요할 것으로 사료된다.

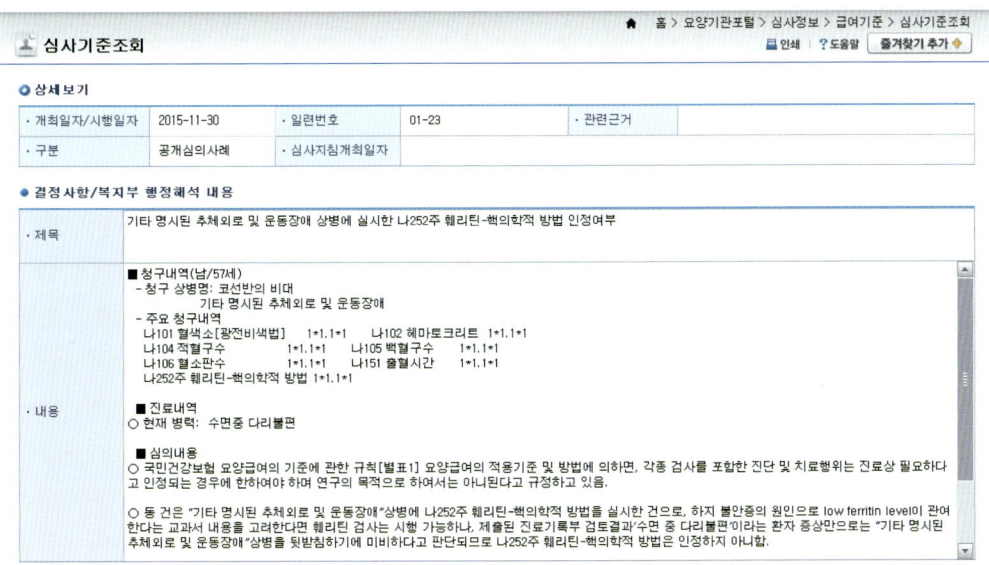

본원에서는 기초 자료 등록을 할 때 JX999에 다음과 같이 상세한 내용을 적어서 등록하고 있다.

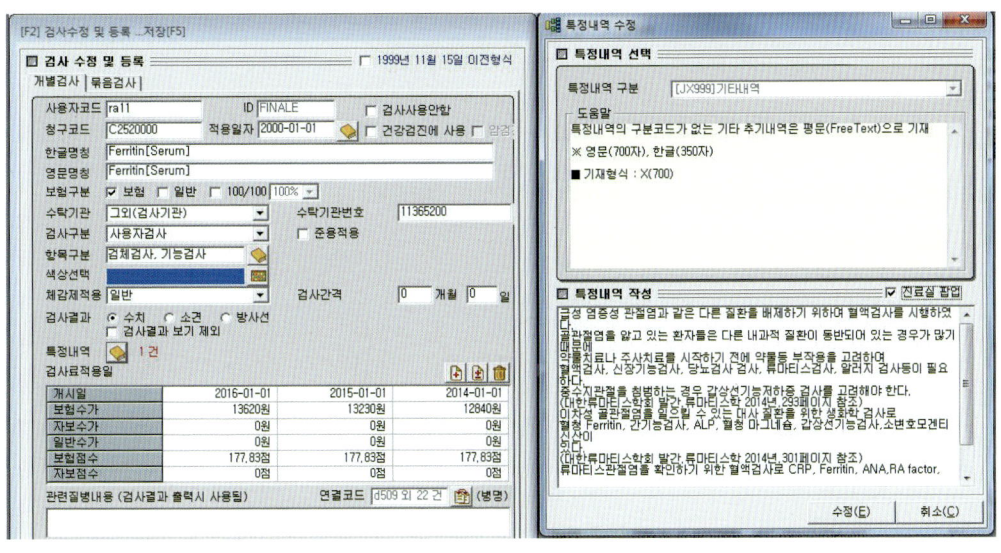

7.9 비타민 D검사

고시 제2007-85호(행위)에 비타민 D검사의 인정 기준이 있다. 너153 기타 비타민검사 중 비타민 D (D2, D3 및 total D) 검사의 급여 기준은 다음과 같이 한다.

- 다 음 -

가. 적응증

① 비타민 D 흡수장애를 유발할 수 있는 위장질환 및 흡수장애질환

② 항경련제(Phenytoin이나 Phenobarbital 등) 또는 결핵 약제를 투여받는 환자

③ 간부전, 간경변증

④ 만성신장병

⑤ 악성종양

⑥ 구루병

⑦ 이차성 골다공증의 원인 감별이 필요한 경우

⑧ <u>골다공증 진단 후 약물치료 시작 전 1회, 비타민 D 투여 3~6개월 후 약제 효과 판정을 위해 실시 시 1회 인정함을 원칙으로 하되, 이후 추적검사는 연 2회까지 인정</u>

⑨ 체표면적 40% 이상의 화상

나. 기타

① 비타민 D (D2, D3 및 total D) 검사는 1종만 인정한다.

② 선별검사로 HPLC법(너153주1)은 인정하지 아니한다.

(2016.11.1.시행)

이 고시 기준에 의하여 비타민 D검사는 건강보험으로 청구하여야 하고, 건강검진 목적을 제외하고는 환자에게 비급여로 검사비를 받아서는 안 된다.

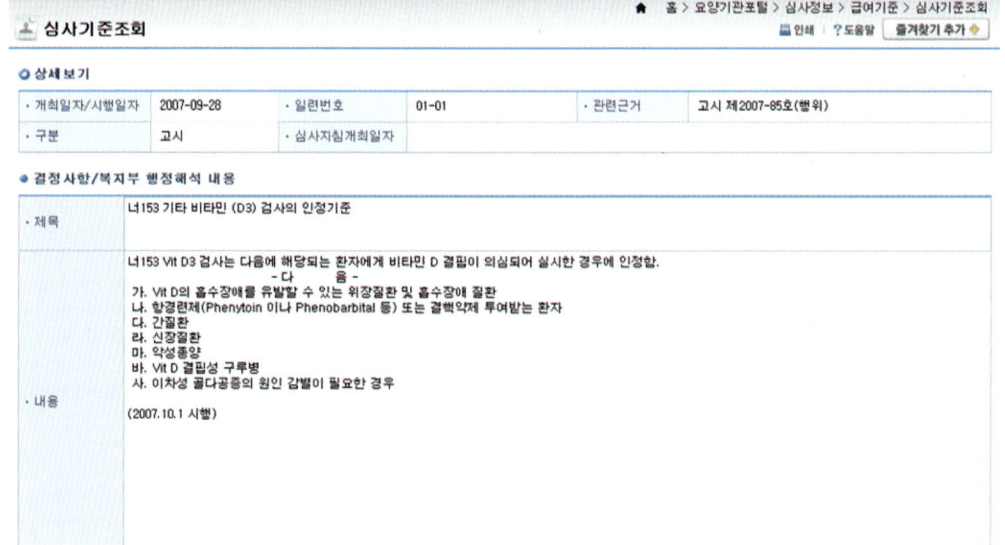

비타민 D검사를 기초 자료에 등록할 때는 고시 제2007-85호(행위)를 참조하여 특정 내역에 비타민 D검사를 JX999에 다음과 같이 기재하였다.

"고시 제2007-85에 근거하여 이차성골다공증의 원인 감별, 비타민 D의 흡수장애를 유발할 수 있는 위장질환 및 흡수장애질환, 간질환, 신장질환, 악성종양 등 비타민 D결핍이 의심되어 시행함"

정당성과 적법성을 주장하는 것이 좋다.

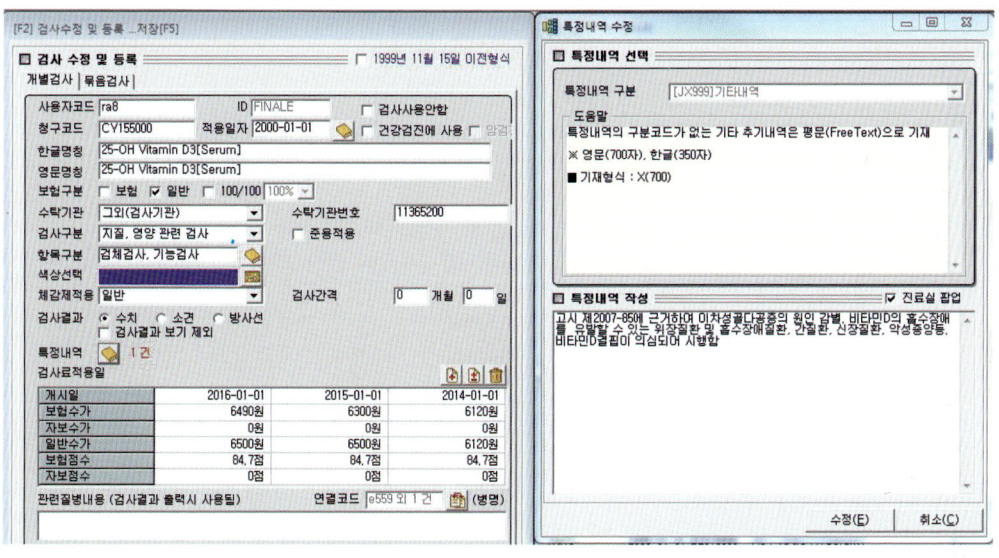

비타민 D검사를 기초 자료에 등록할 때는 고시 제2007-85호(행위)를 참조하여 그 병명을 아래와 같은 병명에서 적절하게 찾아 함께 등록하는 것도 좋다.

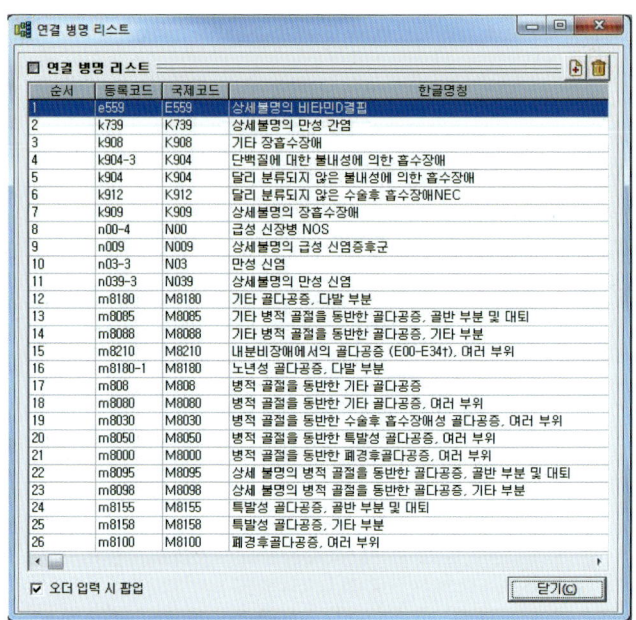

건강검진 목적으로 시행한 비타민 D 혈액검사는?

건강검진 목적으로 시행한 혈중 비타민검사

| 작성자 | 닥터조제통외과의원 | 작성일 | 2016-11-07 | 조회수 | 8 |

비타민 D 부족 상태에 대한 명확한 임상 증세나 검사결과 없이 건강검진 목적으로 시행한 혈중 비타민수치검사, 예를 들어 비타민 C (C2533), 비타민 D검사(CY155)와 같은 검사들은 비급여로 시행하여야 하는 것인지, 건강보험 급여로 시행하여야 하는 것인지에 대하여 명확한 유권해석을 부탁드립니다.

| 첨부파일 | 첨부파일이 없습니다. |

| 처리상태 | |

답변내용				
담당자	본원 의료행위기준부 김정희 02-2149-4622		처리일	2016-11-10
내용	1. 건강보험심사평가원 홈페이지를 이용해 주셔서 감사합니다. 2. 「국민건강보험법」 제41조(요양급여)에서는 요양급여의 기준을 정함에 있어 업무 또는 일상생활에 지장이 없는 질환이나 그 밖에 보건복지부령이 정하는 사항은 요양급여 대상에서 제외한다고 명시하고 있습니다. 3. 이에, 「국민건강보험 요양급여의 기준에 관한 규칙」 [별표2] 비급여 대상 제3호 가목에 의거 본인의 희망에 의한 건강검진(건강보험법 제52조의 규정에 의하여 공단이 가입자 등에게 실시하는 건강검진 제외)은 예방진료로서 질병·부상의 진료를 직접 목적으로 하지 아니하는 경우에 실시 또는 사용되는 행위·약제 및 치료 재료에 해당되어 비급여토록 규정하고 있음을 알려드리오니 업무에 참고하시기 바랍니다. 4. 다만, 본인의 희망에 의한 건강검진(비급여) 결과에 이상이 있어 단계적 정밀검사나 치료가 필요한 경우 그때부터 요양급여로 적용됨을 알려드립니다. 감사합니다. 끝.			

건강보험심사평가원의 답변을 해석해봅시다.

① 본인의 희망에 의한 건강검진(건강보험법 제52조의 규정에 의하여 공단이 가입자 등에게 실시하는 건강검진 제외)은 예방진료로서 질병·부상의 진료를 직접 목적으로 하지 아니하는 경우에 실시 또는 사용되는 행위·약제 및 치료 재료에 해당되어 비급여토록 규정하고 있음을 알려드리오니 업무에 참고하시기 바랍니다.

② 다만, 본인의 희망에 의한 건강검진(비급여) 결과에 이상이 있어 단계적 정밀검사나 치료가 필요한 경우에는 그때부터 요양급여로 적용됨을 알려드립니다

즉 건강검진 목적으로 실시한 혈액검사는 비급여, 이 검사 결과에서 이상 소견이 발견되면 그 때부터 시행되는 검사 또는 치료는 질병치료 목적이므로 요양급여 대상이 됩니다.

그럼 비타민 D 추적검사는 요양급여 대상일까요?

CY155 비타민 D추적검사

작성자	닥터조제통외과의원	작성일	2016-11-07	조회수	15

건강검진 목적으로 시행한 비타민 D검사에서 비타민 D부족증이 확인되어 비타민 D 주사를 시행한 환자에게 비타민 D 주사 3~6개월 후에는 혈중 비타민 D 수치를 점검해야 한다고 하는데, 이 경우에 시행한 혈중 비타민 D 수치검사(CY155)는 반드시 건강보험 적용 대상이 되는지, 아니면 최초에 건강검진 목적으로 시행한 것이므로 검사가 비급여 대상인지 명확한 유권해석을 부탁드립니다.

첨부파일	첨부파일이 없습니다.
처리상태	

답변내용

담당자	본원 의료행위기준부 김정희 02-2149-4622	처리일	2016-11-10

내용

1. 건강보험심사평가원 홈페이지를 이용해 주셔서 감사합니다.
2. 「국민건강보험법」 제41조에 의거 요양급여는 가입자 및 피부양자의 질병·부상·출산 등에 대하여 진찰·검사, 처치·수술 기타의 치료 등을 실시하는 것이며, 「국민건강보험요양급여의 기준에 관한 규칙」 [별표1] 요양급여의 적용기준 및 방법에 따르면 각종 검사를 포함한 진단 및 치료 행위는 진료상 필요하다고 인정되는 경우에 한하여야 한다고 정하고 있으며, 진료의 필요가 있다고 인정되는 경우에 의학적으로 인정되는 범위 안에서 최적의 방법으로 실시하여야 한다고 명시하고 있습니다.
3. 또한, 보건복지부 고시 제2016-204호(2016.11.1. 시행)에 의하면 너153 기타 비타민 검사 중 비타민 D (D2, D3 및 total D) 검사의 급여기준은 다음과 같이 정하고 있음을 알려드립니다.

- 다 음 -

가. 적응증
    1) 비타민 D 흡수장애를 유발할 수 있는 위장질환 및 흡수장애질환
    2) 항경련제(Phenytoin 이나 Phenobarbital 등) 또는 결핵 약제를 투여받는 환자
    3) 간부전, 간경변증
    4) 만성신장병
    5) 악성종양
    6) 구루병
    7) 이차성 골다공증의 원인 감별이 필요한 경우
    8) 골다공증 진단 후 약물치료 시작 전 1회, 비타민 D 투여 3~6개월 후 약제 효과 판정을 위해 실시 시 1회 인정함을 원칙으로 하되, 이후 추적검사는 연 2회까지 인정
    9) 체표면적 40% 이상의 화상

나. 기타
    1) 비타민 D (D2, D3 및 total D)검사는 1종만 인정
    2) 선별검사로 HPLC법(너153주1)은 인정하지 아니함.

4. 따라서, 상기 급여기준에 따라 비타민 D 투여 3~6개월 후 약제 효과 판정을 위해 진료 담당의사의 의학적 판단 하에 실시한 비타민 D 검사는 급여 대상에 해당됨을 알려드리오니 관련 업무에 참고하시기 바랍니다.

감사합니다. 끝.

따라서 상기 급여기준에 따라 비타민 D 투여 3~6개월 후 약제 효과 판정을 위해 진료 담당 의사의 의학적 판단 하에 실시한 비타민 D 검사는 급여 대상에 해당됨을 알려드리오니 관련 업무에 참고하시기 바랍니다.-라고 건강보험심사평가원에서 답변을 하였습니다.

정리하면 건강검진 목적으로 실시한 비타민 D 검사는 비급여이고, 이 건강검진 결과 비타민 D 결핍증이라는 질병이 발견되어, 비타민 D 결핍증 치료를 위하여 비타민 D 주사를 환자에게 근육주사한 후 비타민 D 투여 3~6개월 후 약제 효과 판정을 위해 진료 담당의사의 의학적 판단 하에 실시한 비타민 D 검사는 급여 대상에 해당된다는 말입니다.

비타민 D 주사치료

Cholecalciferol 주사약물들이 다양한 회사들에서 시판되고 있다. 비타민 D는 지용성 비타민으로 대부분 20만 IU로 시판 중이다.

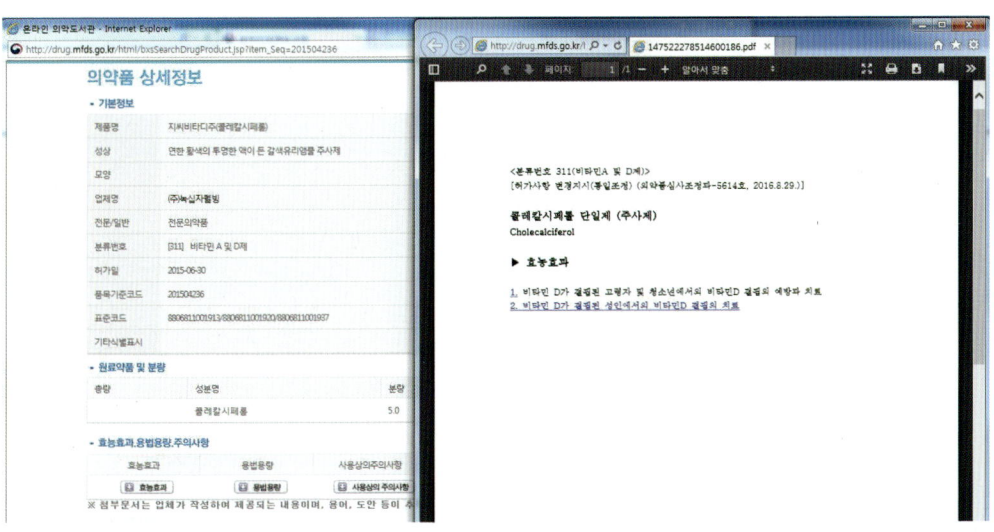

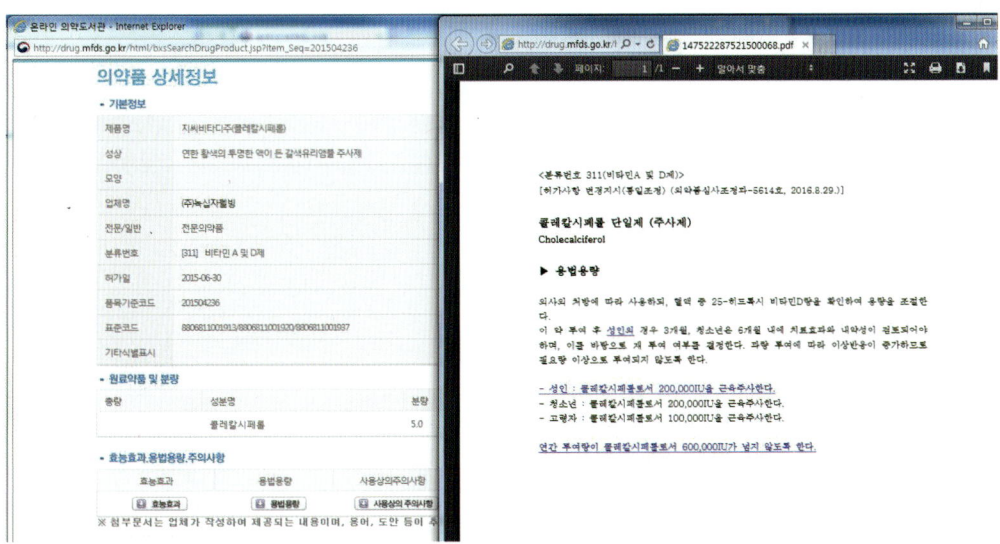

2016년 8월 29일 식품의약품안전처에서 허가사항을 변경하였다. 연간 투여량을 60만 IU로 제한하여 고시하였다. 이 고시는 향후 비타민 D 주사에 상당한 제한 요소로 작용할 가능성이 크다. 지용성 비타민 D는 청소년부터 성인까지 전 연령층에 사용이 가능하다.

최근 수용성 비타민 D가 소개되었는데, 이 제품은 10만 IU이고, 상대적으로 통증이 덜 하다고 홍보되고 있다.

그러나 이 수용성 비타민 D는 "65세 이상 고령자"에만 사용이 허가되어 있어서 사용 연령 제한은 풀어야 할 숙제라고 보인다.

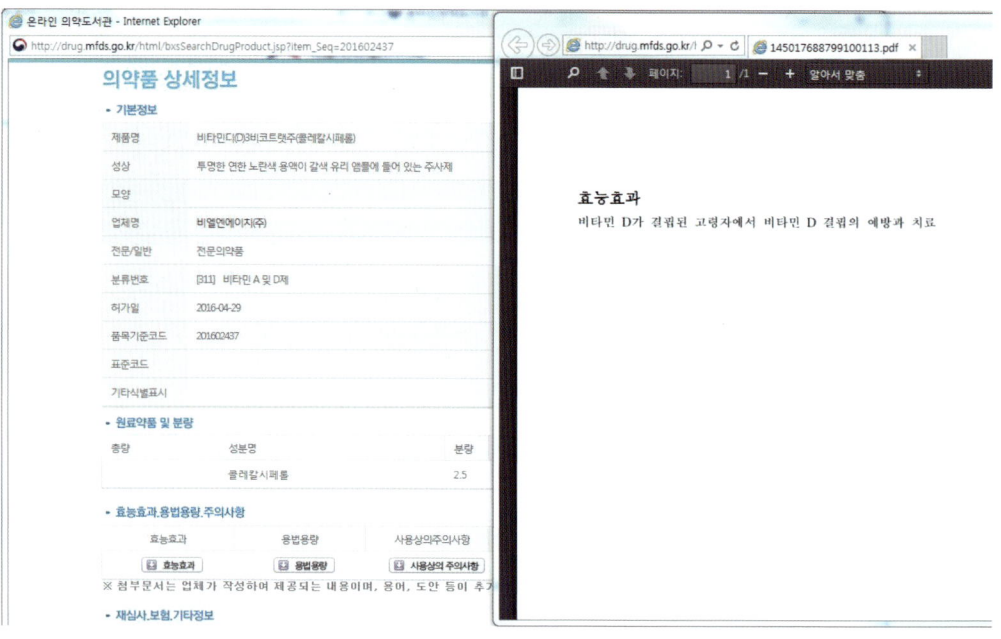

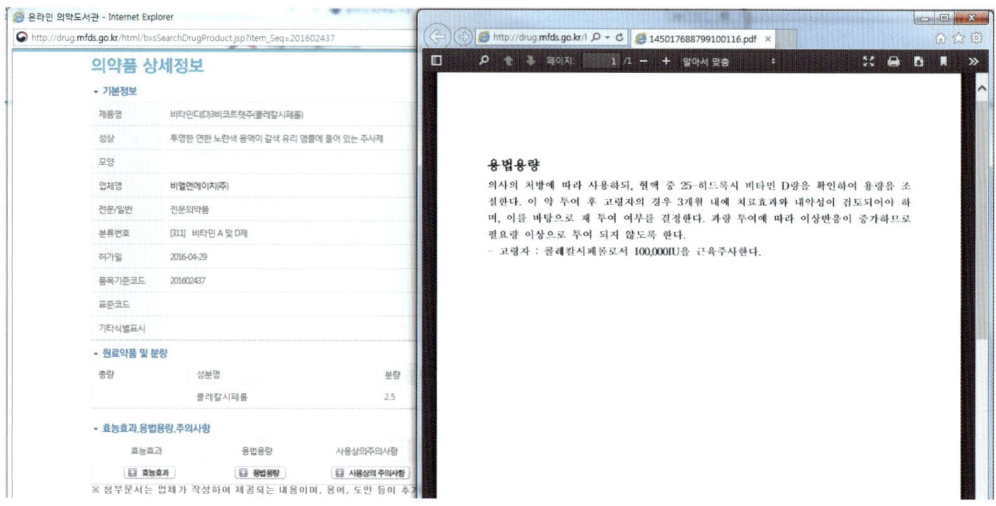

08 초음파검사의 건강보험과 자동차보험

Know-How To Create Medical Record

8.1 보건복지부 고시 제2016 – 175호 전문 분석

8-1-1 행위 제2장 검사료 중 초음파검사의 세부인정사항을 별지와 같이 한다.

- 부 칙 -

이 고시는 2016년 10월 1일부터 시행한다.

가. 제2장 검사료

항목	제목	세부인정사항
초음파 검사	초음파 검사의 급여기준	초음파검사는 다음과 같은 경우에 요양급여하며, 이에 해당하지 않는 경우에는 비급여함. -다음- 1. 급여 대상 및 범위 　가. 기본, 진단, 특수 초음파 　　1) 암, 심장질환, 뇌혈관질환, 희귀난치성 질환 　　　㉠「본인 일부 부담금 산정 특례에 관한 기준」에 따른 산정 특례 대상자 : 해당 산정 특례 적용기간에 실시한 경우 　　　㉡ 산정 특례 질환이 의심되는 환자 : 해당 산정 특례 질환이 의심되어 실시한 경우(1회 인정)

나. 요양급여의 적용기준 및 방법에 관한 세부사항 신구조문 대비표

현행			변경		
1. 행위 제2장 검사료			1. 행위 제2장 검사료		
항목	제목	세부인정사항	항목	제목	세부인정사항
초음파 검사	초음파 검사의 급여기준	1. 일반 원칙 초음파검사는 급여 대상 및 산정 횟수에 해당되는 경우에 요양급여하며, 그 이외에는 비급여 대상임. 다만, 아래 2. 나. (1)~(4)의 경우 요양급여 대상에 해당되나, 산정 횟수를 초과하여 시행 시에는 환자가 전액 본인 부담토록 함. 2. 급여 대상 및 산정 횟수 가. 「본인 일부 부담금 산정 특례에 관한 기준(보건복지부 고시)」 [별표 3(중증질환)]의 구분 1~3과 [별표 4(희귀난치성 질환)]의 구분 5~7로 분류된 질환 (암, 뇌혈관, 심장, 희귀난치성 질환)이 의심되어 실시하는 경우: 1회 인정	초음파 검사	초음파 검사의 급여기준	초음파검사는 다음과 같은 경우에 요양급여하며, 이에 해당하지 않는 경우에는 비급여함. - 다 음 - 1. 급여 대상 및 범위 가. 기본, 진단, 특수 초음파 1) 암, 심장질환, 뇌혈관질환, 희귀난치성 질환 가) 「본인 일부 부담금 산정 특례에 관한 기준」에 따른 산정 특례 대상자 : 해당 산정 특례 적용기간에 실시한 경우 나) 산정 특례 질환이 의심되는 환자 : 해당 산정 특례 질환이 의심되어 실시한 경우(1회 인정) 2) 신생아 중환자실 환자 : 신생아 중환자실 입원기간에 실시한 경우

다. 유도 초음파

상기 가항의 적용을 받는 환자에게 「건강보험 행위 급여·비급여 목록표 및 급여 상대 가치점수」 제1편 제2부 제2장(검사료) 또는 제9장(처치 및 수술료 등)에 분류된 행위를 초음파 유도 하에 아래와 같이 실시한 경우에는 해당 소정점수를 산정함.

- 아 래 -

① 유도초음파(Ⅰ) : 흉막천자, 심낭천자, 더글라스와 천자, 양수천자, 배액 시 시술 부위 확인

② 유도초음파(Ⅱ) : 조직생검, 세침흡인, 시술 시 간헐적 유도

③ 유도초음파(Ⅲ) : 시술 시 지속적 모니터링

④ 유도초음파(Ⅳ) : 고주파열치료술, 냉동치료술과 같은 고난이도 시술

2. 산정 방법

가. 각 장기별 검사는 해당 장기 및 주변 림프절, 혈관, 연부조직 등을 포함하는 것으로 상기 1항의 적용을 받는 환자에게 서로 인접된 부위에 초음파검사를 동시에 시행하는 경우, 주된 검사는 소정점수의 100%, 제2의 검사는 소정점수의 50%를 산정하며, 최대 150%까지 산정함.

나. 상기 1. 가항의 진단 초음파와 다항의 유도 초음파를 동시에 시행한 경우에는 각각의 소정점수를 산정함.

다. 상기 1. 가항의 적용을 받는 환자에게 단순초음파를 동일 날, 동일 목적으로 수회 시행하더라도 해당 항목의 소정점수를 1회 산정함.

초음파검사 개정 관련 Q&A[51]

일반사항

연번	질의	답변
1	초음파검사의 급여 확대 범위	(4대 중증질환자) 진단목적 초음파 횟수 제한 삭제, 기본/유도초음파 급여 전환 (4대 중증질환 의심자) 질환이 의심되어 실시한 경우 1회 (임산부) 산전 진찰 목적 초음파 급여 전환 • 정상 산모 : 임신 주수별 해당 횟수 급여(7회), 횟수 초과 시 비급여 • 태아의 이상이 있거나, 이상이 예상될 경우 추가 급여 적용 (신생아중환자실) 입원기간 동안 시행한 모든 초음파
2	분류체계 개편 시 주요 변경사항	(level 수가 도입) 초음파검사는 CT, MRI와 달리 탐촉자를 이용하여 의사가 시행하므로 이상 여부 판단이 실시간으로 이루어지며, 이상이 있을 경우 추가검사 과정 중 난이도가 달라지는 경우가 있어 (도플러 혹은 이상부위 계측, 기능검사 등) level 수가를 도입함. 〈예시〉 경흉부 심장초음파, 간·담도·담낭·비장·췌장 초음파, 연부조직 초음파, 임산부 초음파의 기형아 계측 등 (편측→양측수가 변경) 안초음파, 사지혈관초음파는 양측 수가로 계산 출되어 양측을 검사한 경우 해당 수가 소정 점수로 산정함. 〈참고〉 제2장 검사료 산정지침에 의거 대칭기관에 대한 양측 검사를 하였을 때에도 "편측"이라는 표기가 없는 한 소정 점수만 산정
4	제한적 초음파는 어떠한 경우 산정하는가?	치료 전·후와 같이 환자 상태 변화를 확인하기 위하여 이전 초음파영상과 비교 목적으로 시행할 경우 제한적 초음파(해당 검사의 소정 점수의 50%)를 산정함.

---

[51] 보건복지부 고시 제2016-149호, 제2016-175호 관련, 2016.10.1. 적용.

수가 산정 관련사항

연번	분류번호	질의	답변
5	나940	단순초음파 산정 방법	**단순초음파(Ⅰ)** : 진찰 시 보조 역할을 하는 초음파 ① 수술 또는 시술 후 혈종 확인 ② 종물 또는 종양 크기 확인 ③ 수술부위 피부 위치 표시 ④ 단순 잔뇨량 측정 등 **단순초음파(Ⅱ)** ① 분류된 진단초음파의 해부학적 부위 상태를 모두 확인하는 것이 아니라 일부만을 확인하기 위하여 시행하는 초음파검사 - 경두개골결손 뇌실질 초음파 등 ② 처치·시술 진행 시 보조 역할로 시행하는 초음파 - 천자부위 위치 확인(방광천자, 관절천자 등) - 카테터 삽입부위 위치 확인(경경정맥간내 문맥정맥단락술 등)
8	나943	경흉부 심초음파 산정 방법	나943가 경흉부 심초음파는 환자의 상태에 따른 검사 난이도를 반영한 수가로 아래와 같이 산정함. -아 래- (단순) 2D, M-mode, Color Doppler 이용한 검사와 좌심실 구혈률 측정 (일반) 2D, M-mode, Color Doppler, Spectral Doppler 이용한 검사와 좌심실 용적 측정 등 정략분석이 필요한 경우 (전문) 단순 또는 일반 검사 후 추가적으로 관상동맥기능검사, 판막기능검사, 심실정밀기능검사가 필요하거나, 3D, Strain 이용하여 검사한 경우
11	나943	경흉부 관상동맥초음파검사 실시 시 수가 산정	나943가(3) 경흉부 심초음파-전문으로 산정함.
12	나944	복부초음파에서 여러 부위 동시 실시 시 수가 산정	나944가 복부초음파는 해부학적 특성을 고려하여 인접 장기를 포함한 수가임. 따라서, 복부초음파 수가의 소분류(예: EB441, EB442 등) 항목에 포함되는 여러 부위를 동시에 검사한 경우에 해당 검사료의 소정 점수를 산정함.
13	나944	간·담낭·담도·비장·췌장 초음파 일반/정밀 수가 산정 방법	나944가(1)(나) 정밀은 간경화 환자, 만 40세 이상이면서 B형 또는 C형 간염 환자, 간암 또는 간 전이가 의심되는 환자, 간 이식 전·후 환자에게 진료상 필요하여 시행할 경우 산정하며, 이외 복부질환 등이 의심되어 실시할 경우에는 일반으로 산정함.

연번	분류번호	질의	답변
14	나944	경복부 전립선초음파 산정 범위	경복부 전립선초음파를 산정할 수 있는 경우는 다음과 같음. — 다 음 — – 항문의 선천성 기형으로 초음파 탐촉자 삽입이 어려운 경우 – 항문이 포함되는 수술(직장암 등)로 항문의 폐색이 있는 경우 – 항문의 양성질환(치핵 등)으로 초음파 탐촉자를 삽입하기 어려운 경우 – 질환이나 과거력이 없음에도 항문이 너무 좁아 초음파 탐촉자의 삽입이 어려운 경우
17	나946	관절초음파(편측) 수가 산정 방법	관절초음파(편측)는 양측 병변이 있는 경우에 해당 부위 소정 점수의 200%를 산정함. 다만, 편측 병변의 비교·관찰을 위해 양측에 시행한 경우에는 해당 부위 소정 점수의 100%로 산정함.
18	나946	수근관절(Carpal Joint)이나 족근관절(Tarsal Joint)은 어디에 속하는가?	수근관절과 족근관절만 단독으로 검사할 경우 나946가(1)로 산정하고, 손목관절이나 발목관절을 같이 검사할 경우 나946가(3)으로 산정함. *나946가(1) 손가락·발가락 　나946가(3) 고관절·견괄절·손목관절·발목관절
19	나946	연부조직 초음파 일반/정밀 수가 산정 방법	나946나(2) 정밀은 연부조직에 악성종양이 의심되어 주변 림프절뿐만 아니라 림프절 전이 여부를 진단·평가하기 위하여 검사한 경우 산정하며, 그 외에는 나946나(1) 일반으로 산정함.
25	나956	유도초음파 산정 방법	천자, 세침흡인, 생검, 경피적 경화술, 고주파열치료술 등의 행위를 양측 장기에 각각 시행하거나, 편측에 여러 번 시행하더라도 주된 유도초음파 소정 점수를 1회만 산정함. **(예시1)** 양측 유방에 초음파유도하 생검을 시행한 경우 유도초음파(Ⅱ)의 소정 점수 100%를 산정함. **(예시2)** 초음파유도하 신낭종을 흡인하고 경화술을 시행할 경우 유도초음파(Ⅲ)의 소정 점수 100%를 산정함.

세부 적용기준 관련사항

연번	질의	답변
30	미등록 암 환자의 초음파검사 급여 적용 여부	미등록 암 환자도 「본인 일부 부담금 산정 특례에 관한 기준」에 따른 산정 특례 대상자임. * 미등록 암 환자의 경우 「본인 일부 부담금 산정 특례에 관한 기준」 [별표 1]에 해당
31	초음파검사의 급여 기준 중 질환별 급여 대상에 해당되는 환자는 질환에 관계 없이 초음파검사의 급여가 가능한가?	초음파검사는 산정 특례 대상 중 암, 뇌혈관질환, 심장질환, 희귀난치성질환에 급여함을 원칙으로 하되, 해당 질환으로 인한 합병증의 경우에도 산정 특례 적용이 되는 점 등을 감안하여 급여 대상 관련 합병증으로 초음파검사를 실시하는 경우에도 급여함.
32	인접 부위 기준	여러 부위에 초음파검사를 동시에 시행하는 경우는 「요양급여의 적용기준 및 방법에 관한 세부사항」 고시에서 정하는 산정 방법에 따라 적용하며, 인접 부위는 다음과 같음. - 다 음 - (1) 나941나(1) 갑상선·부갑상선초음파/나941나(2) 갑상선·부갑상선 제외한 경부 초음파 (2) 나942가 유방·액와부 초음파/나942나 유방·액와부 제외한 흉부 초음파 (3) 나944가(1) 간·담낭·담도·비장·췌장 초음파/나944가(2) 충수 초음파/나944가(3) 소장·대장 초음파/나944가(4) 서혜부 초음파/나944나(1) 신장·부신·방광 초음파/나944나(2) 신장·부신 초음파/나944나(3) 방광 초음파/나944다(1)'주' 전립선·정낭 초음파(경복부) (4) 나946가(1) 손가락·발가락(편측) 초음파/나946가(3) 손목관절·발목관절 초음파 (5) 나948나(1) 경동맥초음파/나948나(2) 기타 동맥초음파 (6) 나948다(1) 상지 동·정맥초음파 (7) 나948다(2) 하지 동·정맥초음파 (8) 나944라 여성생식기 초음파/나951 임산부 초음파
33	유도초음파 산정 방법	「요양급여의 적용기준 및 방법에 관한 세부사항」 초음파검사의 급여 기준에 따라 급여 목록 중 제2장(검사료) 또는 제9장(처치 및 수술료 등)에 해당될 경우 산정함.

분류	코드	행위명
(Ⅰ)	M6850	낭종흡인요법
	C8040	흉막천자
	C8060	심낭천자
	C8100	더글라스와천자
	C8111 C8112	양수천자
	O1510	흉강삽관술(폐쇄식)
	O1901, O1903 O1905	부분체외순환
	M6670	경피경간담즙배액술
	M6690	경피적담낭조루술
	M6741	경피적튜브배액술
	M6773	경피적간내홀뮴주입술
	M6830	경피적장루술 [공장루, 맹장루 포함]
	기타	동정맥루 혈관지도검사, 수술 전 tattooing, 수술 전 wire 삽입
(Ⅱ)	C8502	침생검(표재성)-근육 및 연부조직
	C8506	침생검(표재성)-기타 부위
	C8511	침생검(심부)-복막
	C8513	침생검(심부)-장기[편측]
	C8551	전립선생검-경피적
	C8561	고환, 부고환생검-경피적
	C8572	자궁내막조직생검-구획소파생검
	C8573	자궁내막조직생검-흡인생검
	C8574	자궁내막조직생검-단순소파생검
	C8575	자궁내막조직생검-자궁경내소파술
	C8591	갑상선생검-침생검
	M0031	피부 및 피하조직, 근육내 이물제거술[봉침, 파편 등]-근막절개하 이물제거술
	M0032	피부 및 피하조직, 근육내 이물제거술[봉침, 파편 등]-기타
	R4028	자궁내 풍선카테터충전술[자궁용적측정 포함]
	R4103	질식배농술-질벽혈종 제거
	R4271	자궁내 장치삽입술
	R4277	자궁내 장치제거료(실이 보이지 않는 경우) - 기타의 경우

> 진료차트 작성 노하우

분류	코드	행위명
(Ⅱ)	R4441	계류유산소파술-12주 미만
	R4442	계류유산소파술-12주 이상
	R4460	태아축소술
	R4521	자궁소파수술
	M6781	장중첩증 비관혈적 정복술-성공한 경우
	M6782	장중첩증 비관혈적 정복술-실패하여 관혈적 수술을 실시한 경우
	M6800	비촉지 유방종양 침위치 결정술
(Ⅲ)	M1771 등	경피적 경화술
	R4016	양막내 양수주입술
	R4182	자궁내반증 수술-용수정복
	R4435	난소낭종 또는 난소농양 배액술[질부 접근]
(Ⅳ)	OZ841 등	경피적 고주파열치료술
	M6880 등	경피적 냉동제거술

청구방법 관련사항

연번	질의	답변
37	단순·유도 초음파 산정 시 특정 내역 기재방법	단순초음파 또는 유도초음파를 시행한 경우 세부 내역을 "JS013"에 기재함. (기재 형식) 해부학적 구분코드/수가코드(5단코드)/구체적 사유

코드	부위	코드	부위
A	뇌	H	남성생식기(전립선·정낭 등)
B	안	I	여성생식기
C	비·부비동	J	근골격
D	경부	K	연부
E	흉부(심장, 유방 등)	L	혈관
F	복부 (간·담낭·췌장·대장 등)	M	신경(말초신경 등)
G	비뇨기계 (신장·부신·방광)	N	기타

(예시 1) 중심정맥관 삽입 시 확인: 단순초음파(Ⅱ) 청구
⇒ "L/O1650/ "

(예시 2) 초음파유도하 갑상선생검: 유도초음파(Ⅱ) 청구
⇒ "D/C8591/ "

(예시 3) 초음파유도하 유방수술 전 tattooing: 유도초음파(Ⅰ) 청구
⇒ "E/ /수술 전 tattooing"

※ 자세한 사항은 요양급여 비용 청구방법, 심사청구서, 명세서 서식 및 작성 요령 고시 참조

40	'16.10.1.부터 급여로 전환되는 초음파검사에도 면허종류와 면허번호를 기재하여야 하나?	초음파검사에 대하여 모두 기재함.
41	초음파검사를 산정하는 경우 의사의 면허종류와 면허번호, 시행 일자 기재 방법	「요양급여 비용 청구방법, 심사청구서, 명세서 서식 및 작성 요령(보건복지부 고시)」에 따라 해당 초음파검사를 시행한 의사의 면허종류와 면허번호를 기재함. – 입원 명세서의 경우 초음파검사가 2회 이상 발생하는 경우 면허번호를 기재한 순서대로 "초음파검사 시행 일자"를 기재함.

예시) 병원에서 초음파를 실시한 경우

진료 내역

줄번호	항	목	코드 (분류)	단가	일투	총투	금액	면허종류	면허번호
0001	09	01	EB441 (복부초음파–간·담낭· 담도·비장·췌장–일반)	72,530	1	2	145,060	1 (의사)	12345/ 67890

특정 내역 기재란

발생단위구분	줄번호	특정내역구분	특정내역
2	0001	JT020	20161001/20161005
2	0002	JT020	20161009

산정 특례 질환 의심자 범주 관련

연번	질 의	답 변
44	4대 중증질환이 의심되는 환자의 범위	4대 중증질환이 다음과 같이 의심되는 경우에 초음파검사는 급여 대상임. - 다 음 - 가. 증상·징후 또는 타 검사상 이상 소견이 있어 해당 질환을 의심하는 경우 나. 4대 중증질환이 의심되고, 특이적인 과거력이 있어 실시하는 경우 다. 무증상 환자이거나 의심되는 질환이 고위험군으로 분류할 수 있는 근거가 있는 경우(단, 검진 목적으로 무증상 환자에게 주기적으로 실시하는 초음파검사는 비급여 대상임) 라. 중증질환 산정 특례가 만료된 환자가 증상, 징후 또는 타 검사상 이상 소견이 있어 질환의 재발을 의심하여 실시하는 경우
45	목에 종괴가 만져지고 목소리가 쉬는 증상이 있어 외래를 방문한 환자로 혈액검사상 이상소견이 보여 갑상선암을 의심한 후 진단을 위해 시행한 경부 초음파 급여 인정 여부	암을 의심하여 진단을 위해 실시한 초음파검사는 급여 대상임.
46	배뇨 시 불편감을 호소한 환자로 전립선암이 의심되어 진단을 위해 남성생식기 초음파(전립선·정낭)를 시행한 경우 급여 인정 여부	암을 의심하여 진단을 위해 실시한 초음파검사는 급여 대상임.
47	바이러스간염이나 간경변증 환자에서 알파태아단백의 상승이 없는 상태이지만 간암이 의심되는 증상·징후가 있어 진단을 위해 복부초음파를 시행한 경우 급여 인정 여부	암을 의심하여 진단을 위해 실시한 초음파검사는 급여 대상임.
48	바이러스간염이나 간경변증 환자에서 알파태아단백의 상승과 간암에 특이적인 증상이 없지만 주기적인 검진을 실시하지 않았고, 나이와 유병기간을 고려할 때 의학적으로 간암을 배제하지 못하는 고위험군 환자의 진단을 위해 복부초음파를 시행한 경우 급여 인정 여부	무증상 고위험군으로 의학적인 판단에 따라 환자의 상태와 병력이 암 발생 위험 가능성을 시사할 경우 진단을 위한 초음파검사는 급여 대상임.

연번	질 의	답 변
49	바이러스간염이나 간경변증 환자에서 알파태아단백의 상승과 간암에 특이적인 증상이 없지만 간암의 고위험군에 해당되어 주기적인 검진을 위해 복부초음파를 시행한 경우 급여 인정 여부	「국민건강보험 요양급여의 기준에 관한 규칙」 [별표 2] 비급여 대상 제3호에 따른 예방 진료로서 질병·부상의 진료를 직접 목적으로 하지 아니하는 경우에 해당되므로 급여 대상이 아님.
50	복통과 질출혈(vaginal bleeding)로 응급실로 내원 시 CA125 수치 상승 소견으로 자궁내막암이 의심되어 진단을 위해 초음파를 시행한 경우 급여 인정 여부	암을 의심하여 진단을 위해 실시한 초음파검사는 급여 대상임.
51	갑상선암 산정 특례 만료 이후 경부림프절병증(Cervical LAP), 불편감으로 갑상선암 재발이 의심되어 진단을 위해 초음파를 시행한 경우 급여 인정 여부	암을 의심하여 진단을 위해 실시한 초음파검사는 급여 대상임.
52	이전에 갑상선초음파 이상 소견이 있었다는 환자의 진술과 최근 6개월간 4~5 kg 이상의 체중감소가 있어 갑상선암이 의심되어 진단을 위해 초음파를 시행한 경우 급여 인정 여부	암을 의심하여 진단을 위해 실시한 초음파검사는 급여 대상임
54	급성흉통으로 응급실에 내원한 환자에서 심전도 및 심근표지자 검사 결과 급성관동맥증후군(acute coronary syndrome)이 의심되어 심장초음파를 시행한 경우 급여 인정 여부	심장질환을 의심하여 진단을 위해 시행한 초음파검사는 급여 대상임.
55	외관상 키가 크고 수정체탈구 등의 특징이 보이는 환자로 마르팡증후군이 의심되어 진단을 위해 심장초음파를 시행한 경우 급여 인정 여부	질병 특이적인 증상으로 인한 심장질환을 의심하여 진단을 위해 시행한 초음파검사는 급여 대상임.
56	뇌경색 환자에게 이미 뇌자기공명영상 혈관촬영(MRA) 혹은 뇌 CT혈관촬영(CTA) 검사상 경동맥협착이 1차로 확인된 이후 시술 등을 실시하기 전에 경동맥초음파를 시행한 경우 급여 인정 여부	뇌혈관질환이 의심되어 타 영상검사와 함께 진단을 위해 시행하는 경동맥초음파는 급여 대상이나, 타 영상검사로 1차적으로 경동맥협착이 진단된 이후 시술 등을 위해 실시한 경동맥초음파는 급여 대상이 아님.

연번	질의	답변
57	신경학적 병력 청취 또는 진찰상 뇌혈관질환을 의심할 수 있는 이상 소견이 있는 경우 초음파 급여 인정 여부	신경학적으로 뇌혈관질환을 의심할 수 있는 환자에게 진단을 위해 시행한 초음파검사는 급여 대상이나, 신경학적 이상 증상 혹은 진찰 소견 없이 단순히 고위험군이라는 이유로 시행한 초음파는 급여 대상이 아님. ※ 신경학적 이상 증상 혹은 진찰 소견은 병력 청취 또는 진찰상 아래와 같은 신경학적 이상 등이 확인된 경우를 의미함 　- 뇌신경 이상 소견: 복시, 안구운동장애, 시야장애, 시력저하, 안구진탕, 발음장애, 안면마비, 안면감각이상 등 　- 사지(팔, 다리) 이상 소견: 근력저하, 감각저하, 감각이상, 조절기능장애 　- 기타: 보행실조, 균형장애, 경동맥잡음
58	고령/고혈압/당뇨병 등 뇌졸중 주요 위험인자를 가진 환자가 어지럼증을 호소하는 경우 급여 인정 여부	신경학적 진찰상 이비인후과적 문제(돌발성/자세성 어지럼증, 전정신경병증 등)로 인한 어지럼증의 가능성이 낮다고 판단되었을 경우 뇌혈관질환을 진단하기 위해 시행한 경동맥초음파는 급여 대상임.
59	과거 뇌경색과 경동맥협착이 있었던 환자에서(과거 시술 여부와 무관하게) 경과 관찰을 위해 내원시 주기적으로 협착의 정도를 파악하기 위해 경동맥초음파를 시행한 경우 급여 인정 여부	질환이 의심되는 새로운 에피소드의 발현 없이 주기적으로 내원하여 시행한 초음파검사는 급여 대상이 아님.
61	손가락이 저리고 붓는 증상이 지속적이고, 통증이 심화되어 외래를 방문한 환자로 혈청검사상 이상 소견이 보여 류마티스관절염을 의심한 후, 진단을 위해 관절초음파를 시행한 경우	산정 특례 대상의 희귀난치성질환을 의심하여 진단을 위해 시행한 초음파검사는 급여 대상임.
62	R/O 백혈병(leukemia)이나 그 외 희귀난치혈액질환을 의심하여 진단을 위해 복부초음파를 시행한 경우 급여 인정 여부	산정 특례 대상의 희귀난치성질환을 의심하여 진단을 위해 시행한 초음파검사는 급여 대상임.
63	하지근력저하를 주소로 내원한 환자에서 뒤셴근육병을 의심한 후, 동반될 수 있는 심근증의 추가 진단을 위해 심장초음파를 시행한 경우 급여 인정 여부	산정 특례 대상의 희귀난치성질환을 의심하여 진단을 위해 시행한 초음파검사는 급여 대상임.

연번	질의	답변
64	'해당 산정 특례 대상 질환이 의심되어 실시한 경우 1회 인정'의 의미란?	진단을 위해 불필요하게 연속적인 반복 검사가 시행되지 않도록 해야 하며, 산정 특례 대상 질환이 의심되는 에피소드당 1회 급여 인정을 의미함. * 평생 또는 연간 개념 없음
65	여러 산정 특례 대상 질환이 의심되어 검사를 시행한 경우 급여 인정 여부	여러 산정 특례 대상 질환을 의심하여 실시한 경우 의심 질환별 각각 급여함.
66	이전에 동일한 질환을 의심하여 초음파를 실시하였으나 해당 산정 특례 적용 대상 질환에 해당되지 않은 경우, 다시 동일한 질환 발생을 의심할 만한 소견이 발생하여 시행한 초음파검사의 급여 인정 여부	에피소드가 새로 발생하였다는 의학적 판단 하에 시행한 초음파검사는 급여함.
67	산정 특례 대상이 아닌 환자에게 이전 초음파검사 결과와 비교(size 등)하기 위하여 주기를 두고 초음파검사를 시행한 경우 급여 인정 여부	동일한 에피소드에 해당되므로 비급여 대상임(신생아 중환자실에서 실시한 경우 제외) 단, 환자의 증상, 징후, 타 검사상 이상 소견이 새롭게 발생한 경우는 동일 질환을 의심하더라도 새로운 에피소드로 급여 인정함.
68	류마티스관절염과 마르팡증후군을 의심한 후, 진단을 위해 관절초음파와 심장초음파를 각각 시행한 경우 급여 인정 여부	산정 특례 대상 질환에 해당하는 질환으로 서로 다른 질환을 의심하여 진단을 위해 시행한 초음파검사는 각각 급여 대상임.
69	경부에 결절이 촉지되어 갑상선암 의심 하에 초음파검사 등을 시행한 결과 갑상선암으로 진단되지 않은 환자에게 6개월 후 특이 증상 없이 결절 크기를 확인하기 위하여 경부초음파를 시행한 경우 급여 인정 여부	단순 크기 측정을 위한 추적검사에 해당되어 급여 대상이 아님.
70	경부에 결절이 촉지되어 갑상선암 의심 하에 초음파검사 등을 시행한 결과, 갑상선암으로 진단되지 않은 환자가 이상 증상, 갑상선호르몬 수치에 의미 있는 변화가 있어 재차 갑상선암 의심하에 경부초음파를 시행한 경우 급여 인정 여부	산정 특례 대상 질환이 의심되는 새로운 에피소드의 발현으로 급여 대상임.

8.2 EB401000 단순초음파

8-2-1 단순초음파(Ⅰ) : 진찰 시 보조 역할을 하는 초음파

- 수술 또는 시술 후 혈종 확인
- 종물 또는 종양 크기 확인
- 수술 부위 피부 위치 표시
- 단순 잔뇨량 측정 등

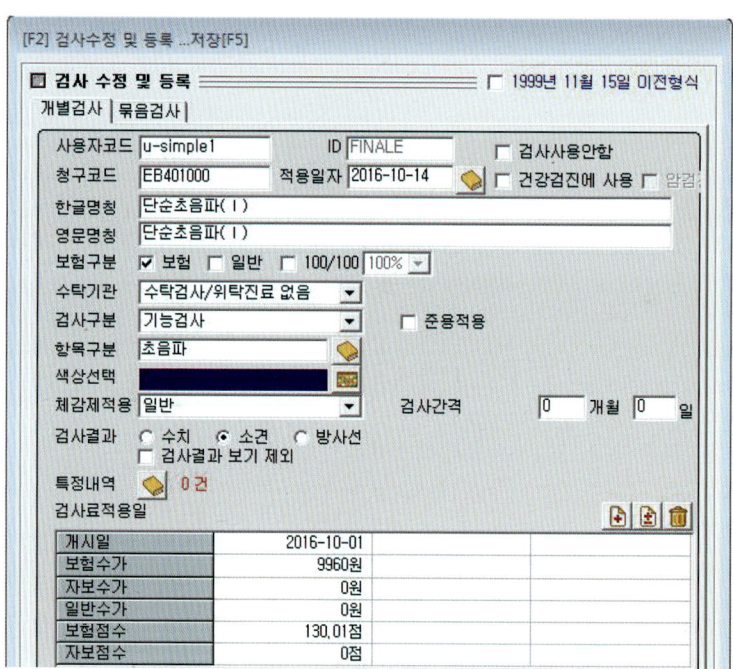

8-2-2 제한적 초음파 = F/U 초음파로 해석

제한적 초음파는 어떠한 경우에 산정하는가?	치료 전·후와 같이 환자 상태 변화를 확인하기 위하여 이전 초음파영상과 비교 목적으로 시행할 경우 제한적 초음파(해당 검사의 소정 점수의 50%)를 산정함.

8.3 EB414000 두경부-경부 초음파-갑상선·부갑상선

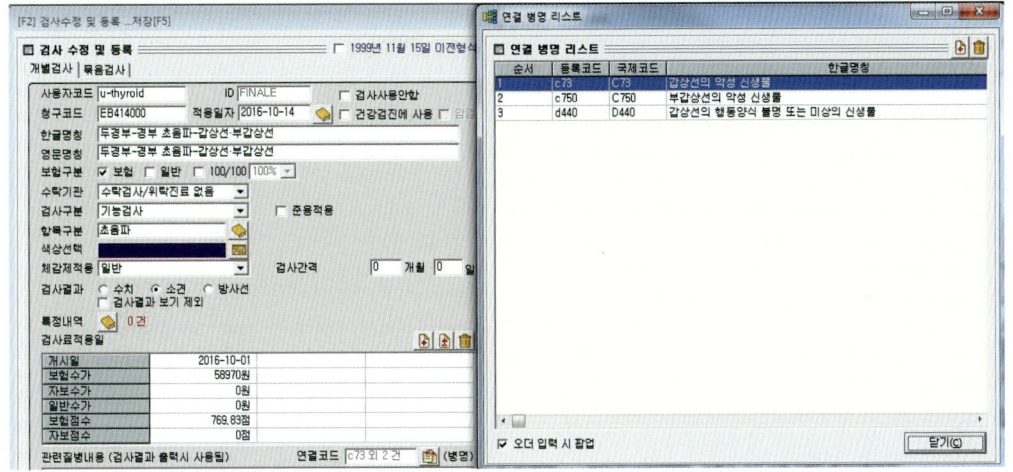

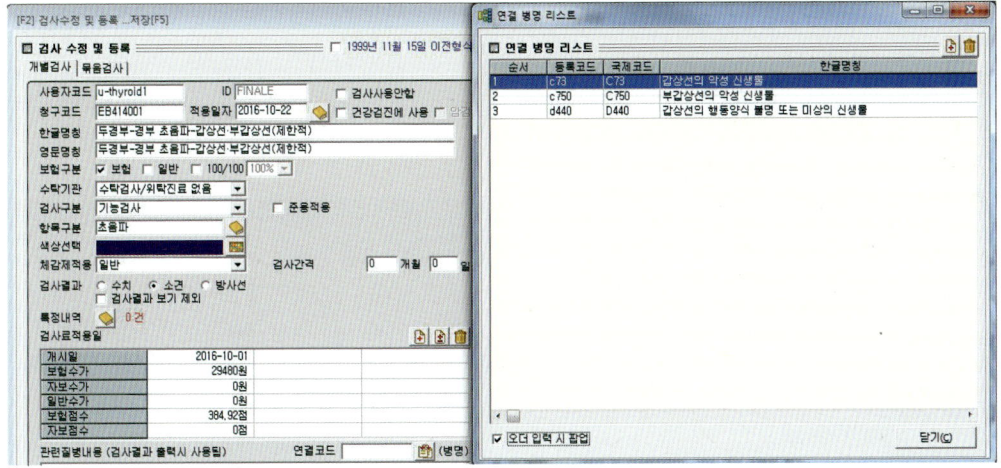

EB414 두경부-경부 초음파-갑성선·부갑상선은 갑상선 또는 부갑상선 악성종양을 검진하기 위하여 산정할 수 있다.

EB415 두경부-경부 초음파-갑성선·부갑상선을 제외한 경부는 주로 두경부 림프절에 전이된 악성신생물을 검사하기 위한 용도로 산정할 수 있다.

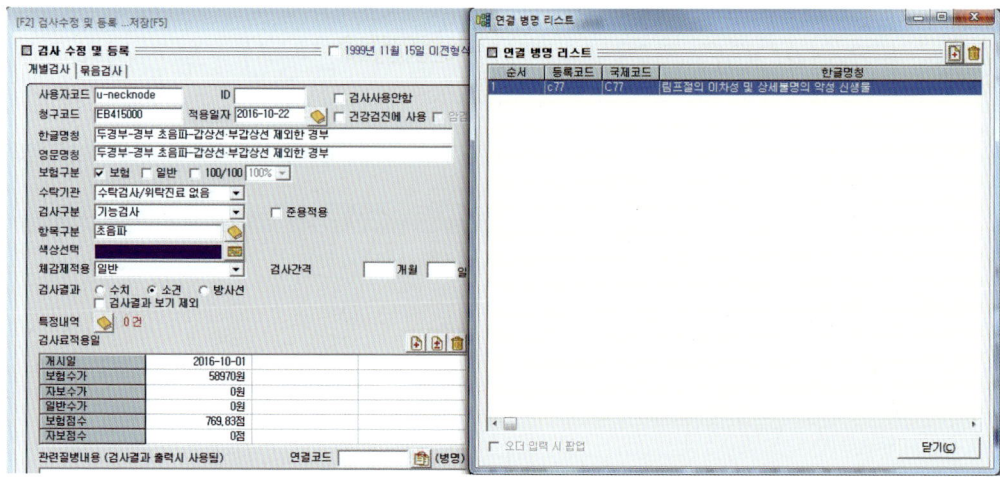

8.4 EB441 복부-복부초음파-간·담낭·비장·췌장-일반

상복부초음파검사는 주로 간·담낭·비장·췌장의 악성질환을 검진하는 초음파검사로 산정할 수 있다.

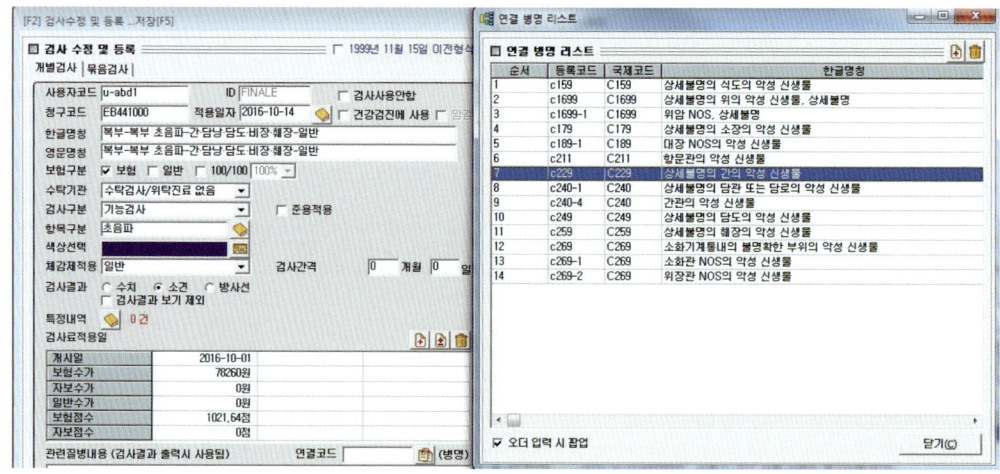

연결 코드는 C15, C16, C17, C18, C21, C22, C24, C25, C26 계열의 병명을 함께 연결하여 수가를 산정하면 좋다.

8.5 EB444 복부-복부초음파-소장·대장

EB444 복부-복부초음파-소장·대장은 주로 소장과 대장의 악성질환을 검진하는 용도로 산정할 수 있다.

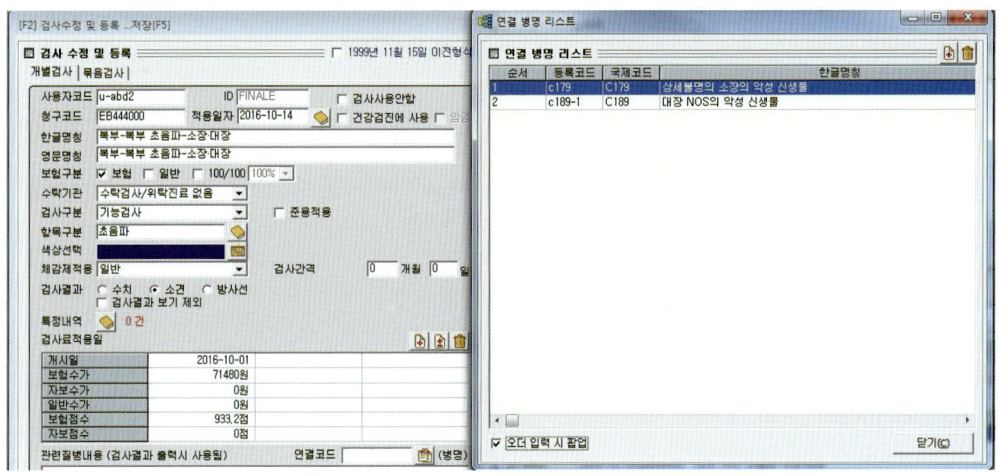

연결하여 사용할 수 있는 병명은 C17, C18 계열의 병명들이 있다.

8.6 EB461000 근골격·연부-관절초음파-손가락(편측)

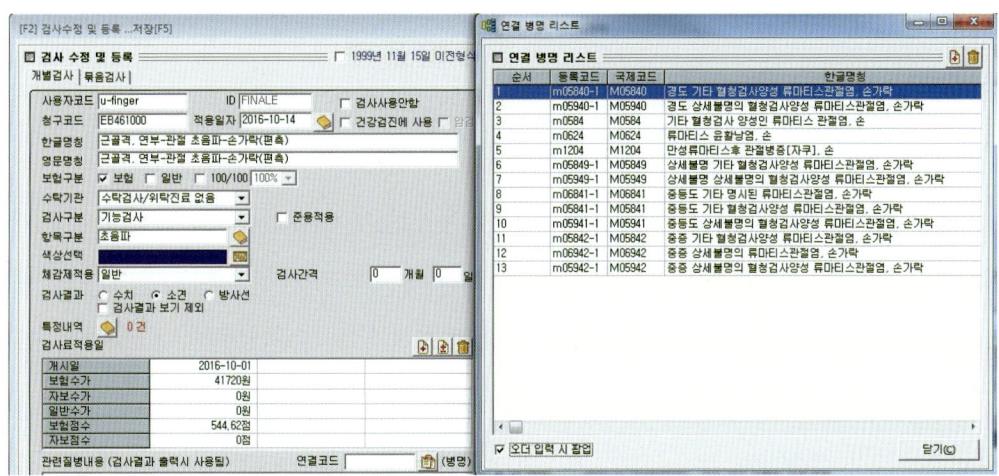

EB461 근골격·연부-관절초음파-손가락은 대개 혈액검사 양성 류마티스관절염으로 희귀난치성질환으로 등록된 환자를 대상으로 시행할 수 있다. 연결 코드로 주로 사용하는 것은 M058XXX가 있다

손가락초음파의 주된 대상 환자군

고시 2016-175호에 대한 보건복지부 Q&A

61	손가락이 저리고 붓는 증상이 지속적이고 통증이 심화되어 외래를 방문한 환자로 혈청검사상 이상소견이 보여 류마티스관절염을 의심한 후, 진단을 위해 관절초음파를 시행한 경우	산정 특례 대상의 희귀난치성질환을 의심하여 진단을 위해 시행한 초음파검사는 급여 대상임.

가장 중요한 Indication으로는 "손가락이 저리고 붓는 증상이 지속적이고 통증이 심화되어 외래를 방문한 환자로 혈청검사상 이상소견이 보여 류마티스관절염을 의심한 후 진단을 위해 관절초음파를 시행한 경우" 이다.

① 손가락이 저리고 붓는 증상이 지속적이고 통증이 심화되고,

② 혈청검사상 이상소견이 보여-이 두 가지 조건을 충족하여야만 한다.

2016년 현재 대한민국에서 류마티스질환에 대한 면역치료제를 처방하려면 반드시 DAS28 (Disease Activity Score in 28 joints) 수치를 측정하고, 기록하여야만 한다.

건강보험심사평가원 홈페이지에 등재되어 있는 DAS28 (Disease Activity Score in 28 joints)의 정의와 검사 방법은 다음과 같다.

※ DAS28 (Disease Activity Score in 28 joints)

$$DAS28\ (ESR) = 0.56 \times \sqrt{(TJC-28)} + 0.28 \times \sqrt{(SJC-28)} + 0.014 \times VAS + 0.70 \times \ln(ESR)$$

$$DAS28\ (CRP) = 0.56 \times \sqrt{(TJC-28)} + 0.28 \times \sqrt{(SJC-28)} + 0.014 \times VAS + 0.36 \times \ln(CRP+1) + 0.96$$

DAS 28은 TJC : 압통 관절수 + SJC : 부종 관절수 +VAS score + ESR 또는 CRP 점수로 구성된다. 특정 내역(JX999)에 "손가락이 저리고 붓는 증상이 지속적이고 통증이 심화되어 외래를 방문한 환자로 혈청검사상 이상소견이 보여 류마티스관절염을 의심한 후 DAS

( )점이고, RA factor 양성 상태로 진단을 위해 관절초음파를 시행함"과 같은 내용을 등록하여 심사평가원에 정확한 정보를 전달하는 것이 좋다.

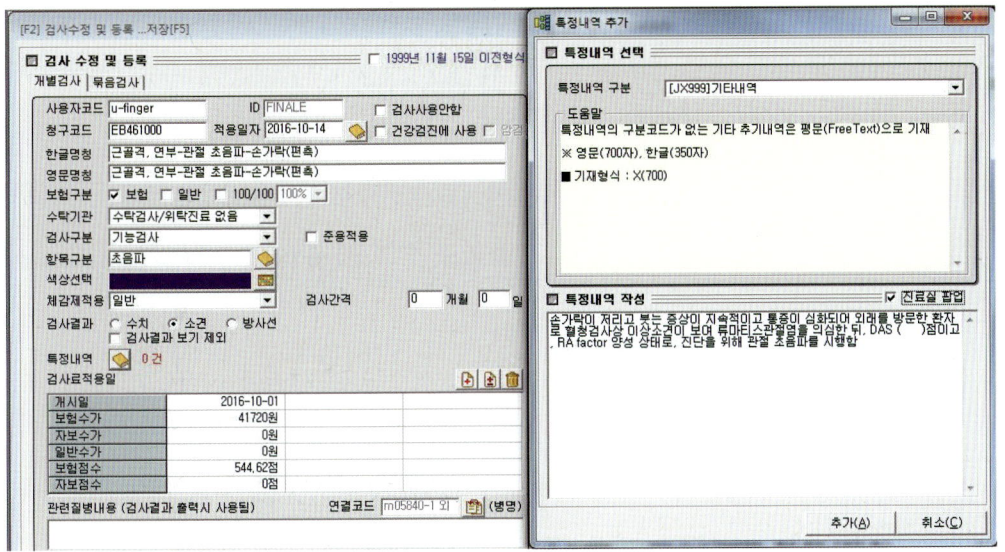

8.7 EB462000 근골격·연부-관절초음파-발가락(편측)

EB462000 근골격·연부-관절초음파-발가락(편측)은 대개 혈액검사 양성 류마티스관절염으로 희귀난치성질환으로 등록된 환자를 대상으로 시행할 수 있다. 연결 코드로 주로 사용하는 것은 M058XXX가 있다.

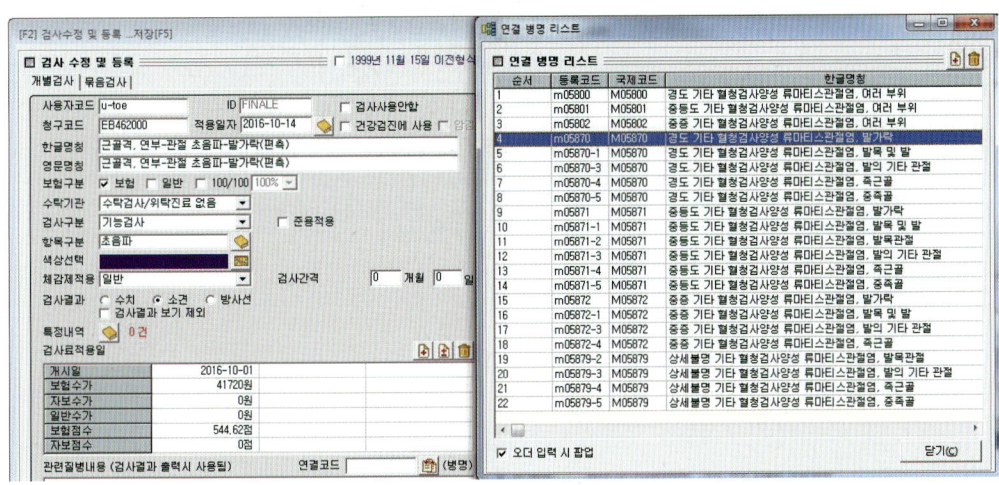

8.8 EB463000 근골격·연부–관절초음파–주관절(편측)

EB463000 근골격·연부–관절초음파–주관절(편측)은 대개 혈액검사 양성 류마티스관절염으로 희귀난치성질환으로 등록된 환자를 대상으로 시행할 수 있다. 연결 코드로 주로 사용하는 것은 M058XXX가 있다. 주관절 영역이 류마티스관절염을 지목하는 코드가 없으므로 M05800, M05801, M05802, M05809 등의 병명과 연결하여 사용하는 것이 좋다.

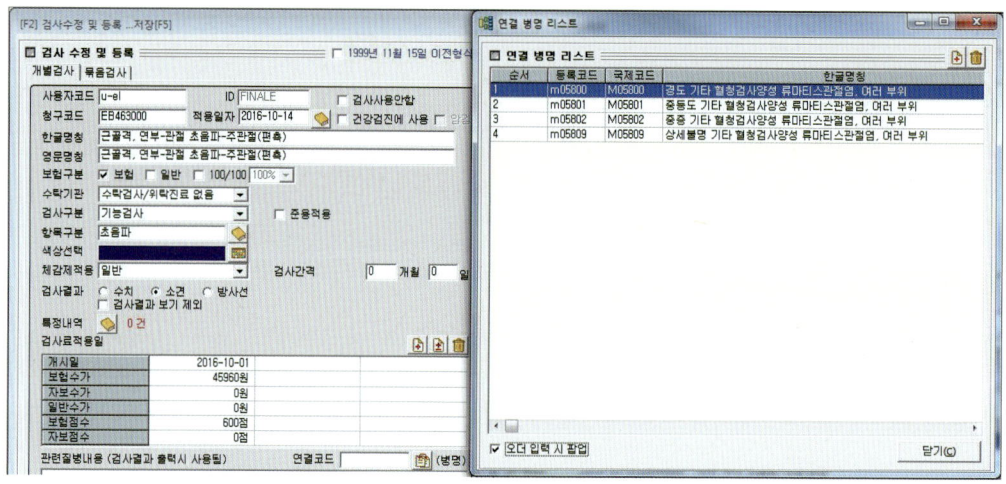

8.9 EB464000 근골격·연부–관절초음파–슬관절(편측)

EB464000 근골격·연부–관절초음파–슬관절(편측)

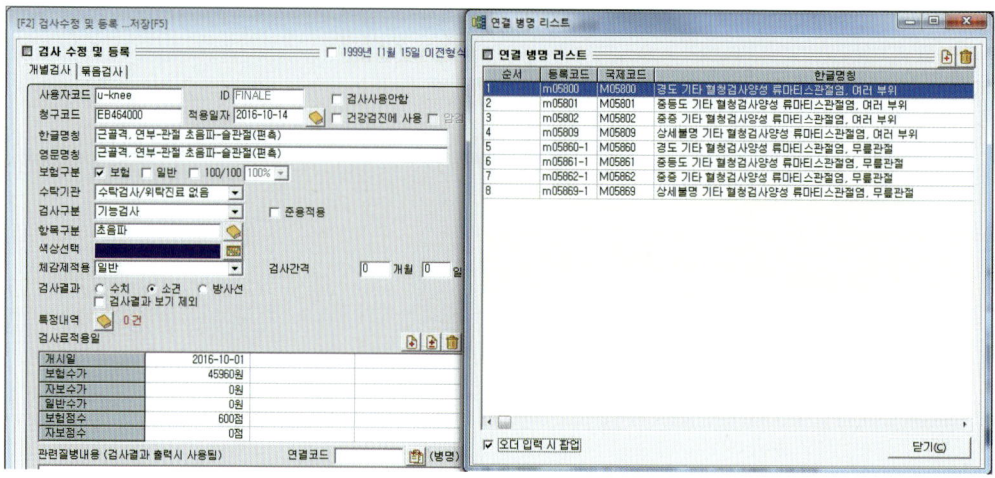

8.10 EB465000 근골격·연부-관절초음파-고관절(편측)

EB465000 근골격·연부-관절초음파-고관절(편측)

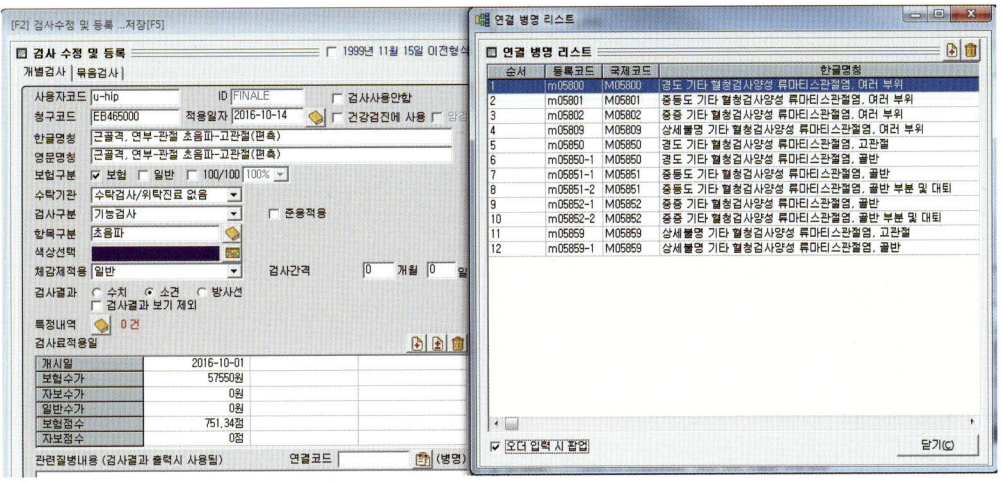

8.11 EB466000 근골격·연부-관절초음파-견관절(편측)

EB466000 근골격·연부-관절초음파-견관절(편측)

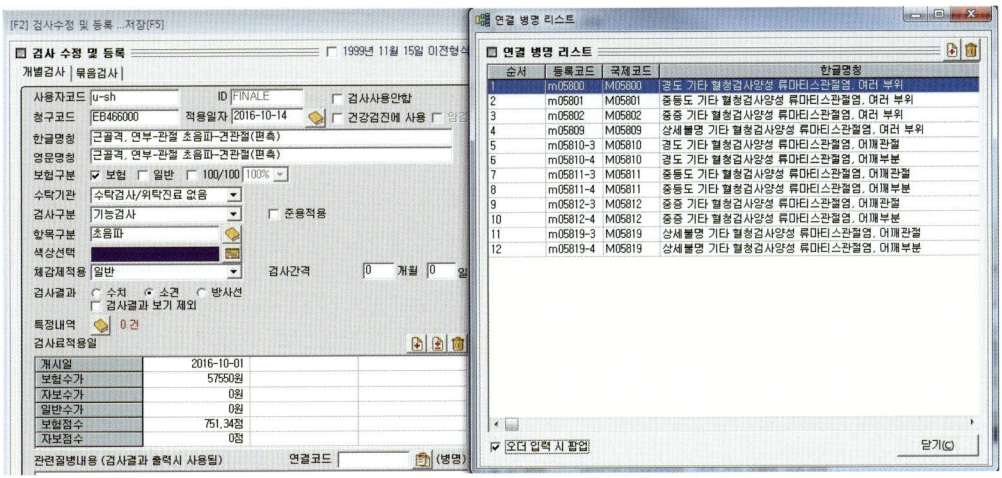

8.12 EB467000 근골격·연부-관절초음파-손목관절(편측)

EB467000 근골격·연부-관절초음파-손목관절(편측)

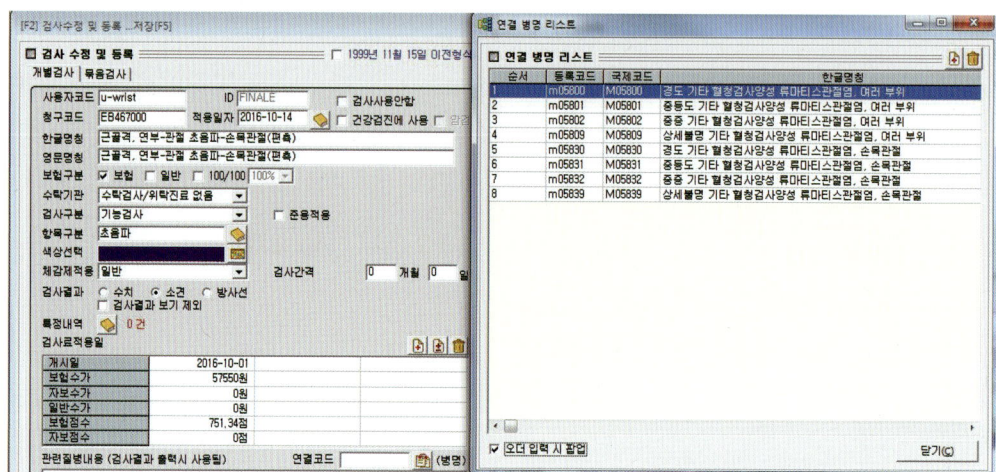

8.13 근골격·연부-관절초음파-발목관절(편측)

근골격·연부-관절초음파-발목관절(편측)

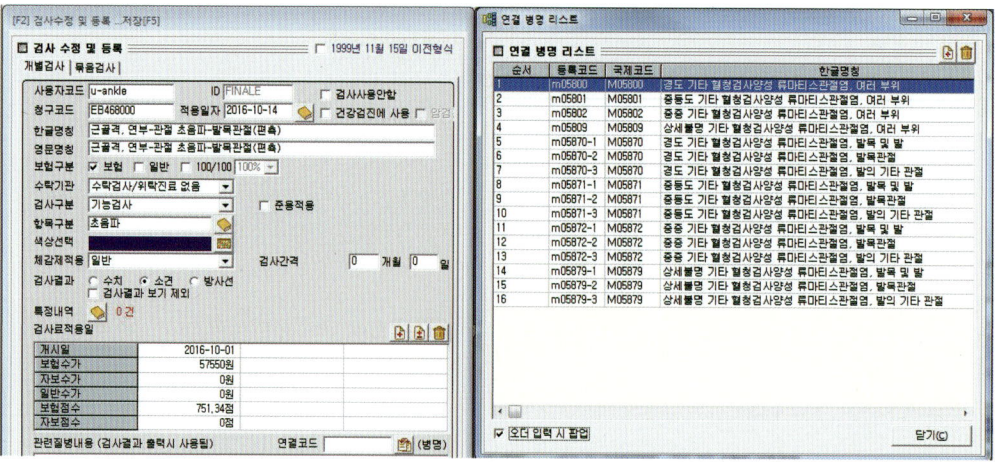

8.14 근골격·연부-관절초음파-류마티스질환에 의한 다발성관절염

근골격·연부-관절초음파-류마티스질환에 의한 다발성관절염

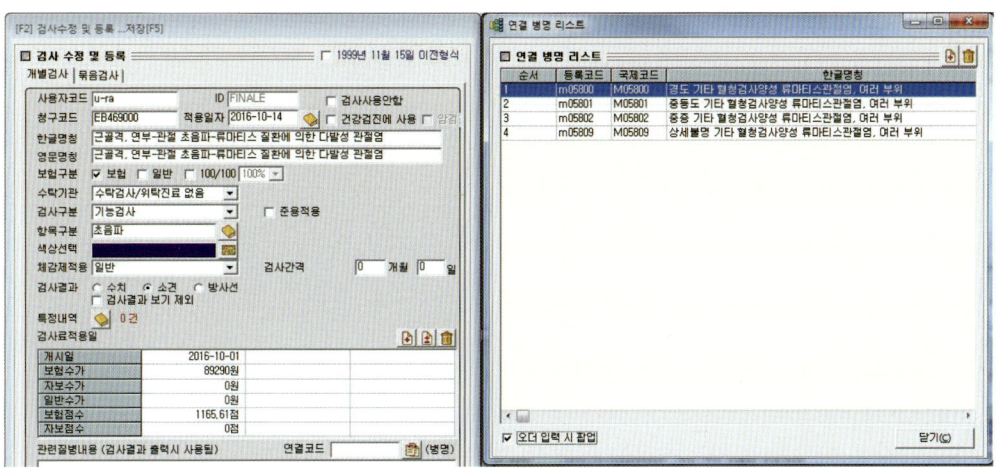

8.15 근골격·연부-연부조직초음파-일반

근골격·연부-연부조직초음파-일반

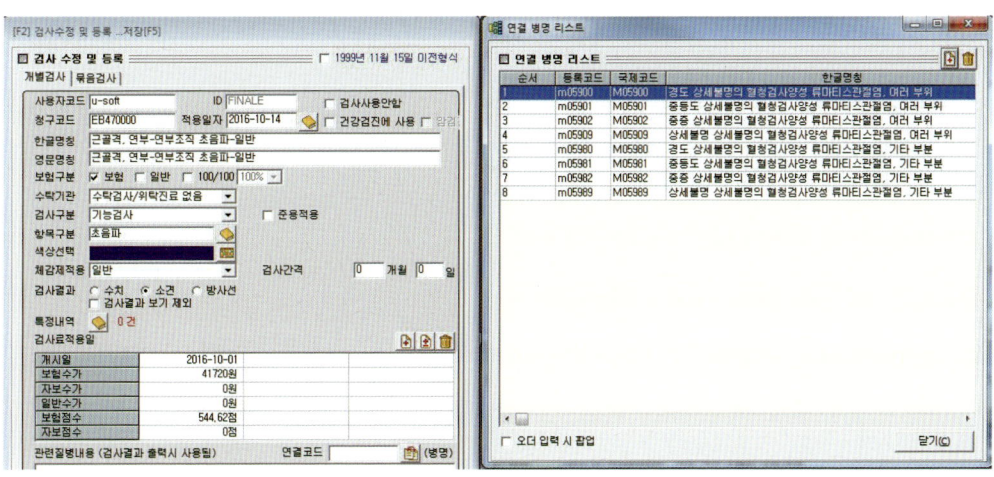

8.16 초음파검사의 류마티스관절염 조기 진단에 유용성[52]

현재의 분류 기준에는 단순방사선영상만이 포함되어 있는데, 단순방사선영상은 연부조직의 변화를 직접적으로 관찰할 수 없기 때문에 활막염의 중등도를 평가할 수 없고, 골미란을 조기에 검출할 수 없다는 한계가 있다.

초음파영상을 이용하면 관절내 윤활막의 증식, 신생혈관 증식, 힘줄의 침범, 연골 손상 및 작은 골미란을 조기에 민감하게 관찰할 수 있다는 장점이 있다.

단순방사선영상에서 관절의 변화를 발견하기 수개월에서 수년 전에 미리 관절의 염증 상태 및 뼈의 손상을 검출할 수 있어 류마티스관절염의 조기 진단에 유리하다.

류마티스관절염의 진단과 활성도 평가에 필수적인 침범된 관절의 개수를 평가하는데 있어 기존에 사용해 왔던 진찰에 비해서 초음파영상을 이용하는 경우가 민감도가 높고 재현성도 좋아 조기 진단과 정확한 활성도 평가에 더 유리하다 .

초음파영상을 이용하면 관절내 활막염의 변화를 직접 관찰함으로써 치료 효과를 판정하는데 좀더 정확하고 객관적인 정보를 얻을 수 있다.

초음파영상은 자기공명영상에 비해서 검사자의 능력에 의존적인 부분이 많으며, 골부종(bone edema)를 관찰할 수 없지만, 상대적으로 가격이 저렴하며 진료의가 직접 검사할 수 있어 이용이 편리하고 동시에 여러 부위의 관절을 관찰할 수 있어서 침범 관절의 개수를 평가하기 유리하다는 장점이 있다.

8.17 조기 류마티스관절염의 진단

8-17-1 윤활막염(Synovitis)

윤활막염의 특징적 초음파 소견

- 관절내 삼출(effusion)의 존재,
- 윤활막 증식(synovial hypertrophy)
- 도플러초음파상 혈관음영의 증가
- 판누스와 골미란

---

[52] 윤종현 등. 류마티스관절염에서 초음파의 이용. 대한류마티스 학회지Vol. 16, No. 2, June, 2009.

1) 관절내 삼출(effusion)의 초음파 소견

피하 지방층과 비교하여 비정상적인 저음영(hypoechoic) 또는 무음영(anechoic) 물질의 관절내 존재. 윤활막염의 가장 초기 소견은 삼출이기 때문에 무증상의 초기 윤활막염을 시사하는데 중요한 근거가 된다.

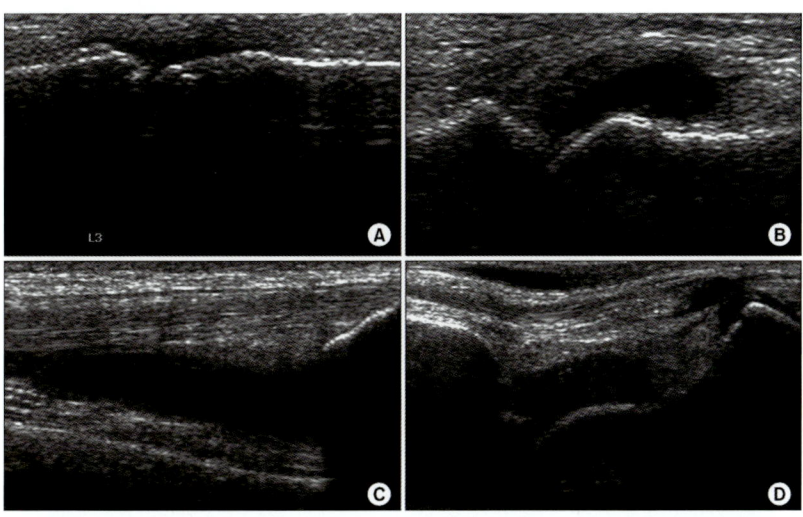

그림 1.44 Ultrasonographic findings of joint effusion. (A) Metacarpophalangeal joint, (B) metatarsophalangeal joint, (C) suprapatellar recess of the knee and (D) anterior talotibial joint.

2) 관절내 삼출액의 양에 따른 분류

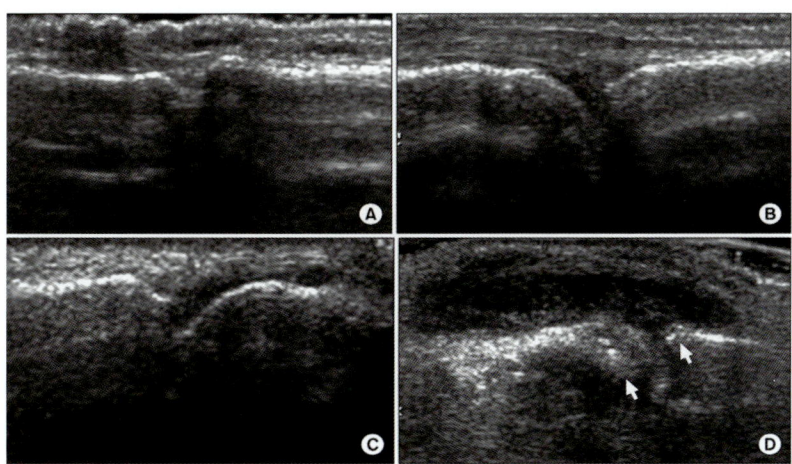

그림 1.45 Ultrasonographic findings of joint effusion can be Graded according to the amount. (A) Grade 0 (no effusion), (B) Grade 1 (minimal amount of fluid), (C) Grade 2 (moderate amount of fluid without distension of the joint capsule), and (D) Grade 3: extensive amount of fluid with distension of the joint capsule.

Grade 0 = 삼출액이 없는 경우.

Grade 1 = 최소량의 삼출액.

Grade 2 = 중등도의 삼출액이 존재하지만 관절주머니(joint capsule)가 팽창되지 않은 경우.

Grade 3 = 과량의 삼출액이 존재하여 관절주머니가 팽창된 경우.

8-17-2 윤활막 증식(synovial hypertrophy)

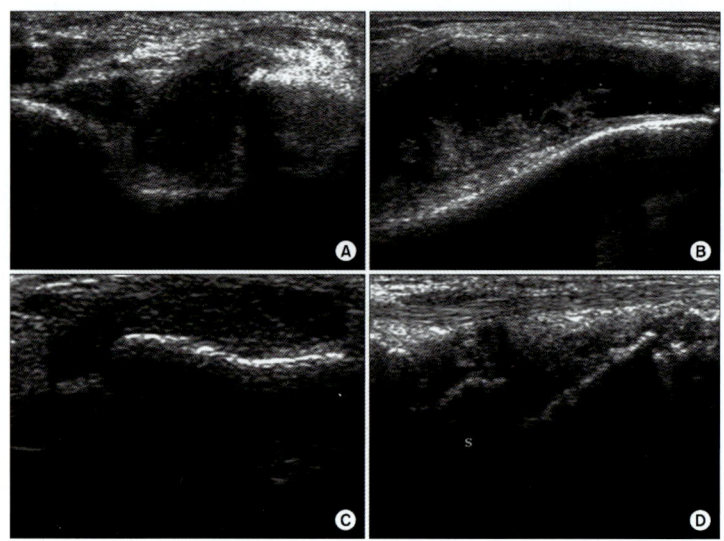

그림 1.46 Ultrasonographic fmdings of synovial proliferation. (A) Olecrenon fossa of the elbow, (B) lateral recess of the knee, (C) 1netacarpophalangeal joint, and (D) dorsal carpal joint.

윤활막 증식은 초음파에서 피하 지방층과 비교하여 비정상적인 저음영의 관절내 조직으로 관찰되며, 때로는 초음파적 음영이 피하 지방층과 동일 음영이나 고음영으로 보일 수 있다. 삼출과는 달리 이동되지 않고 쉽게 압박되지 않으며 도플러 신호가 보일 수 있다는 특징을 보인다.

정상적인 윤활막은 초음파로 관찰되지 않으나 윤활막염 발생 시 활막 두께의 증가로 인해 관찰이 가능해지며, 윤활막의 부종에 의해 윤활막 자체가 저음영 또는 무음영으로 보이는 경우에는 삼출액과의 감별이 필요하다.

두 병변을 감별하는 방법으로 윤활막 증식의 경우는 압박에도 병변이 이동하지 않는다는 점과 컬러 또는 파워도플러 초음파상 이상혈관음영의 증가가 관찰된다는 점이다.

1) 활막비후의 반정량적 점수 평가법(Synovial changes on ultrasonography)[53]

Grade 0 : 활막비후 없음.

Grade 1 : 활막비후가 관절골(articular bone) 상부 연결선 내에 들어 있으나 연결선을 위로 밀고 있지 않음.

Grade 2 : 관절골 상부 연결선이 위로 밀려 돌출되었으나 골간단(diaphysis)을 따라 확장되어 있지 않음.

Grade 3 : 관절골 상부 연결선이 위로 밀려 돌출되고 골간단을 따라 더 확장되어 있음.

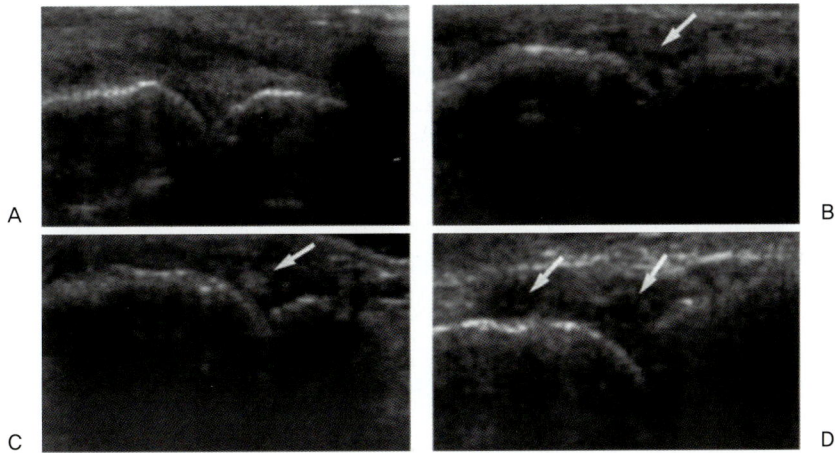

그림 1.47 Synovial changes on ultrasonography. A, Grade 0 = no synovial thickening; B, Grade 1 = minimal synovial thickening (filling the angle between the periarticular bones, without bulging over the line linking tops of the bones [arrow]); C, Grade 2 = synovial thickening bulging over the line linking tops of the periarticular bones but without extension along the bone diaphysis (arrow); D, Grade 3 = synovial thickening bulging over the line linking tops of the periarticular bones and with extension to at least one of the bone diaphyses (arrows).

---

53) Szkudlarek M, Court-Payen M, Jacobsen S, Klarlund M, Thomsen HS, Østergaard M. Interobserver agreement in ultrasonography of the finger and toe joints in rheumatoid arthritis. Arthritis Rheum 2003;48:955-962.

2) ULTRASONOGRAPHY FOR ASSESSING SYNOVITIS[54]

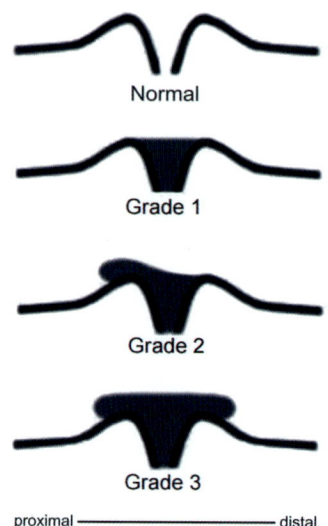

그림 1.48 Synovitis grading in metacarpophalangeal, metatarsophalangeal and interphalangeal joints on ultrasonography. Note that normal synovium is imperceptible. Initially, the articular capsule distension is proximal, only progressing distally in more severe cases. Modified from Fernandes et al.[40]

3) 도플러초음파상 혈관음영의 증가

Power Doppler signal에 의한 분류[55]

Grade 0 = no flow in the synovium

Grade 1 = single vessel signals

Grade 2 = confluent vessel signals in less than half of the area of the synovium

Grade 3 = vessel signals in more than half of the area of the synovium

---

54) Arend et al. Ultrasonography in rheumatoid arthritis: what rheumatologists should know. Rev Bras Reumatol 2013;53(1):88-100.

55) Szkudlarek M, Court-Payen M, Jacobsen S, Klarlund M, Thomsen HS, Østergaard M. Interobserver agreement in ultrasonography of the finger and toe joints in rheumatoid arthritis. Arthritis Rheum 2003;48:955-962.

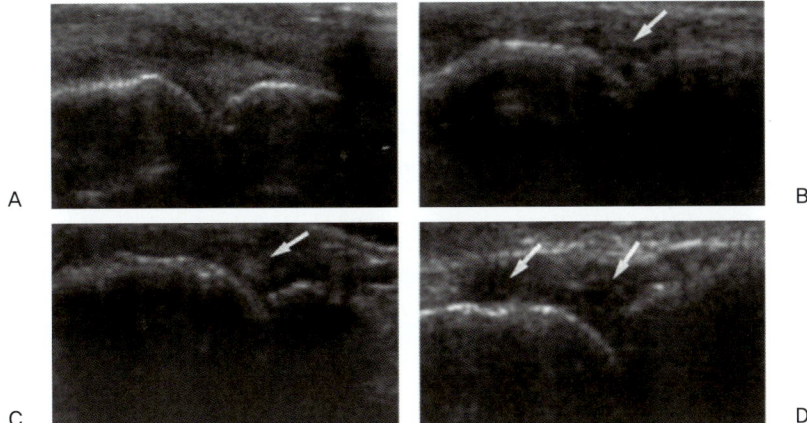

그림 1.49 Synovial changes on ultrasonography. A, Grade 0 = no synovial thickening; B, Grade 1 = minimal synovial thickening (filling the angle between the periarticular bones, without bulging over the line linking tops of the bones [arrow]); C, Grade 2 = synovial thickening bulging over the line linking tops of the periarticular bones but without extension along the bone diaphysis (arrow); D, Grade 3 = synovial thickening bulging over the line linking tops of the periarticular bones and with extension to at least one of the bone diaphyses (arrows).

8-17-3 Bone erosion

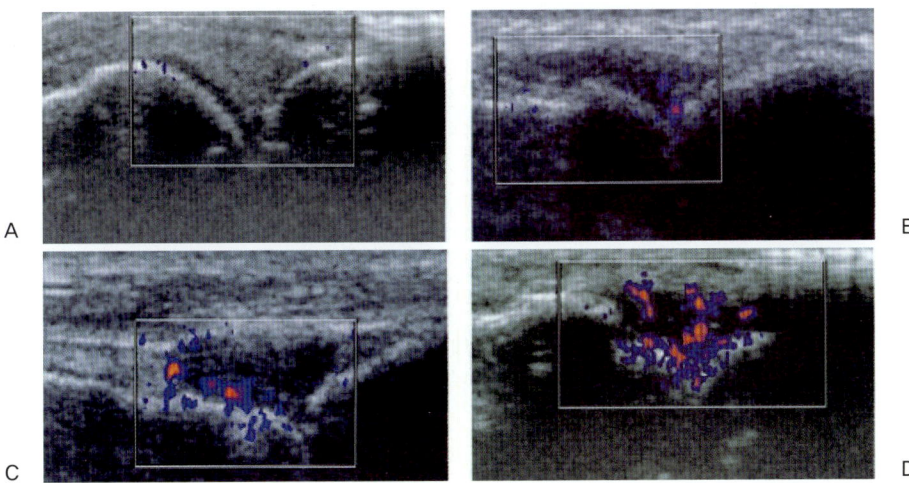

그림 1.50 Power Doppler signal. A, Grade 0 = no flow in the synovium; B, Grade 1 = single vessel signals; C, Grade 2 = confluent vessel signals in less than half of the area of the synovium; D, Grade 3 = vessel signals in more than half of the area of the synovium.

류마티스관절염에서 발생하는 골미란의 초음파 소견은 관절 내부 골표면의 불연속성이며, 이는 두 개의 수직면에서 모두 관찰되어야 한다. 골미란의 내부에 고음영의 조직이나 도플러상 혈관신호가 증가된 조직이 보이는 경우는 증식성, 혈관성 판누스가 존재함을 시사한다. 류마티스관절염의 골미란 등급을 평가하는 방법은 표준화되어 있지 않으나, 한 연구에서 Grade 0 = 균질한 골표면, Grade 1 = 두 면에서 보았을 때 소실을 형성하지 않은 불균질한 골표면, Grade 2 = 두 면에서 보았을 때 골표면의 소실이 보이는 경우, Grade 3 = 광범위한 골파괴를 동반한 골소실로 분류하였다.

류마티스관절염의 골미란 등급[56]

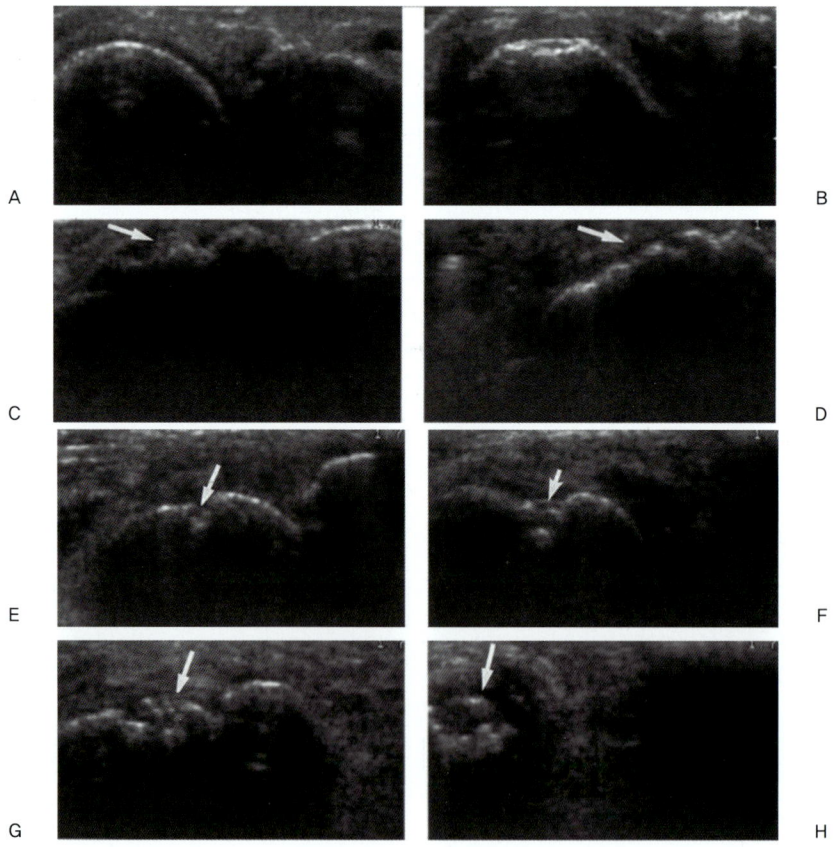

그림 1.51 Bone changes scored with ultrasonography, with each joint visualized in 2 planes (longitudinal and transverse). A and B, Grade 0 = regular bone surface; C and D, Grade 1 = irregularity of the bone surface without formation of a defect seen in 2 planes (arrow); E and F, Grade 2 = formation of a defect in the surface of the bone seen in 2 planes (arrow); G and H, Grade 3 = bone defect creating extensive bone destruction (arrow).

---

56) Szkudlarek M, Court-Payen M, Jacobsen S, Klarlund M, Thomsen HS, Østergaard M. Interobserver agreement in ultrasonography of the finger and toe joints in rheumatoid arthritis. Arthritis Rheum 2003;48:955-962.

8-17-4 연골의 변화

류마티스관절염에서 연골의 두께가 부분적 또는 전체적으로 얇아지고 주변과의 경계가 불분명해지는 소견을 보이며, MCP와 PIP 관절의 연골 두께가 질병이 조절되지 않았던 기간과 반비례한다는 연구 결과가 있다.

8-17-5 힘줄의 변화-Tynosynovitis

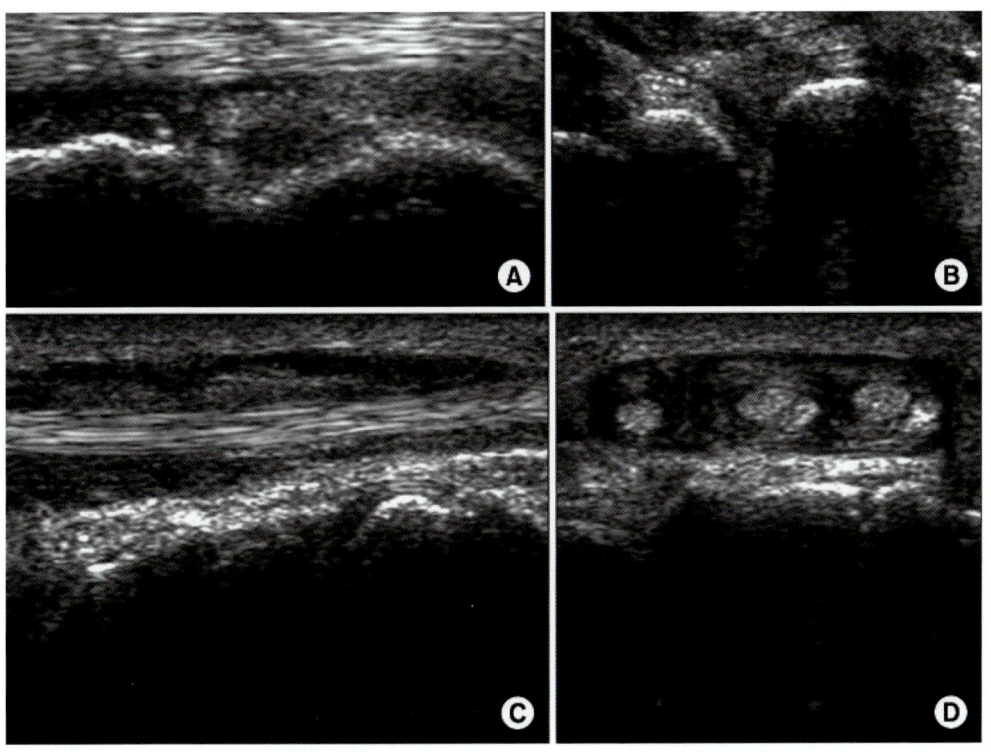

그림 1.52 Ultrasonographic findings of tenosynovitis. (A, B) Anechoic fluid accumulation in the sheath of posterior tibial tendon (longitudinal and transverse scans). (C, D) Hyperechoic synovial proliferation in the sheath of the extensor digitorum tendons (longitudinal and transverse scans).

힘줄윤활막염(tenosynovitis)은 조기 류마티스관절염에서 흔하게 발생하며, 분류되지 않은 염증성관절염에서 항CCP 항체와 더불어 류마티스관절염으로의 진행을 시사하는 조기 표지자이기 때문에 중요한 병변이다.

초음파 소견은 힘줄윤활막내 액체의 저류가 존재하거나 저음영 또는 무음영의 두꺼운 조직이 존재하는 것이며, 이는 두 수직면에서 관찰되고 도플러상 혈관음영이 보일 수 있다.

힘줄 자체의 염증이 동반되기도 하는데 초음파상 힘줄의 경계가 불분명해지면서 힘줄내 저음영 부위가 존재하여 불균질한 음영을 보이게 된다.

8.18 혈관-두개외 혈관도플러초음파-경동맥

8-18-1 혈관-두개외 혈관도플러초음파-경동맥

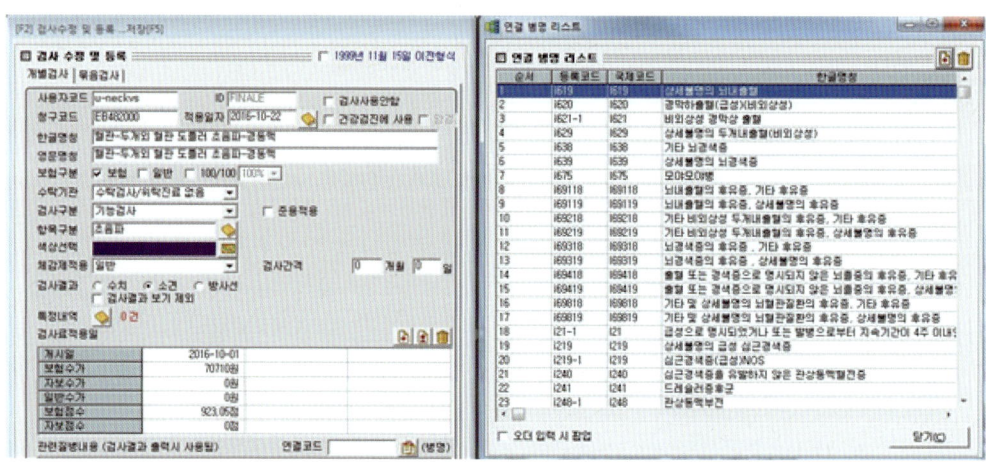

8-18-2 경동맥초음파의 건강보험급여 Q & A

고령/고혈압/당뇨병 등 뇌졸중 주요 위험인자를 가진 환자가 어지럼증을 호소하는 경우의 급여 인정 여부	신경학적 진찰상 이비인후과적 문제(돌발성/자세성 어지럼증, 전정신경병증 등)로 인한 어지럼증의 가능성이 낮다고 판단되었을 경우에 뇌혈관질환을 진단하기 위해 시행한 경동맥초음파는 급여 대상임.
과거 뇌경색과 경동맥협착이 있었던 환자에서(과거 시술 여부와 무관하게) 경과 관찰을 위해 내원 시 주기적으로 협착의 정도를 파악하기 위해 경동맥초음파를 시행한 경우 급여 인정 여부	질환이 의심되는 새로운 에피소드의 발현 없이 주기적으로 내원하여 시행한 초음파검사는 급여 대상이 아님.

시술 혹은 수술의 필요성이 의심되지 않거나 증상 발생 24시간 내에 병원에 도착한 환자의 입원 진료 중 해당 산정 특례 대상 질환을 진단받을 수 있는 NIHSS 점수가 아닌 경우, 신경학적 진찰을 통하여 산정 특례 대상 뇌혈관질환이 의심되어 진단을 위해 시행한 경동맥초음파의 급여 인정 여부	산정 특례 대상 뇌혈관질환의 시술/수술 여부 혹은 입원 진료시 예측되는 NIHSS 점수와는 상관없이 산정 특례 대상 뇌혈관질환 의심 하에 진단을 위해 시행한 초음파검사는 급여 대상임.

보건복지부 지정 2형 당뇨병 임상연구센터에서 발간한 당뇨병에서 경동맥내중막 두께 측정에 대한 지침 2008년판 머리말에서

> 경동맥내중막 두께는 1986년 초음파를 이용한 측정이 처음 발표된 이후 수많은 연구에서 이용되고 왔고, 실제 임상에서의 이용이 늘어나고 있다. 아직 일상적으로 시행되고 있지는 않으나 쉽고 안전하며 비침습적이고, 죽상동맥경화증의 조기 진단 및 추적 관찰에 유용하며, 여러 연구 결과로부터 심혈관질환 및 뇌혈관질환과의 긴밀한 연관성을 보이고 있어서 이러한 질병의 예측인자로서의 유용성이 강조되고 있다. 이에 초음파를 이용한 경동맥내중막 두께 측정검사는 점차 확대될 것으로 생각되며, 이에 대한 진료지침 또한 요구된다.

라고 하였다.

보건복지부 지정 2형 당뇨병 임상연구센터에서 발간한 당뇨병에서 경동맥내중막 두께 측정에 대한 지침 2008년판을 발췌 요약하면서 경동맥초음파검사에 대한 국가 표준지침을 정리해본다.

1) 경동맥내중막 두께 측정 방법

지침

- 환자를 침대에 똑바로 누이고 목을 뒤로 젖히며, 검사 측의 반대쪽으로 머리를 돌린 후 검사한다. (C)
- B-mode 초음파 기기의 5~12 MHz의 선형 탐촉자를 이용하여 좌우 각각에서 총경동맥, 내경동맥, 외경동맥의 종단면 및 횡단면을 관찰한다. (B)

- 혈관 내강-내막이 맞닿는 곳으로부터 중막-외막이 맞닿는 곳 사이의 거리(내중막 두께)를 캘리퍼나 컴퓨터 프로그램을 이용하여 측정한다. (B)
- 죽상경화반(plaque) 유무를 관찰한다. (B)

2) 경동맥내중막 두께의 기준치 및 죽상경화반의 정의

지침

- 국내에서 시행된 한 연구에서 평균 49세 건강인의 총경동맥내중막 두께는 오른쪽에서 0.63± 0.11 mm, 왼쪽에서 0.64 ± 0.11 mm였으며, 다른 연구에서는 당뇨병이 없는 군은 0.667± 0.147 mm, 당뇨병이 있는 군은 0.866 ± 0.242 mm이었다. (III)
- 경동맥내중막 두께가 연령에 관계없이 1 mm 이상이면 심근경색이나 뇌혈관질환의 위험도가 의미 있게 증가한다. (III)
- 죽상경화반은 혈관 내강으로 0.5 mm 이상, 또는 주변의 내중막 두께의 50% 이상 돌출된 국소 병변 또는 경동맥내중막 두께가 국소적으로 일정 두께 이상 두꺼워진 경우로 정의한다. (IV)

3) 경동맥내중막 두께에 영향을 미치는 인자

지침

- 경동맥내중막 두께와 심혈관계 및 뇌혈관계 질환의 위험인자들은 일반 인구집단이나 심혈관계 질환의 고위험군 환자를 대상으로 한 여러 관찰 연구와 역학 연구들에서 양의 상관관계를 보인다. (III)

  경동맥내중막 두께의 영향인자에 대해서는 대상군에 따라 조금씩 차이가 있으나 심혈관계 위험인자들과의 긴밀한 연관성에 대해서는 잘 알려져 있다. 심혈관계 질환의 대표적인 위험인자들 - 남성, 나이, 비만, 고혈압, 고지혈증, 당뇨병, 인슐린 저항성, 흡연 - 은 모두 일반 인구집단이나 심혈관계 질환의 고위험군 환자를 대상으로 한 여러 관찰 연구와 역학 연구들에서 양의 상관관계를 보였다.

4) 경동맥내중막 두께와 심혈관 및 뇌혈관 질환 발생 위험도와의 연관성

지침

- 경동맥내중막 두께는 심혈관질환의 예측인자로 심혈관질환의 위험인자 및 심혈관질환 발생과 상관성이 있다. (IIa)

- 경동맥내중막 두께는 뇌경색의 예측인자로 뇌경색의 위험인자 및 뇌경색 발생과 상관성이 있다. (IIa)

5) 경동맥내중막 비후에 대한 치료

지침

- 비후된 경동맥내중막 두께를 갖은 사람에서 심혈관계 및 뇌혈관계 질환의 예방을 위해 생활습관 개선 및 적극적인 약제 치료가 필요하다. (IIa, B)

경동맥내중막 두께는 정량적인 수치를 가지고, 비교적 정확하므로 여러 약제의 예방 및 치료 효과에 관한 연구에서 측정되어 왔다. 여러 연구에서 경동맥내중막 두께의 비후와 관계있는 여러 요소들에 대한 치료들, 즉 생활습관 개선, 지질강하제, 혈압강하제 등이 심혈관계 질환의 예방 및 사망률 감소뿐만 아니라 경동맥내중막 두께도 감소시켰음을 보고하였다. 대부분의 연구에서 경동맥내중막 두께 비후의 감소는 심혈관질환의 발생 감소와 동반되어 나타났으며, 이러한 동반 효과는 경동맥내중막 두께를 심혈관질환의 표지자로 생각할 수 있는 또 하나의 증거이다.

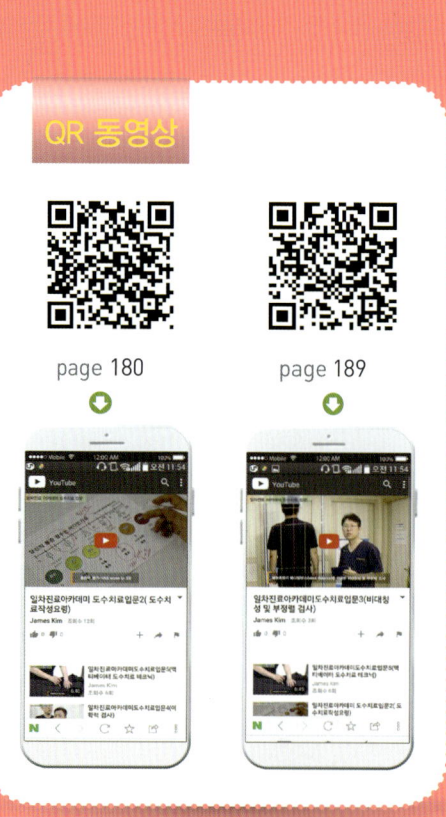

CHAPTER 02

도수치료 차트 작성 요령

01 도수치료 차트 작성 요령

Know-How To Create Medical Record

1.1 도수치료 차트 작성 요령

① 해당 질환이 도수치료의 행위 정의와 적응증에 해당되어야 한다.
② 통증의 강도는 주관적인 것이지만, 치료의 추적관찰을 위해 객관적 지표(Vas-score)로 기재한다.
③ 해당 신체부위에 대한 신체의 비대칭 및 척추 부정렬에 대한 검사 자료를 기재한다.

결론 : 도수치료의 안정성과 의학적 타당성, 치료의 효과성, 이에 대한 의학적 근거에 따른 도수치료 환자 차트 기록의 핵심이다.

QR 동영상

1.2 도수치료 시 차트에 꼭 기록할 것

1-2-1 통증의 평가

VAS score로 기록한다.

EX VAS score 7점, VAS Score 3점

1-2-2 관절가동범위(ROM)의 이상

국민연금장애심사기준(A.M.A method)을 참조한다.

EX AMA 방식의 ROM을 기록하면 된다.

1-2-3 비대칭성 및 부정렬검사

Posture analyzer(신체밸런스측정기)로 측정하거나, 이학적 검사를 하거나, X-ray 영상을 분석하거나 액티베이터 단족검사를 통한 척추부정렬검사로 기재한다.

EX 차트에 부정렬검사를 기재 시에는

① Posture analyzer

각 신체부위 비대칭 및 부정렬을 기록하거나 사진촬영하여 저장한다.

- 촉진 등의 이학적 검사 – 척추 및 신체의 각 부위의 이상을 진단하고 기록한다.

② X-ray 영상 분석

일례로 pelvis AP 사진 1장 촬영 해석 : AS. PI , EX , IN 등을 기록한다.

흉추 배열 사진으로 측만증(+0)

- 단족검사 : 액티베이터 도수치료 테크닉을 통한 기술

  5th Lumbar spine PD측 involvement (+) 등으로 기록한다.

1-2-4 기타

통증 압통, 조직과 긴장의 변화 : 상황에 맞게 선택하여 기술한다.

EX 요추 4번 부위 압통(+). 흉추 12번 조직긴장도(+++) 등으로 기록한다.

> **참고**
>
> 미국 Medicare에서는 카이로프락틱의 이학적 검사 내용에는 통증 압통, 비대칭성 및 부정렬, ROM의 이상, 조직과 긴장의 변화 4개 항목 중 2가지 항목이 들어가야 하고, 비대칭성 및 부정렬 , ROM 이상 중에 하나는 반드시 들어가야 한다고 명시한다.
>
> → 따라서 우리나라에서 도수치료 차트기록을 완벽히 하려 한다면 비대칭성 및 부정렬 또는 ROM 이상은 반드시 기록해야 문제가 없을 것으로 보인다.

우선 도수치료의 처방코드와 도수치료에 사용되는 병명코드을 만들어 본다.

> 진료차트 작성 노하우

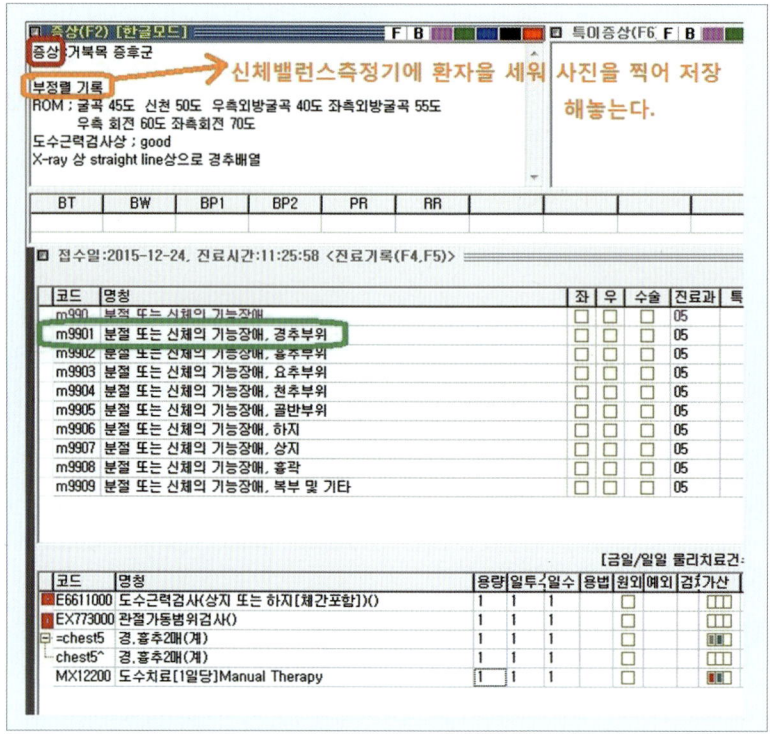

다음은 AMCT로 기록한 것이다.

차트의 기재는 증상 기재 및 병명(m99** 코드)을 쓰고, 도수치료 코드는 다음 아래와 같이 등록해서 사용하면 된다.

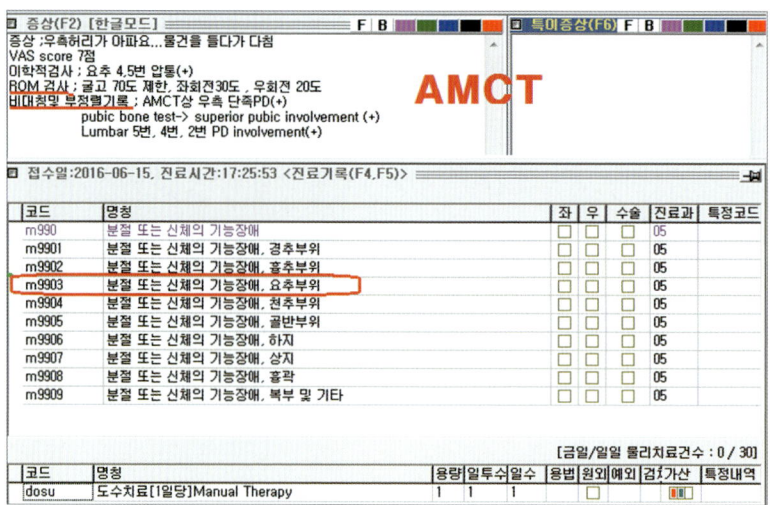

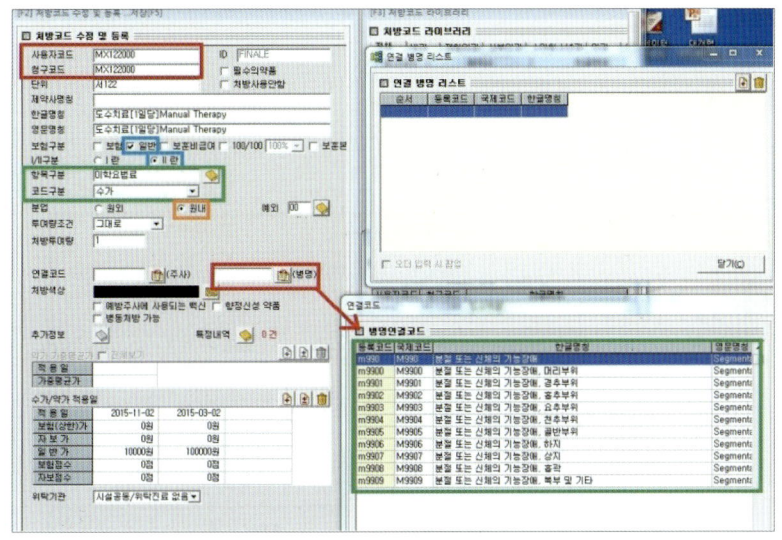

도수치료 환자 검사의 부정렬검사를 다음 아래와 같이 신체밸런스측정기를 이용해서 보면 몸의 균형이 좌우로 기울었는지와 목, 어깨, 골반이 어떻게 변동되었는지 쉽게 알 수 있으며, 사진으로 찍어 놓기만 해도 좋은 차트 자료가 되겠다.

1-2-5 통증의 평가 - VAS score

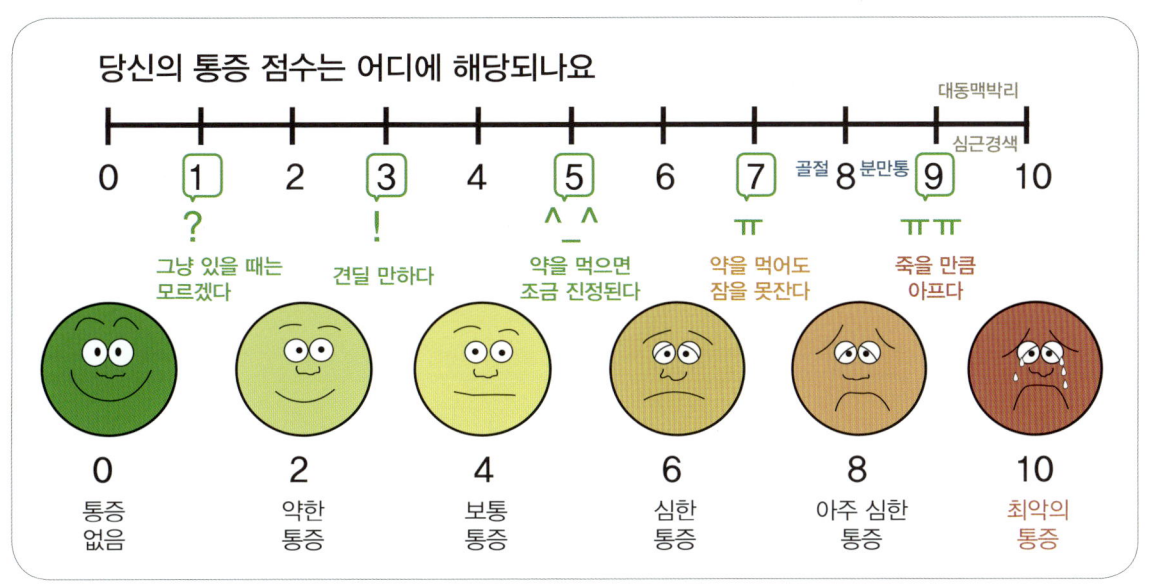

1-2-6 관절가동범위(ROM)의 이상

국민연금 장애심사기준(A.M.A method)

관절가동범위 (A.M.A method 방식)

	부위	경추부(340도)		흉.요추부(240도)	
척추의 운동범위 (A.M.A식) ※강직성척추염시 기재	측정방법	정상범위	운동가능범위	정상범위	운동가능범위
	전굴	45도		90도	
	후굴	45도		30도	
	좌굴	45도		30도	
	우굴	45도		30도	
	좌회전	80도		30도	
	우회전	80도		30도	

	부위	측정방법	정상범위	운동가능범위		부위	측정방법	정상범위	운동가능범위	
				우	좌				우	좌
팔/다리 관절의 수동운동 범위 (AMA식)	어깨 관절 (500도)	굴곡 신전 외전 내전 내회전 외회전	150도 40도 150도 30도 40도 90도			고관절 (280도)	굴곡 신전 외전 내전 내회전 외회전	100도 30도 40도 20도 40도 50도		
		소계	500도				소계	280도		
	팔꿈치 관절 (310도)	굴곡 신전 내회전 외회전	150도 0도 80도 80도			무릎 관절 (150도)	굴곡 신전	150도 0도		
		소계	310도				소계	150도		
	손목 관절 (180도)	굴곡 신전 요사위 척사위	70도 60도 20도 30도			발목 관절 (110도)	굴곡 신전 외반 내반	40도 20도 20도 30도		
		소계	180도				소계	110도		
인공골두,인공관절 삽입상태 및 관절부위						관절 동요정도 ( )mm		가관절 형성상태		

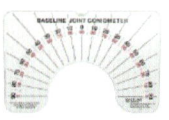

Baseline 12-1076 Large Joint Goniometer, Two 180 Degree
$55.00 **$49.88** ✓Prime
Order in the next 5 hours and get it by Tuesday, Feb 25.
More Buying Choices
$47.66 new (8 offers)
FREE Shipping
Product Features
... Baseline large jo
Industrial & Scien

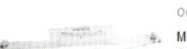

Baseline 12-1090 Body Level Alignment by Baseline
$50.00 **$47.13** ✓Prime
Order in the next 7 hours and get it by Tuesday, Feb 25.
More Buying Choices
$45.00 new (15 offers)
FREE Shipping
Product Features
Baseline body leve
Industrial & Scien

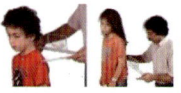

Baseline body level by Baseline
$62.74
In Stock
More Buying Choices
$62.74 new (2 offers)
Industrial & Scien

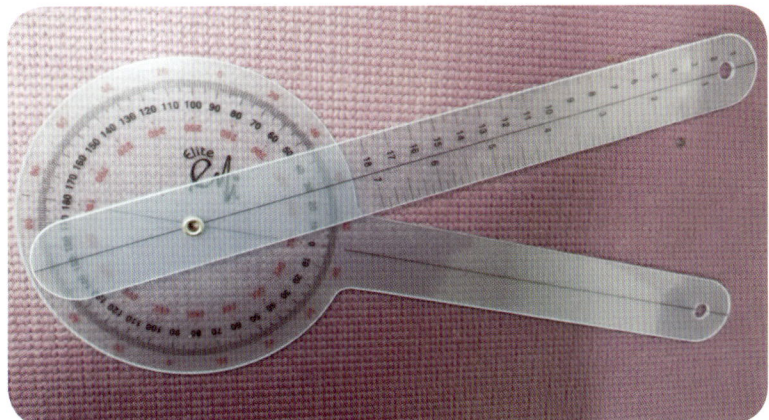

이러한 각도기는 꼭 가지고 있어야 하겠다.

CROM Basic
- Cervical Range of Motion Instrument

The CROM is the instrument for which normal values have been established for cervical range of motion.

As a health care professional, you understand the importance of being able to correctly evaluate uour patient's cervical problems. When using a goniometer of stand-alone inclinometers it is nearly impossible to reposition the inclinometer to the very same place you took the original measurement. Every time your patient moves, you have to remeasure.

That is why Performance Attainment Associates has developedd the CROM, Which combines inclinometers and magnets in an easy to use instrument it takes only minutes to make objective, repeatable measurements

Use the CROM to measure:
- Sub-occipital flexion and extension
- Lateral flexion
- Cervical flexion and extension
- Cervical rotation

Advantages of using the CROM:
- Positions easily and securely like a pair of sunglasses
- Examiner's hands remain free to guide patinet's movements
- Inclinometers are preset to frame eliminating zeroing time and errors
- Fluid damped inclinometers permit fast, accurate readings without waiting for oscillations to damp out

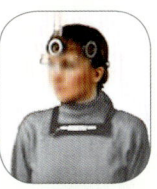
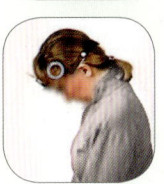
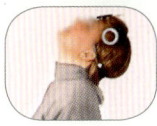

Deluxe Inclinometer

The Deluxe Inclinometer utilizes a ball technology that reduces the inclinometer's sensitivity to vertical positioning. The Deluxe Inclinometer has a three inch dial that provides readings to one degree. The inclinometer is fluid dampened to permit fast, accurate readings without waiting for oscillations to damp out. A short base is provided for the spine and small surfaces like the hand.

A long base works well for placement on long flat surfaces such as the arm (when measuring elbow range of motion) or the leg (when measuring knee range of motion). The long arm is also easy to grasp for measurements such as wrist rotation and shoulder rotation.

When measuring the extremities, one inclinometer is sufficient. When measuring the spine, the preferred method is the two inclinometer medhod (dual inclinometry).

Using the Deluxe Inclinometer to measure the spine:
- The examiner palpates two points on the spine. Example: for lumbar flexion, S1 and T12.
- The patient is instructed to stand erect. The inclinometers are placed (centered) on the two palpation points and zeroed.

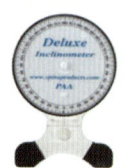
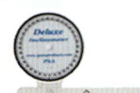

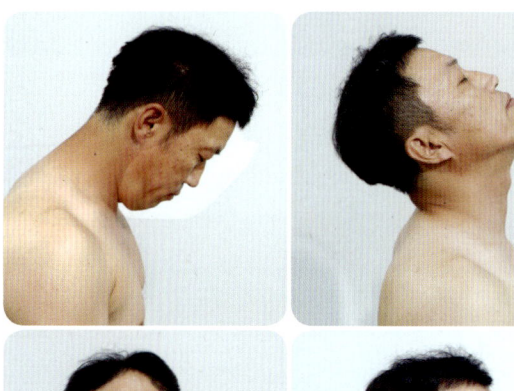

부위	측정 방법	정상 범위
경추부 (340도)	전굴	45도
	후굴	45도
	좌측굴	45도
	우측굴	45도
	좌회전	80도
	우회전	80도

경추의 전체적인 가동범위 (A) 굴곡, (B) 신전, (C) 우측굴, (D) 좌회전

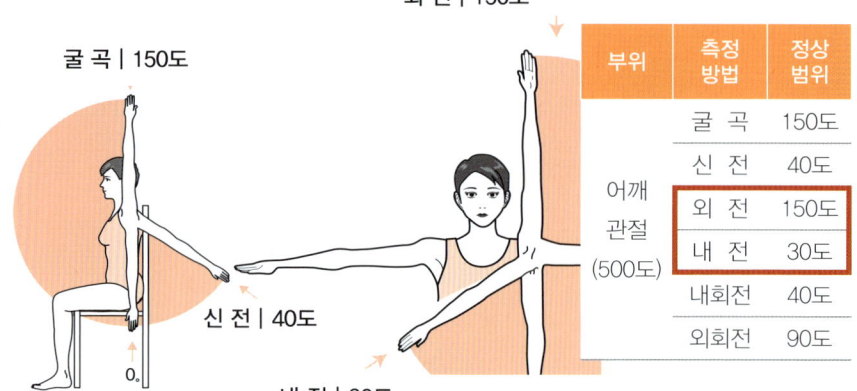

부위	측정 방법	정상 범위
어깨 관절 (500도)	굴 곡	150도
	신 전	40도
	외 전	150도
	내 전	30도
	내회전	40도
	외회전	90도

부위	측정 방법	정상 범위
어깨 관절 (500도)	굴 곡	150도
	신 전	40도
	외 전	150도
	내 전	30도
	내회전	40도
	외회전	90도

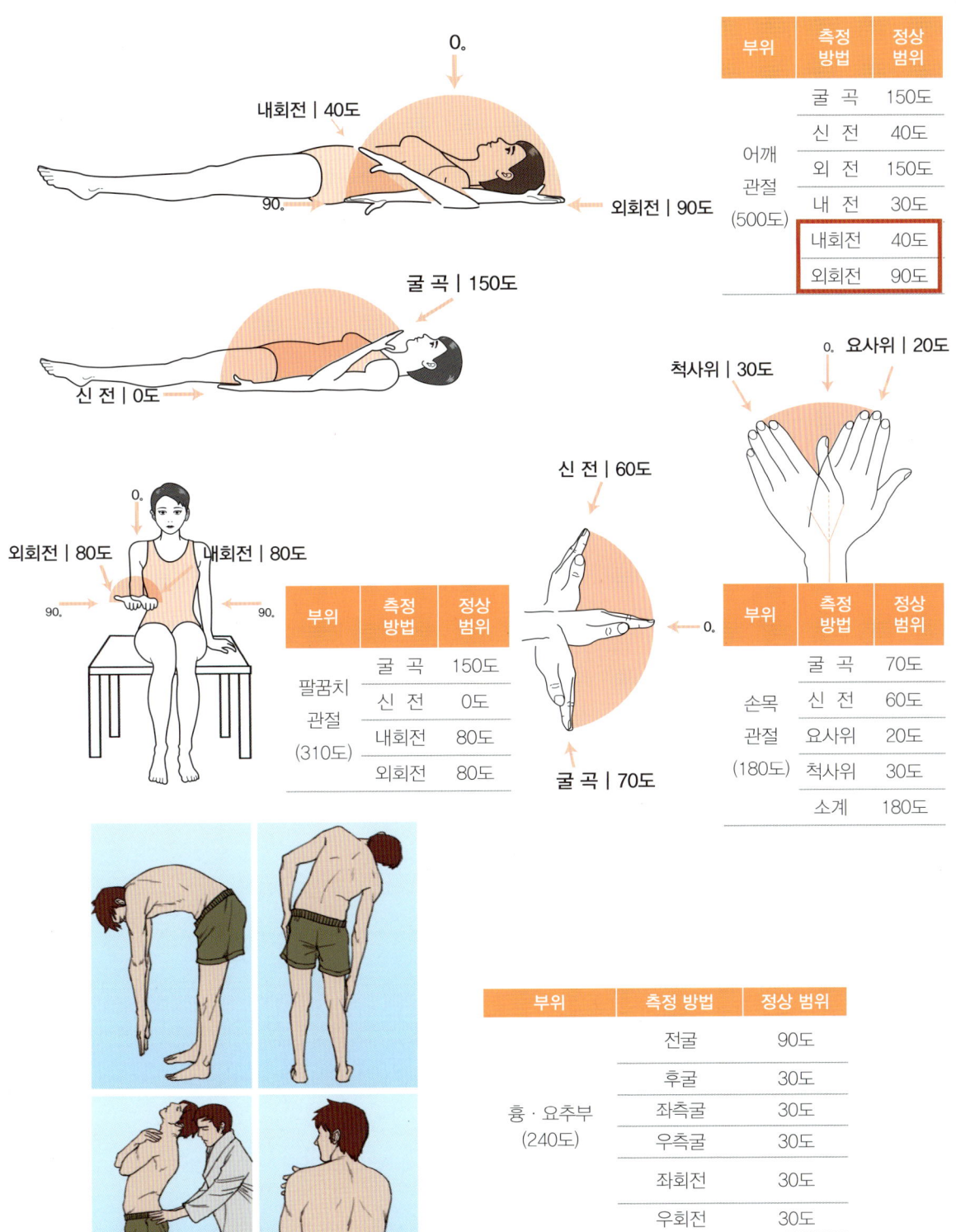

진료차트 작성 노하우

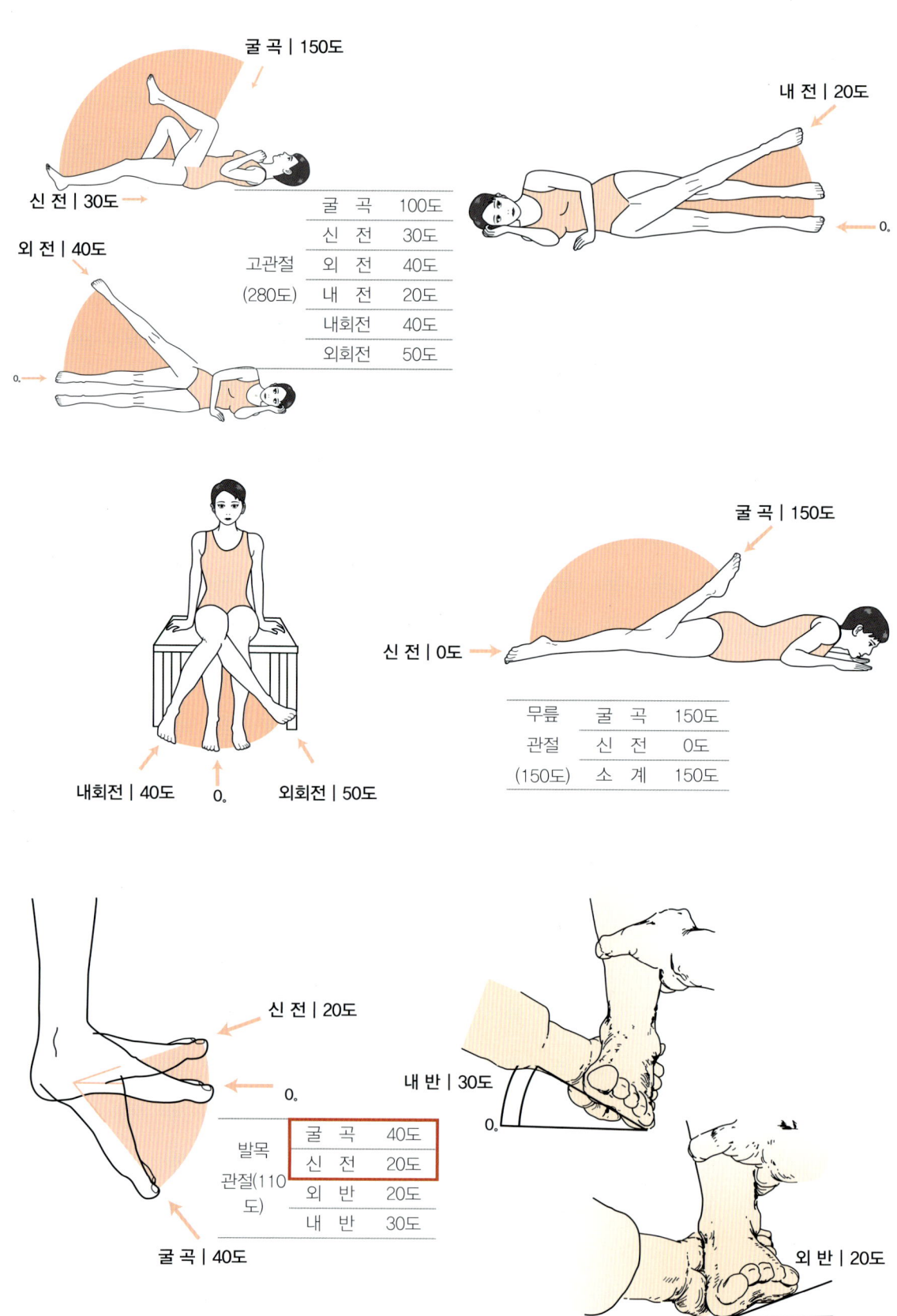

도수근력검사(보험코드 E6611000)

5	100%	Normal	중력과 충분한 저항하에서 능동적 정상 관절운동
4	75%	Good	중력과 어느 정도의 저항하에서 능동적 정상 관절운동
3	50%	Fair	중력만을 이기는 능동적 관절운동
2	25%	Poor	무중력 상태에서 능동적 관절운동
1	10%	Trace	수축은 가능하나 능동적 관절운동이 불가능
0	0%	Zero	근육수축의 증거가 없음

1-2-7 비대칭성 및 부정렬검사

체형밸런스측정기 "MediBalance"로 시행하고, 액티베이터 단족검사를 통한 척추부정렬검사로 기재한다(구입처 : 영일엠 http://www.01m.co.kr, 1544-8501).

QR 동영상

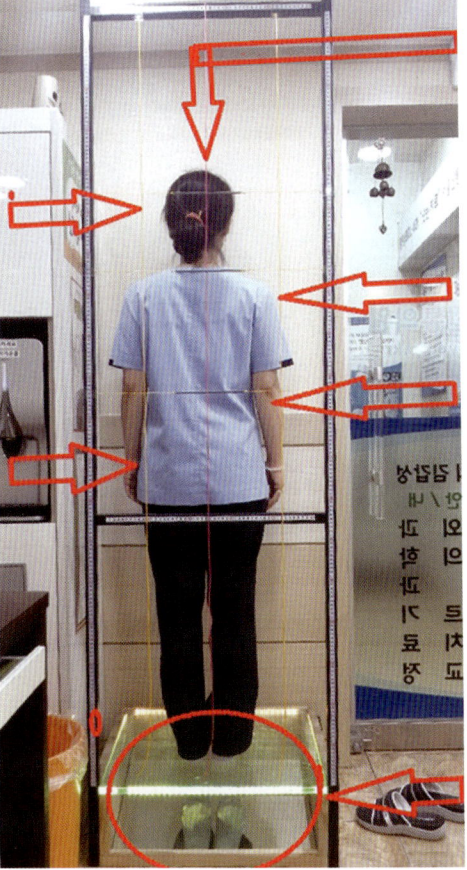

① Lateral analysis landmarker : ear lobe, shoulder joint greater trochanter a point slightly anterior to middle of knee joint a point just anterior to lateral malleolus.

② Posterior analysis landmarker : external occipital protuberance spinous processes gluteal crease midway between knee midway between ankles.

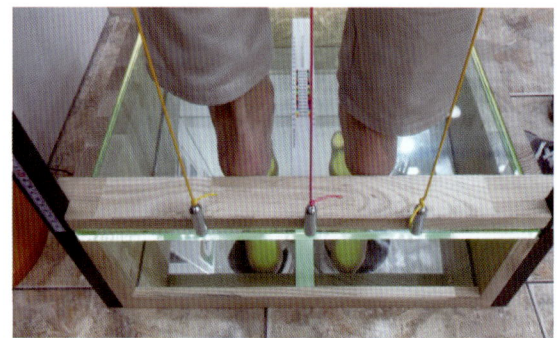 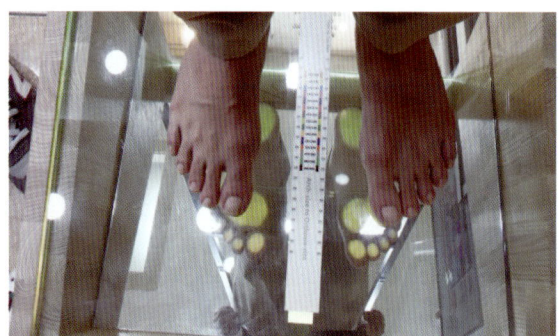

체형밸런스측정기 "MediBalance"에 올라 위 그림에 체크된 부분을 검사하고, 카메라 사진으로 찍어 전자차트에 보관한다. 그리고 MediBalance을 보면서 다음 아래의 Posture Score Sheet를 작성하여 체형의 비대칭 및 부정렬검사와 더불어 경과를 관찰할 수 있다.

POSTURE SCORE SHEET	Name			SCORING DATES			
	GOOD – 10	FAIR –5	POOR –0				
HEAD LEFT RIGHT	머리 똑바로 선 자세 중력선이 중심을 통과	머리 한쪽으로 약간 틀어져 있거나 돌린 자세	머리 반쪽으로 확연하게 틀어졌거나 돌린 자세				
SHOULDERS LEFT RIGHT	어깨 같은 높이에 수평하게 위치	어깨 한쪽이 약간 높은 자세	어깨 한쪽이 확연하게 높은 자세				
SPINE LEFT RIGHT	척추 일직선 자세	척추 약간 가쪽으로 굽은 자세	척추 확연하게 가쪽으로 굽은 자세				

POSTURE SCORE SHEET	Name			SCORING DATES			
	GOOD – 10	FAIR –5	POOR –0				
HIPS LEFT RIGHT	엉덩관절 같은 높이에 수평하게 위치	엉덩관절 한쪽이 약간 높은 자세	엉덩관절 한쪽이 확연하게 높은 자세				
ANKLES	발 앞쪽으로 똑바로 향한 자세	발 가쪽으로 향한 자세	발 확연하게 가쪽으로 향한 자세				
NECK	목이 똑바로 선 자세, 턱과 머리가 어깨 위에서 똑바로 균형을 유지	목이 앞쪽으로 약간 기울어진 자세: 턱을 약간 내민다	목을 확연하게 앞쪽으로 기울어진 자세: 턱을 확연하게 내민다.				
UPPER BACK	위쪽 등 : 정상적인 둥근 자세	위쪽 등: 약간 더 둥근 자세	위쪽 등 : 확연하게 둥근 자세				
TRUNK	몸통 똑바로 선 자세	몸통 약간 뒤로 기울어진 자세	몸통 확연하게 뒤로 기울어진 자세				
ABDOMEN	배 편평하다	배 볼록 나온 자세	배 볼록 나오고 늘어진 자세				
LOWER BACK	허리 정상적인 굽이	허리 약간 앞굽음증이 있는 자세	허리 확연하게 앞굽음증이 있는 자세				

ALL REPRODUCTION RIGHTS RESERVED ©
REEDCO "The Good Posture People"
P.O. BOX 345 – 51 NO PELTON ST
AUBURN N Y 13521
(315) 252-0620
COPYRIGHT 1974

TOTAL SCORES

진료차트 작성 노하우

외래에서 차트를 기록하고 앞의 자료를 전자진료차트에 보관한다.

의사랑에서의 추적검사차트 보관방법을 소개한다.

① 이 기록지를 의사랑의 해당 환자의 전자차트에 넣고 싶다면 다음과 같이 한다.

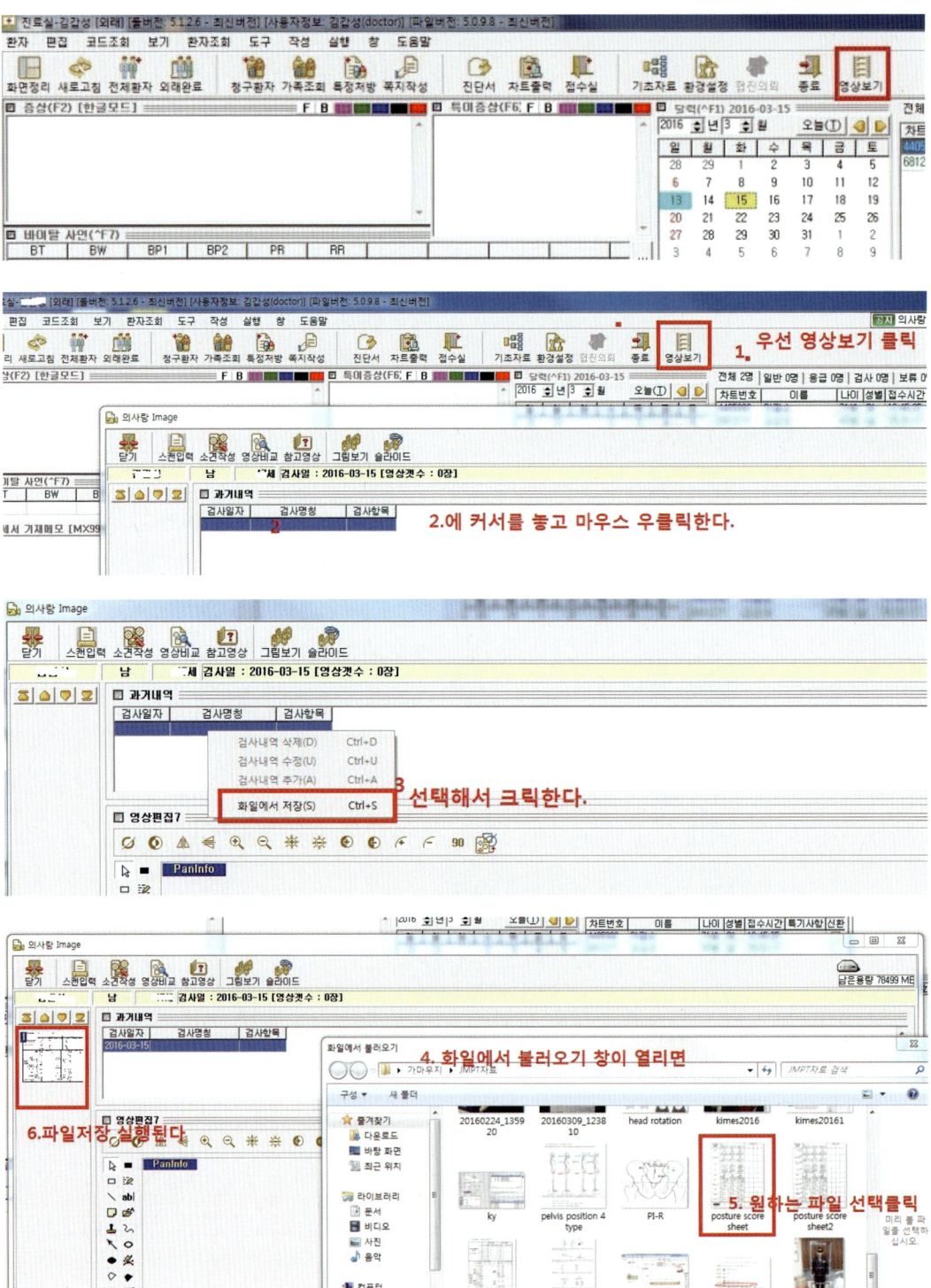

② 파일이 저장된 것을 클릭하면 다음 아래의 화면처럼 나온다.

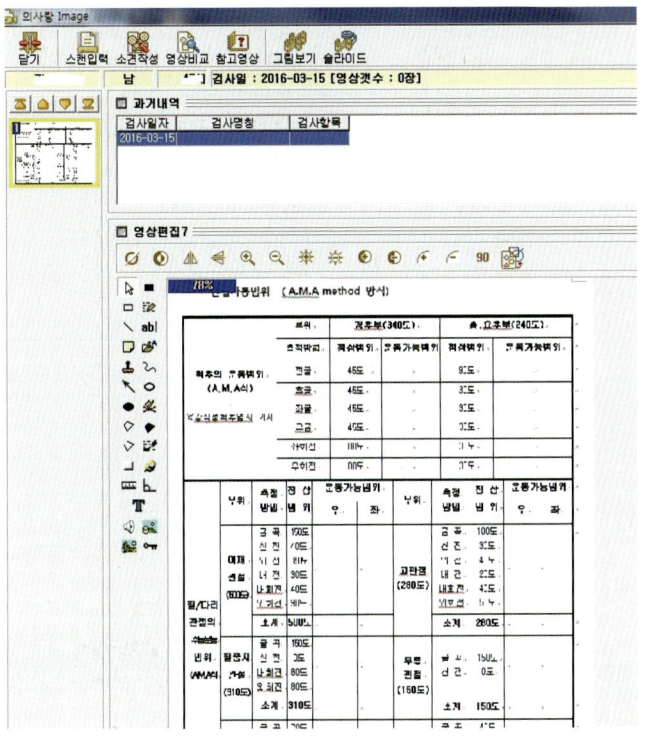

③ 78% 크기인 화면을 좀더 오리지널 100%로 잘 보이게 하려면 해당 화면에 커서를 대고 우클릭한다.

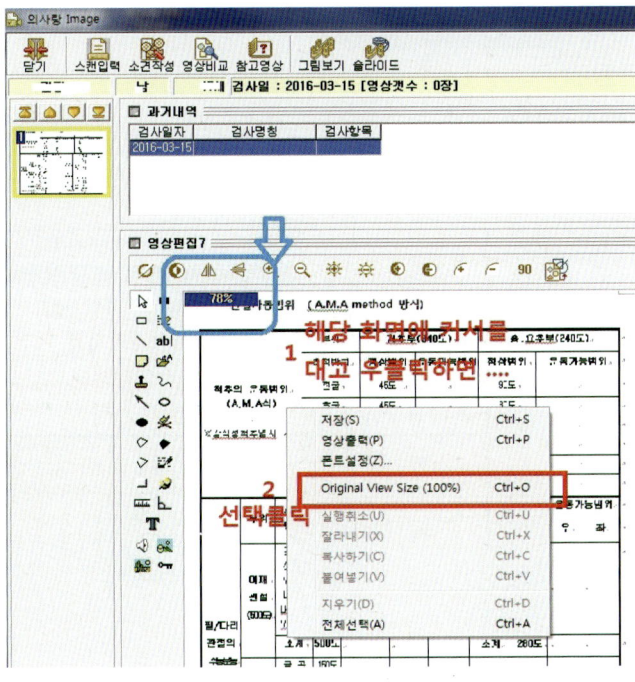

④ 시행하면 100% 오리지날 크기로 잘 보이게 된다.

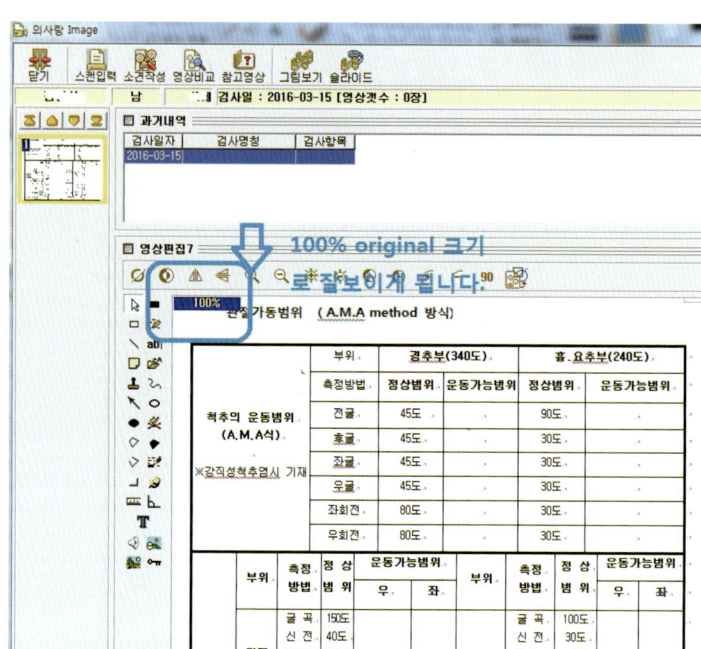

⑤ 이제는 이 그림에 숫자를 넣어본다.

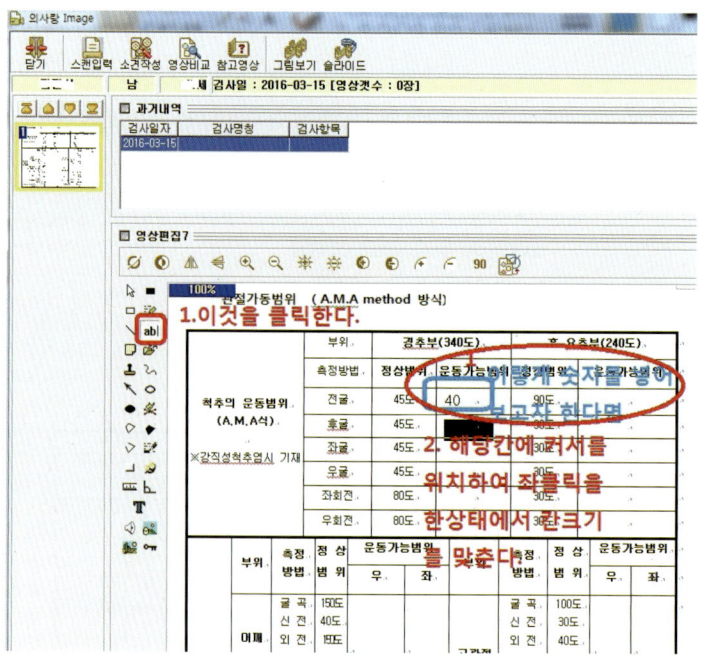

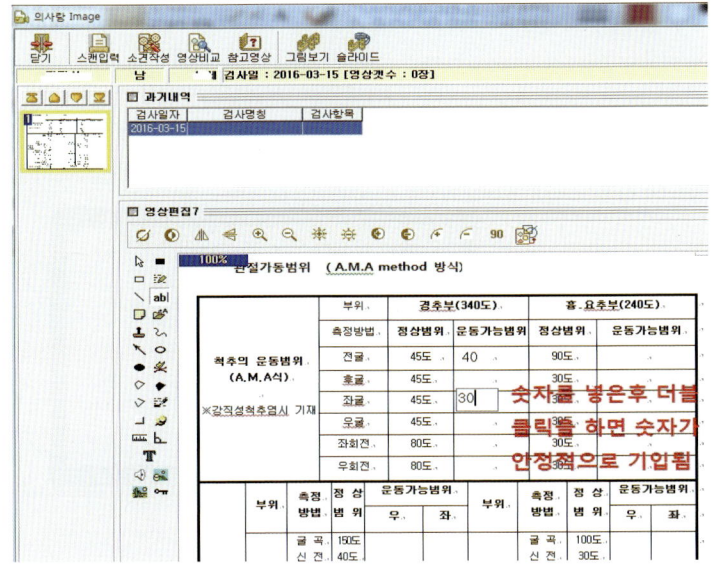

> **참고**
>
> 사진은 핸드폰으로 찍고 flyingfile 어플로 핸드폰에서 PC로 파일을 보내는 방법도 있고, 핸드폰을 pc에 연결해서 파일을 보내서 저장하는 방법이 있다.

⑥ 핸드폰으로 찍은 사진을 PC로 파일 전송해서 의사랑 차트에 넣는 방식이다.

⑦ 지금은 스마트폰 시대! 스마트폰으로 통장 사진을 찍으면 끝!!

그럼 스마트폰의 사진은 어떻게 컴퓨터로 옮기느냐? 스마트폰을 케이블로 연결해 컴퓨터로 옮긴다. 좀 불편한 방법이고 더 쉬운 방법은 !!! 카톡 이용하기.

- 핸드폰 카톡에서 자기 이름 검색하고, 자기에게 사진을 카톡으로 보낸다.
- 컴퓨터의 카톡에서 사진 보낸 것을 확인하고 다운로드 한다(보통 다운로드 장소는 찾기 쉽게 바탕화면에 하자).

컴퓨터에 카톡 프로그램이 없다면 지금 당장 깔자!

→ http://www.kakao.com/talk

> 진료차트 작성 노하우

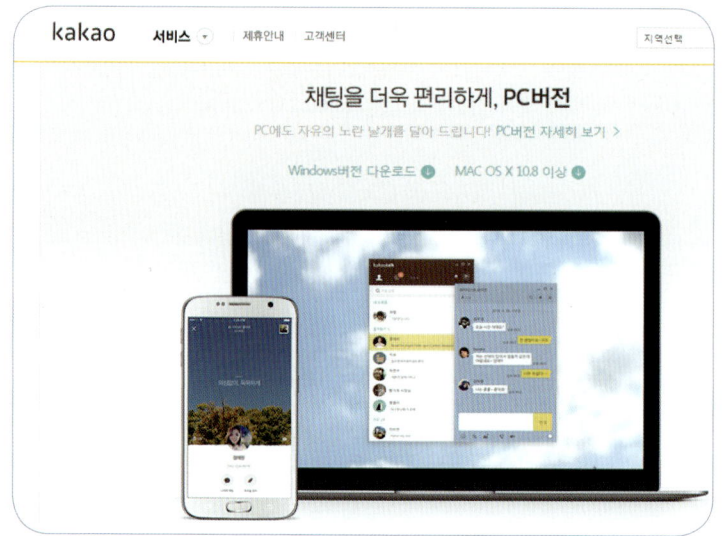

참고

Ipad or android postural assessment application이 있어 소개한다.

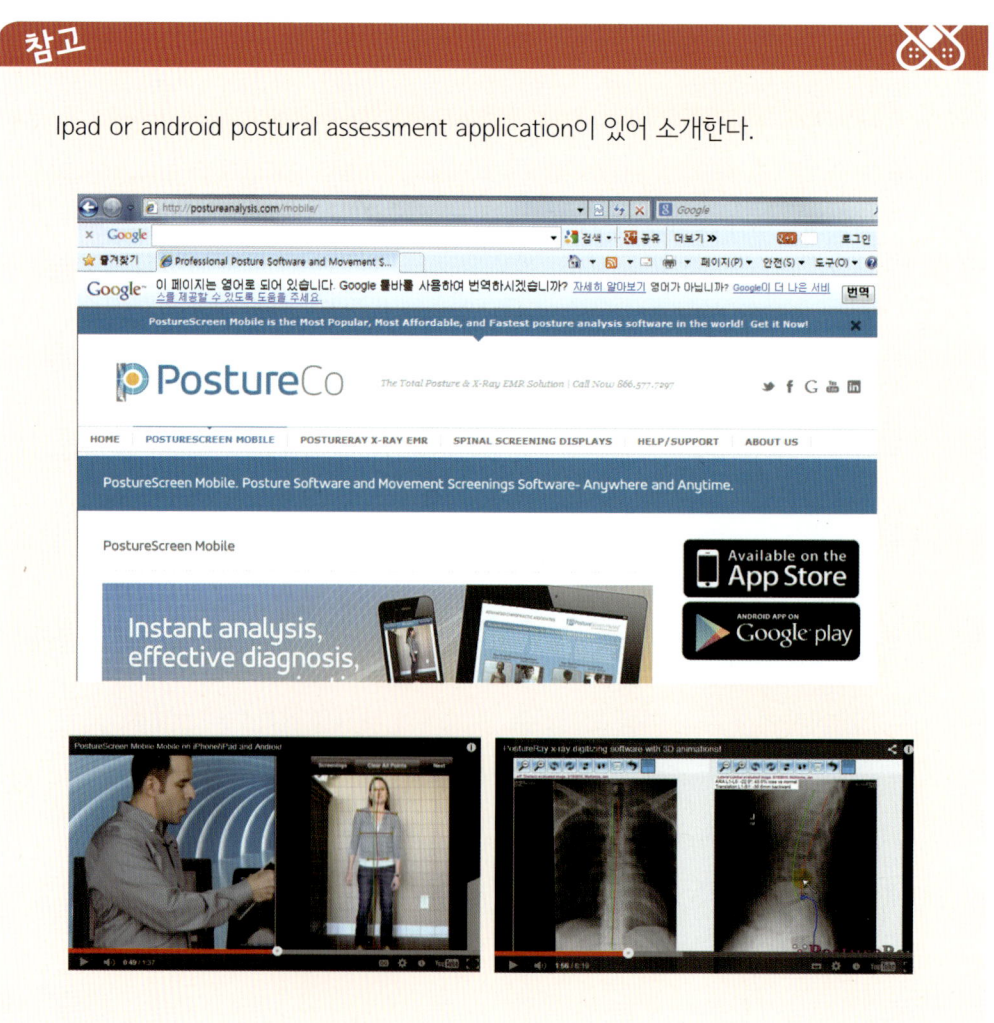

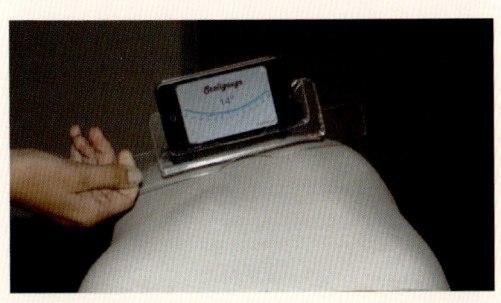

스마트폰 어플을 이용한 측만증 측정

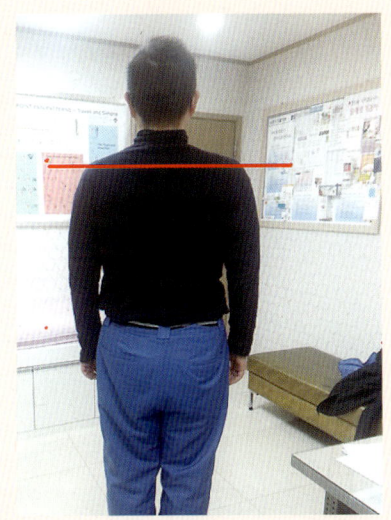 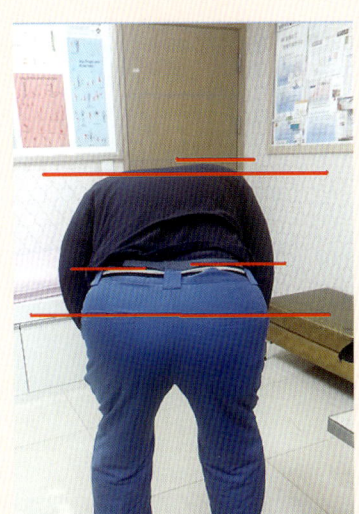

위에서처럼 척추측만증이 있는 환자에게 쓰이는 scoliometer가 있다. 물론 위에서 소개한 스마트폰을 이용한 어플도 있지만, 우리나라에서 판매하는 것도 있다.

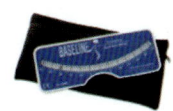

Baseline Scoliometer by Baseline

$50.00 **$48.46**
In sstock. Usually ships within 2 to 3 days.
More Buying Choices
$48.46 new (3 offers)

FREE SHIPPI
Product Feat
This listing is
Health & Per

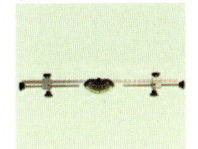

Baseline Scoliosis meter # 12-1091 by Baseline

$150.00 **$117.88**
More Buying Choices
$117.88 new (11 offers)

Health & Per

> 진료차트 작성 노하우

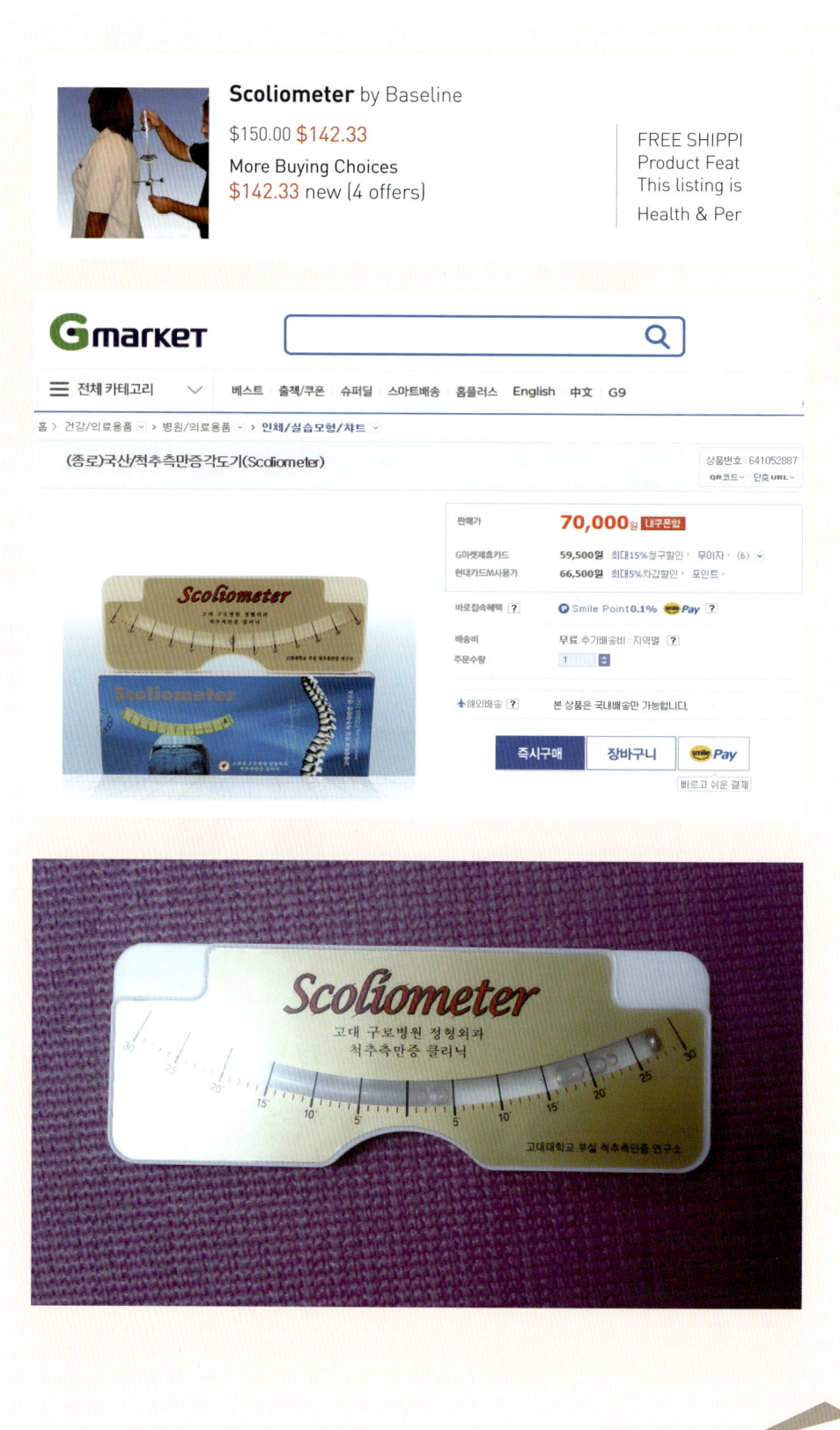

1-2-8 기타

- **통증 압통, 조직과 긴장의 변화** : 진료 현장의 상황에 맞게 선택하여 기술한다.

> **참고**
>
> 미국 Medicare에서는 카이로프락틱의 이학적 검사 내용에는 통증 압통, 비대칭성 및 부정렬, ROM의 이상, 조직과 긴장 변화의 4개 항목 중 2가지 항목이 들어가야 하고, 비대칭성 및 부정렬, ROM 이상 중에 하나는 반드시 들어가야 한다고 명시한다.
>
> 출처 : http://chiro.org/Medicare/ABSTRACTS/Medicare_Documentation_ACA.pdf
>
> → 따라서 우리나라에서 도수치료 차트 기록을 완벽히 하려 한다면 비대칭성 및 부정렬 또는 ROM 이상을 반드시 기록해야 문제가 없을 것으로 보인다.

> **참고**
>
> 체지방분석기 인바디를 통해 부위별 근육의 차이를 알 수 있다. 위 결과지에서는 오른쪽 팔, 오른쪽 허벅지가 더 굵은 것을 알 수 있어서 좌우 몸의 균형성에 우측이 더 발달되어 있음을 확인할 수 있다.

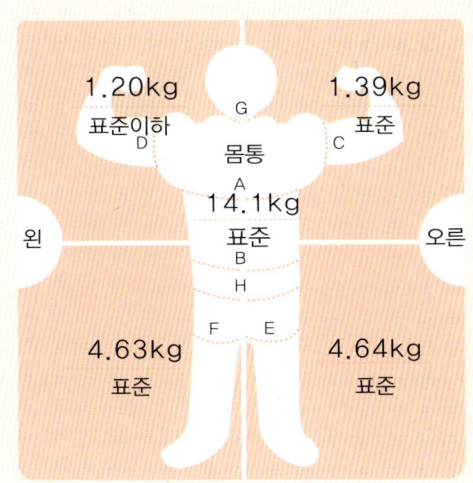

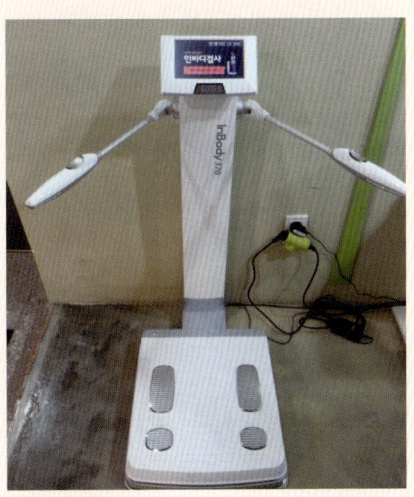

부위별 근육 발달 Segmental Lean

겉둘레 unit : cm

Ⓐ 가　　슴		77.9
Ⓑ 복　　부		71.9
Ⓒ 오 른 팔		24.6
Ⓓ 왼　　팔		24.1
Ⓔ 오른 허벅지		43.2
Ⓕ 왼 허벅지		42.5
Ⓖ 목		29.6
Ⓗ 엉 덩 이		83.1

> **쉬어가는 이야기**

다음 아래의 내용은 국내 A*** 보험사에서 환자에게 도수치료를 받았던 병원에 제출하여 받아오라고 준 양식이다. 내용은 다음과 같다.

○ 환자 인적사항

성 명(생년월일 / Chart No.) :   (2015.   .   . / No.   )

1. 내원 경위 및 주 호소 증상

2. 초진시 검사 소견
* 검사 부위 및 방법 :

* 결과 :

3. 주요 검사상 확진된 진단명 및 질병분류 코드

4. 상기 진단된 질병에 대해 도수치료 외에 일반적으로 시행하는 치료방법?

5. 병원에서 시행된 도수치료 등의 구체적 내용

6. 여러 치료 방법 중 도수치료를 택하여 시행한 사유

7. 기타 소견

한마디로 결론을 말하자면 이런 것을 작성해 줄 법적 의무가 없습니다. 해당 보험사의 월권이고 횡포입니다. 해당 보험사에게 이것을 써줘야 할 법적 근거를 공문으로 보내라고 하시고 대응하시면 됩니다. 일부 B**** 보험사는 다음 아래와 같이 인터넷 Pop-up 창까지 띄워서 환자와 병원간의 신뢰에 부정적인 영향을 주기도 합니다.

병원에서 제대로 도수치료를 시행하였다면 걱정할 것은 없습니다. 이렇게까지 일부 보험사들이 도를 넘어서 환자에게 안내하고 있습니다. 실손보험 불법행위를 신고하라고 합니다. 이게 말이 되는 이야기인가요. 우리나라 보험사들의 후진성이 아주 돋보이는 내용입니다. 우리나라 보험회사들의 후진성을 보이는 대목이죠.

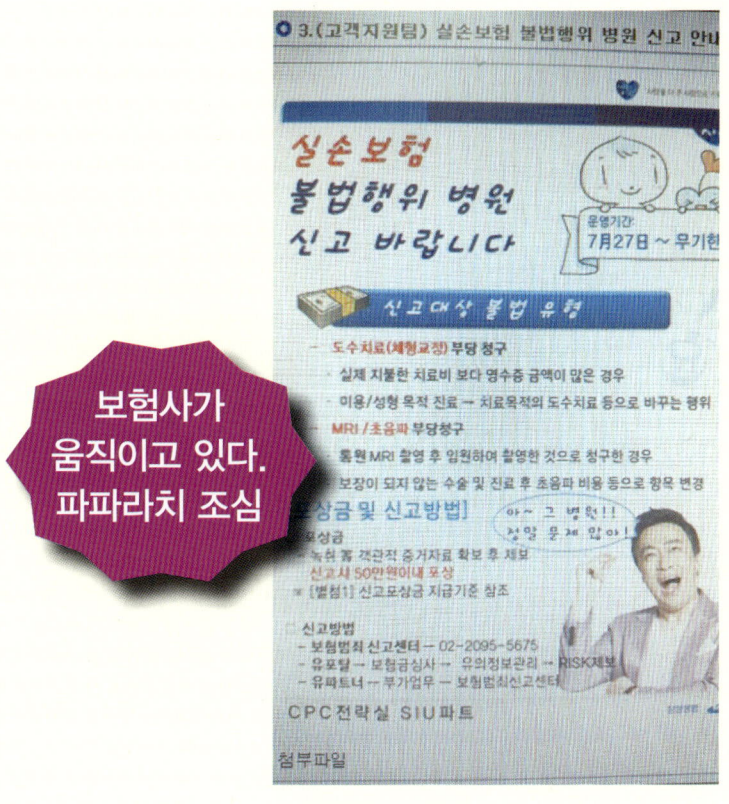

일부 S생명회사의 화장실에 붙어 있는 실손보험 불법행위를 제보하라는 안내 부착물이다.

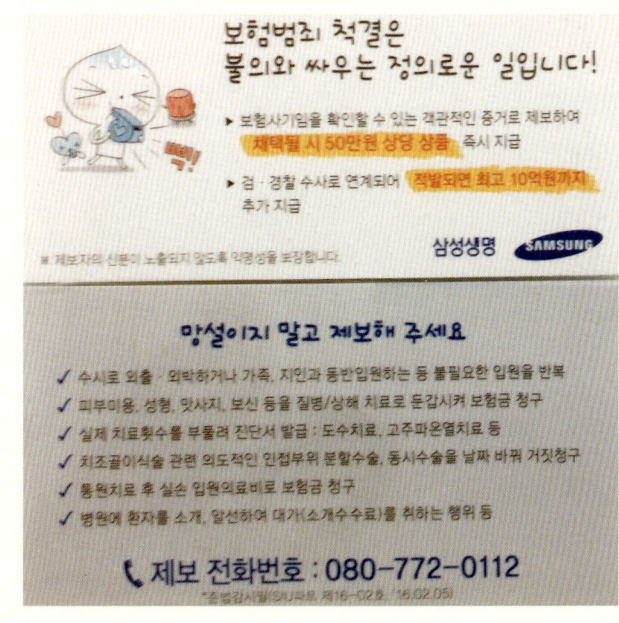

보험사기방지 특별법

[시행 2016. 9. 30.] [법률 제14123호, 2016. 3. 29. 제정]
금융위원회(보험과) 02-2156-9841

제1조(목적)
이 법은 보험사기행위의 조사·방지·처벌에 관한 사항을 정함으로써 보험계약자, 피보험자, 그 밖의 이해관계인의 권익을 보호하고, 보험업의 건전한 육성과 국민의 복리증진에 이바지함을 목적으로 한다.

제2조(정의)
이 법에서 사용하는 용어의 뜻은 다음과 같다.
1. "보험사기행위"란 보험사고의 발생, 원인 또는 내용에 관하여 보험자를 기망하여 보험금을 청구하는 행위를 말한다.
2. "보험회사"란 「보험업법」 제4조에 따른 허가를 받아 보험업을 경영하는 자를 말한다.

제3조(다른 법률과의 관계)
보험사기행위의 조사·방지 및 보험사기행위자의 처벌에 관하여는 다른 법률에 우선하여 이 법을 적용한다.

제4조(보험사기행위의 보고 등)
보험회사는 보험계약의 보험계약자, 피보험자, 보험금을 취득할 자, 그 밖에 보험계약 또는 보험금 지급에 관하여 이해관계가 있는 자(이하 "보험계약자 등"이라 한다)의 행위가 보험사기행위로 의심할 만한 합당한 근거가 있는 경우에는 금융위원회에 보고할 수 있다.

제5조(보험계약자 등의 보호)
① 보험회사는 보험사고 조사 과정에서 보험계약자 등의 개인정보를 침해하지 아니하도록 노력하여야 한다.
② 보험회사는 대통령령으로 정하는 사유 없이 보험사고 조사를 이유로 보험금의 지급을 지체 또는 거절하거나 삭감하여 지급하여서는 아니 된다.

제6조(수사기관 등에 대한 통보)

① 금융위원회, 금융감독원, 보험회사는 보험계약자 등의 행위가 보험사기행위로 의심할 만한 합당한 근거가 있는 경우에는 관할 수사기관에 고발 또는 수사의뢰 하거나 그 밖에 필요한 조치를 취하여야 한다.

② 제1항에 따라 관할 수사기관에 고발 또는 수사 의뢰를 한 경우에는 해당 보험사고와 관련된 자료를 수사기관에 송부하여야 한다.

제7조(수사기관의 입원 적정성 심사의뢰 등)

① 수사기관은 보험사기행위 수사를 위하여 보험계약자 등의 입원이 적정한 것인지 여부(이하 "입원 적정성"이라 한다)에 대한 심사가 필요하다고 판단되는 경우 「국민건강보험법」 제62조에 따른 건강보험심사평가원(이하 "건강보험심사평가원"이라 한다)에 그 심사를 의뢰할 수 있다.

② 건강보험심사평가원은 제1항에 따른 의뢰를 받은 경우 보험계약자 등의 입원 적정성을 심사하여 그 결과를 수사기관에 통보하여야 한다.

제8조(보험사기죄)

보험사기행위로 보험금을 취득하거나 제3자에게 보험금을 취득하게 한 자는 10년 이하의 징역 또는 5천만원 이하의 벌금에 처한다.

제9조(상습범)

상습으로 제8조의 죄를 범한 자는 그 죄에 정한 형의 2분의 1까지 가중한다.

제10조(미수범)

제8조 및 제9조의 미수범은 처벌한다.

제11조(보험사기죄의 가중처벌)

① 제8조 및 제9조의 죄를 범한 사람은 그 범죄행위로 인하여 취득하거나 제3자로 하여금 취득하게 한 보험금의 가액(이하 이 조에서 "보험사기 이득액"이라 한다)이 5억원 이상일 때에는 다음 각 호의 구분에 따라 가중처벌한다.

1. 보험사기 이득액이 50억원 이상일 때: 무기 또는 5년 이상의 징역
2. 보험사기 이득액이 5억원 이상 50억원 미만일 때: 3년 이상의 유기징역

② 제1항의 경우 보험사기 이득액 이하에 상당하는 벌금을 병과할 수 있다.

제12조(비밀유지 의무)
보험사기행위 조사업무에 종사하는 자 또는 해당 업무에 종사하였던 자는 직무수행 중 취득한 정보나 자료를 타인에게 제공 또는 누설하거나 직무상 목적 외의 용도로 사용하여서는 아니 된다.

제13조(권한의 위탁)
금융위원회는 필요한 경우에는 이 법에 따른 권한의 일부를 대통령령으로 정하는 바에 따라 금융감독원의 원장에게 위탁할 수 있다.

제14조(벌칙)
제12조를 위반하여 직무수행 중 취득한 정보나 자료를 타인에게 제공 또는 누설하거나 목적 외의 용도로 사용한 자는 3년 이하의 징역 또는 3천만원 이하의 벌금에 처한다.

제15조(과태료)
① 제5조 제2항을 위반하여 보험금의 지급을 지체 또는 거절하거나 보험금을 삭감하여 지급한 보험회사에게는 1천만원 이하의 과태료를 부과한다.
② 제1항에 따른 과태료는 대통령령으로 정하는 바에 따라 금융위원회가 부과·징수한다.

제16조(준용규정)
제11조를 위반하여 처벌받은 사람에 대하여는 「특정경제범죄 가중처벌 등에 관한 법률」 제14조를 준용한다.

부칙 〈제14123호, 2016. 3. 29.〉
제1조(시행일) 이 법은 공포 후 6개월이 경과한 날부터 시행한다.
제2조(벌칙 등에 관한 경과조치) 이 법 시행 전의 행위에 대한 벌칙과 과태료의 적용에 있어서는 종전의 규정에 따른다.

CHAPTER 03

수액치료 진료기록부 작성의 핵심

01 비급여 주사약제비 수납 문제에 대한 보건복지부 답변

Know-How To Create Medical Record

민원인 입력사항

신청번호	1AA-1607-093701	신청일	2016-07-14 19:52:58
신청인구분	개인		
신청인이름	조창식		
연락처	053-637-6379	휴대전화	
주소	[42760] 대구광역시 달서구 월배로 79, 2층 닥터조제통외과의원		
진행상황 통보방식	진행상황통지방식(전자우편), 민원답변통지방식(서면)		
이메일	joesurgical@naver.com		

민원 신청내용

민원제목	비급여 주사약제비
민원내용보기	청구코드 681100190 지씨비타디주는 국민건강보험에서 보장해주지 않는 비급여 항목으로 되어 있습니다. 병.의원에서 상기 주사약제를 환자에게 주사한 후 주사약제와 함께 주사 행위료 등 진료비를 환자에게 직접 수납해야 하는 것으로 알고 있습니다. 건강보험에 수가가 등재된 주사약제가 아닌 청구코드 681100190 지씨비타디주를 주사한 경우, 주사약제와 함께 주사 행위료는 원내에 고시된 비급여 진료비 이하로 수납하면 되는 것인지, 건강보험에 등재된 약제와 마찬가지로 실거래 가격으로 수납해야 하는 것인지에 대한 명확한 답변을 요청드립니다.
첨부파일	첨부파일 없음

처리기관 정보

처리기관	보건복지부 건강보험정책국 보험급여과		
담당자(연락처)	XXX (044-202-2XXX)		
접수일	2016-07-15 09:48:08	처리기관 접수번호	2AA-1607-220279
답변일	2016-07-25 21:46:24		
답변내용	○ 안녕하십니까? '비급여 주사제 행위료의 산정'에 대하여 답변드리겠습니다. ○ 비급여 주사제를 사용한 행위료는 보건복지부 행정해석(보험급여팀-138, '08.1.17)에 따라 건강보험 요양급여 범위 내에서 검토되어야 하는 사항이므로 해당 약제의 요양급여 결정에 따라 급여 또는 비급여로 산정하여야 하며, **- 비급여 의료에 대한 의료법 규정으로는 의료법 제45조(비급여 진료비용 등의 고지)에 따라 비급여 금액을 고지하여야 하고 고지 게시한 금액을 초과하여 징수 할 수 없음을 알려드립니다.** ○ 답변 드린 내용에 대하여 추가 질의가 있는 경우에는 보건복지콜센터(129번) 및 보험급여과(XXX, 044-2XX-XXXX)로 전화주시기 바랍니다. 감사합니다. 끝.		
답변첨부파일	첨부파일이 없습니다.		

민원인 입력사항

신청번호	1AA-1607-093680	신청일	2016-07-14 19:50:14
신청인구분	개인		
신청인이름	조창식		
연락처	053-637-6379	휴대전화	010-3545-5573
주소	[42760] 대구광역시 달서구 월배로 79, 2층 닥터조제통외과의원		
진행상황 통보방식	진행상황통지방식(전자우편), 민원답변통지방식(서면)		
이메일	joesurgical@naver.com		

> 진료차트 작성 노하우

민원 신청내용

민원제목	비급여 주사제 진료비
민원내용보기	청구코드 653102950 아나포주사(네포팜염산염)는 국민건강보험에서 보장해주지 않는 비급여 항목으로 되어 있습니다. 병.의원에서 상기 주사약제를 환자에게 주사한 후 주사약제와 함께 주사 행위료 등 진료비를 환자에게 직접 수납해야 하는 것으로 알고 있습니다. 건강보험에 수가가 등재된 주사약제가 아닌 청구코드 653102950 아나포주사(네포팜염산염)를 주사한 경우, 주사약제와 함께 주사 행위료는 원내에 고시된 비급여 진료비 이하로 수납하면 되는 것인지, 건강보험에 등재된 약제와 마찬가지로 실거래 가격으로 수납해야 하는 것인지에 대한 명확한 답변을 요청드립니다.
첨부파일	첨부파일 없음

처리기관 정보

처리기관	보건복지부 건강보험정책국 보험급여과		
담당자(연락처)	xxx (044-202-xxxx)		
접수일	2016-07-15 09:44:33	처리기관 접수번호	2AA-1607-220143
답변일	2016-07-25 21:46:24		
답변내용	○ 안녕하십니까? '비급여 주사제 행위료의 산정'에 대하여 답변드리겠습니다. ○ 비급여 주사제를 사용한 행위료는 보건복지부 행정해석(보험급여팀-138, '08.1.17)에 따라 건강보험 요양급여 범위 내에서 검토되어야 하는 사항이므로 해당 약제의 요양급여 결정에 따라 급여 또는 비급여로 산정하여야 하며, - 비급여 의료에 대한 의료법 규정으로는 의료법 제45조(비급여 진료비용 등의 고지)에 따라 비급여 금액을 고지하여야 하고, 고지 게시한 금액을 초과하여 징수할 수 없음을 알려드립니다. ○ 답변 드린 내용에 대하여 추가 질의가 있는 경우에는 보건복지콜센터(129번) 및 보험급여과(xxx, 044-202-xxxx)로 전화주시기 바랍니다. 감사합니다. 끝.		

1.1 고단위 비타민 C (ascorbic acid) 주사

식약처 등록 효능·효과

<u>급성</u> 또는 경구 투여가 어려운 경우의

   1. 비타민 C 결핍증의 예방과 치료 : 괴혈병 등

   2. 비타민 C의 요구량이 증가하는 경우 : 임부·수유부, 심<u>한 육체노동 시 등</u>

   3. 다음 질환 중 비타민 C 결핍증 또는 대사장애에 관여되는 것으로 추정되는 경우

       ① 모세관출혈(비출혈, 치육출혈, 혈뇨 등)

       ② 약물투여(살리실산염, 아트로핀, 염화암모늄, 바르비탈산염 등)

       ③ 골절 시의 골기질형성, 골성장애

       ④ 기미, 주근깨, 염증후의 색소침착

       ⑤ 광선과민성피부염 등

상기 효능·효과 중에서 통증 치료 환자들에게 사용할 수 있는 적응증은 (급성-경우의 2. 비타민 C의 요구량이 증가하는 경우 : 심한 육체노동 시 등) 유용할 것이다.

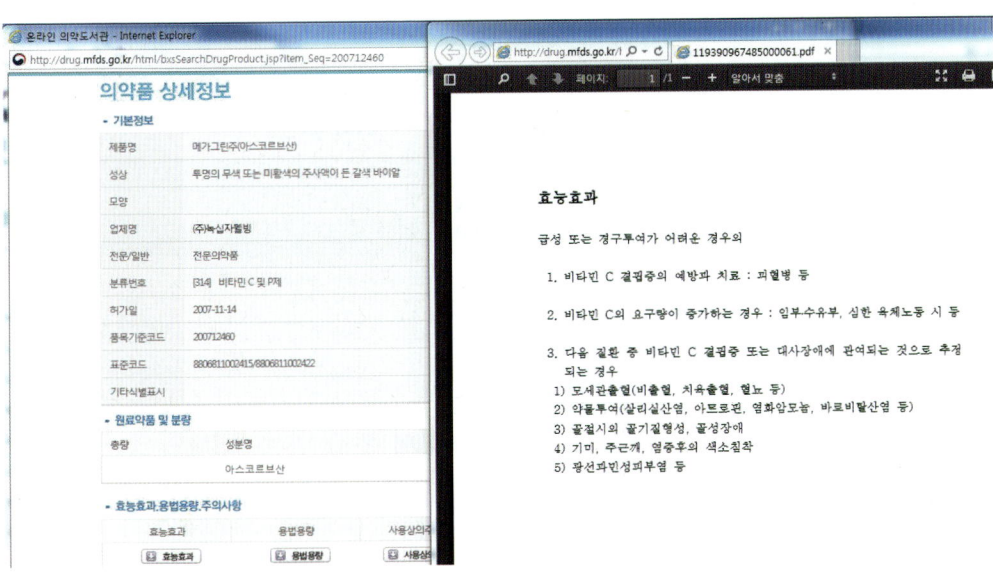

KIMS에서 비타민 C 10 gm 주사제들의 list를 확인하고, 본원에서 주사하고 있는 약제를 등록하여 처방하면 된다.

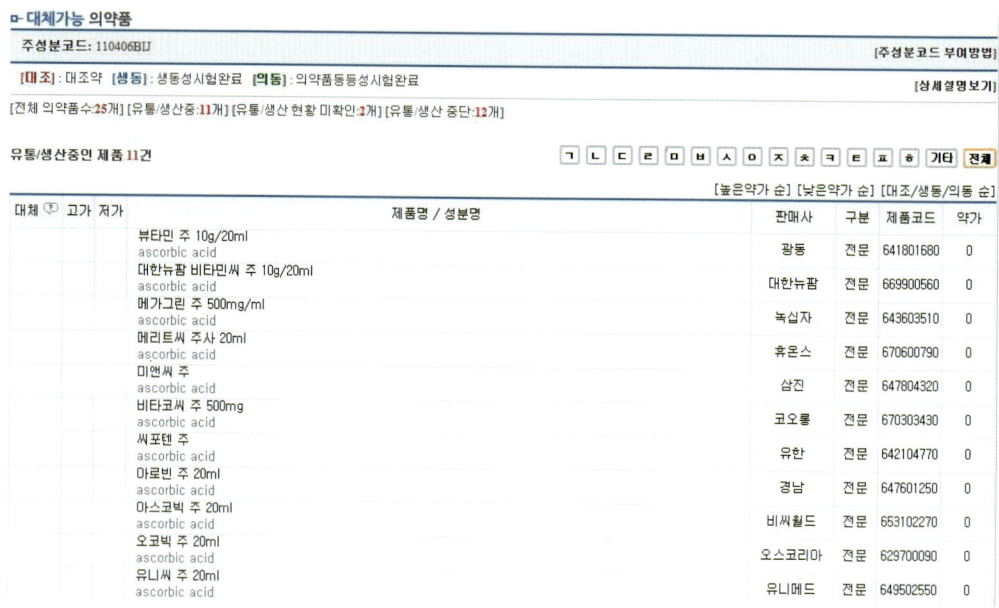

KIMS에 등록되어 있는 현재 시판되고 있는 비타민 C 10 gm/20 ml 약제들의 목록은 위 그림에 정리되어 있다. 상기 약제들 가운데 병원에 현재 보유하고 있는 약제의 청구코드를 기초 자료에 입력하고, 약제의 명칭을 "심한 육체노동 후 근육재생을 위한"과 같은 치료목적을 분명히 하여 등록한다.

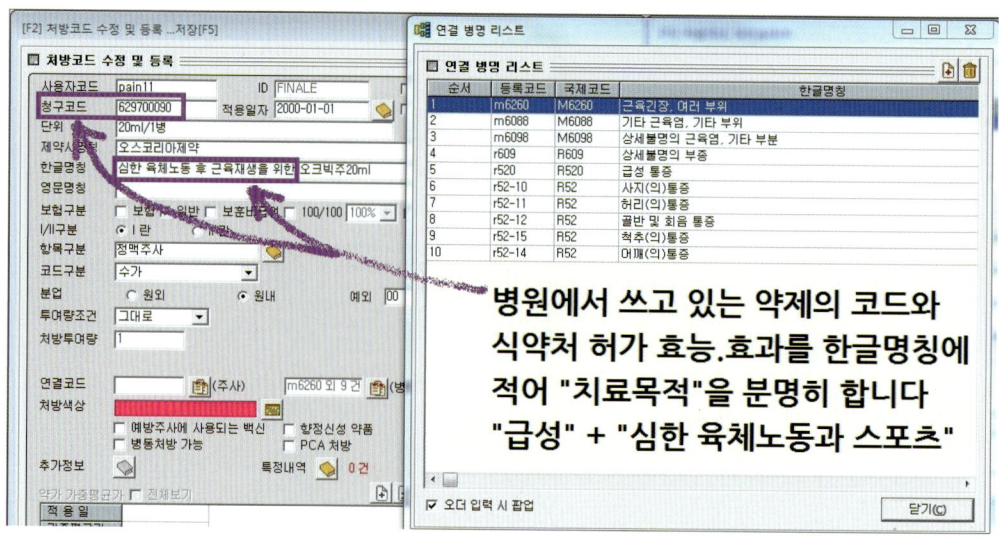

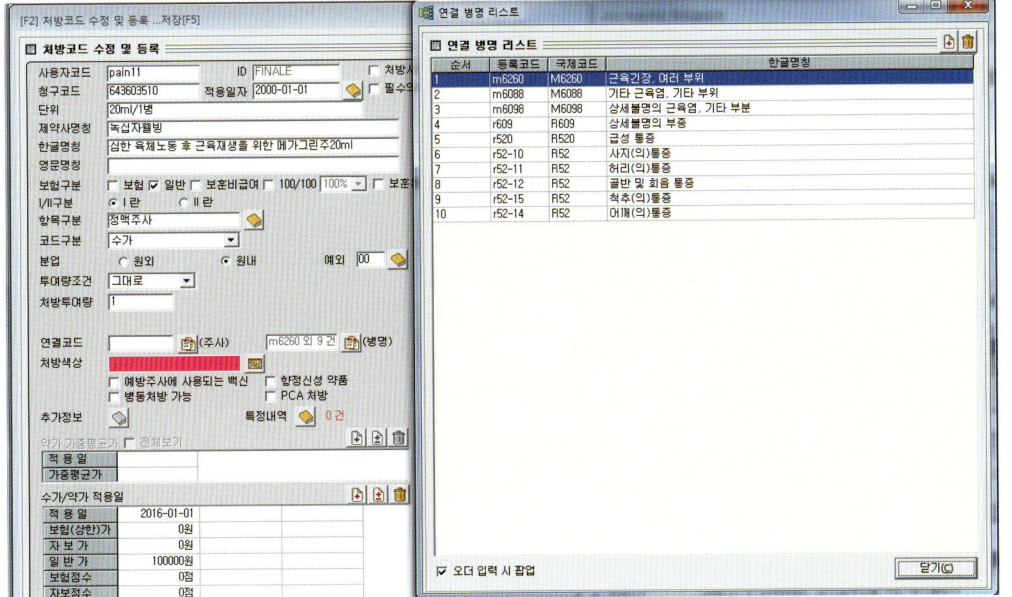

참고문헌

Update on postinjury nutrition.

Curr Opin Crit Care. 2008 Dec;14(6):690-5.

https://www.ncbi.nlm.nih.gov/pubmed/19005311/

Antioxidant And Micronutirent Supplementation In Critially Ill Trauma Patients

Curr Opin Clin Nutr Metab Care. 2012 Mar; 15(2): 181 – 187.

https://www.ncbi.nlm.nih.gov/pmc/articles/PMC3800099/

1.2 푸르설타민 주사(비타민 B1) FURSULTAMIN Injction

식약처 등록 효능·효과

1. 비타민 B1 결핍증의 예방 및 치료
2. **비타민 B1의 수요가 증대하여 음식으로부터 섭취가 불충분한 때의 보급(소모성 질환, 갑상선기능항진증, 임부, 수유부, 격렬한 육체노동 시 등)**
3. 베르니케뇌병증(Wernicke encephalopathy)
4. 각기 심장장애
5. 다음 질환에 의한 비타민 B1의 결핍 또는 대사장애가 관여한다고 추정되는 경우
   ① 신경통
   ② 근육통, 관절통
   ③ 말초신경염, 말초신경마비
   ④ 심근대사장애
   ⑤ 변비 등의 위장운동기능장애
   ⑥ 수술 후 장관마비

비타민 B1의 결핍 또는 대사장애가 관여한다고 추정되는 경우에 대하여 효과가 없는데 1개월 가량 목적 없이 사용해서는 안 된다.

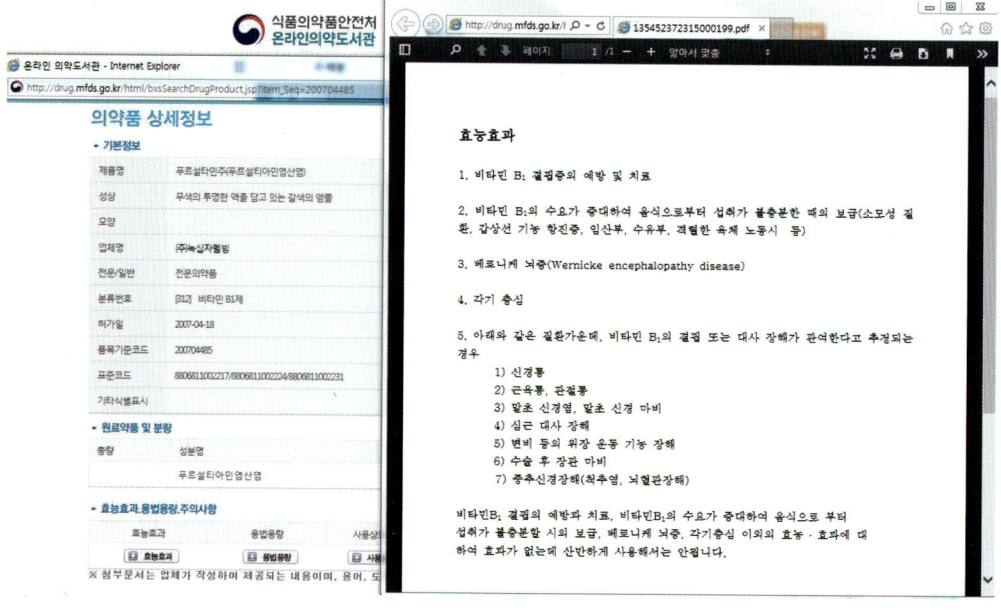

대체	고가 저가	제품명 / 성분명	판매사	구분	제품코드	약가
		갈로닉 주 10ml fursultiamine hydrochloride	경남	전문	647601210	0
		갈리타민 주 5mg/ml fursultiamine hydrochloride	알리코	전문	656001780	0
		미앤타민 주 fursultiamine hydrochloride	삼진	전문	647804330	0
		비비에스 주사 10ml fursultiamine hydrochloride	휴온스	전문	670601060	0
		비엠아민 주 fursultiamine hydrochloride	비엠아이	전문	654801800	0
		설티민 에스 주 5mg/ml fursultiamine hydrochloride	삼성제약	전문	642304390	0
		쎈타민 주 10ml fursultiamine hydrochloride	넥스팜	전문	662502750	0
		알리 주 fursultiamine hydrochloride	유니메드	전문	649504870	0
		알리넥스 주 fursultiamine hydrochloride	바이넥스	전문	643102220	0
		엑티민 주 50mg/10ml fursultiamine hydrochloride	동국	전문	653401390	0
		티아니케 주 5.46mg/ml fursultiamine hydrochloride	JW신약	전문	644101130	0
		파인설타민 주 fursultiamine hydrochloride	한올	전문	655604860	0
		푸르민 주 5mg fursultiamine hydrochloride	대한뉴팜	전문	669904210	0
		푸르비타 플러스 주 5mg fursultiamine hydrochloride	유영	전문	648202070	0
		푸르설타민 주 fursultiamine hydrochloride	녹십자	전문	643601740	0
		푸르설틴 주 fursultiamine hydrochloride	세종	전문	650601020	0
		피롤민 주 fursultiamine hydrochloride	구주	전문	669803130	0
		하프로킨 주 fursultiamine hydrochloride	하원	전문	651502440	0

푸르설타민(비타민 B1) 주사를 기초자료 등록을 할 때는 식약처에 등록된 효능·효과를 고려하여 격렬한 육체노동으로 인하여 비타민 B1의 수요가 증대하여 음식으로부터 섭취가 불충분한 때 또는 신경통, 근육통, 관절통, 말초신경염, 말초신경마비 등의 병명을 연결하여 비타민 B1의 결핍 또는 대사장애가 관여한다고 추정되는 경우에 비타민 B1을 치료 목적으로 주사하였음을 명시하는 것이 좋다.

사용 가능한 연결 병명과 기초자료 등록 방법은 다음 그림에 예시되어 있다.

녹십자웰빙의 푸르설타민주(643601740)

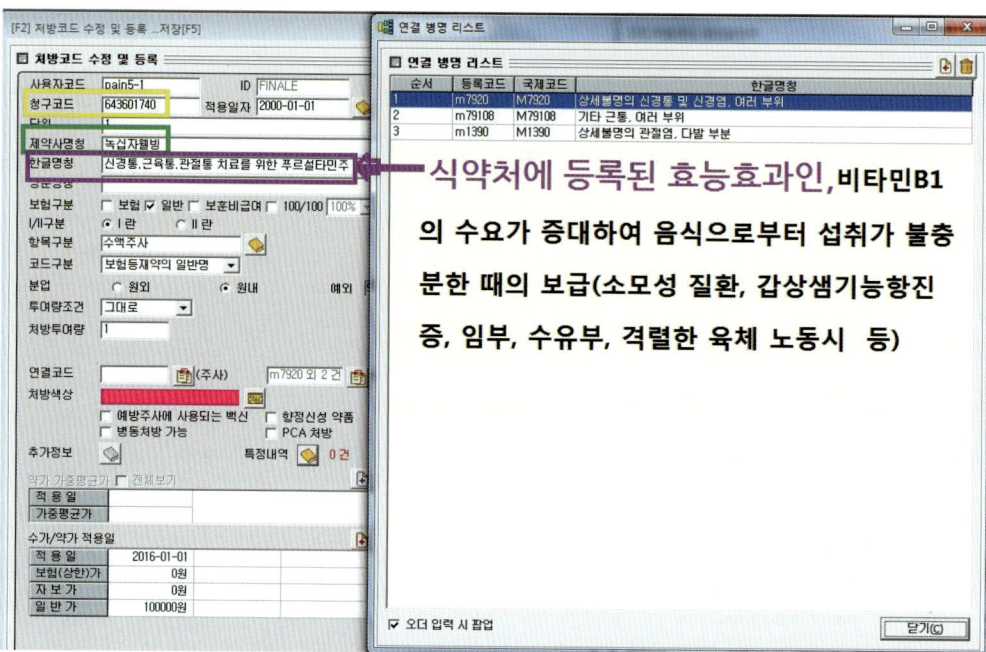

식약처에 등록된 효능효과인, 비타민B1의 수요가 증대하여 음식으로부터 섭취가 불충분한 때의 보급(소모성 질환, 갑상샘기능항진증, 임부, 수유부, 격렬한 육체 노동시 등)

비씨월드제약의 알리마주(653101810)

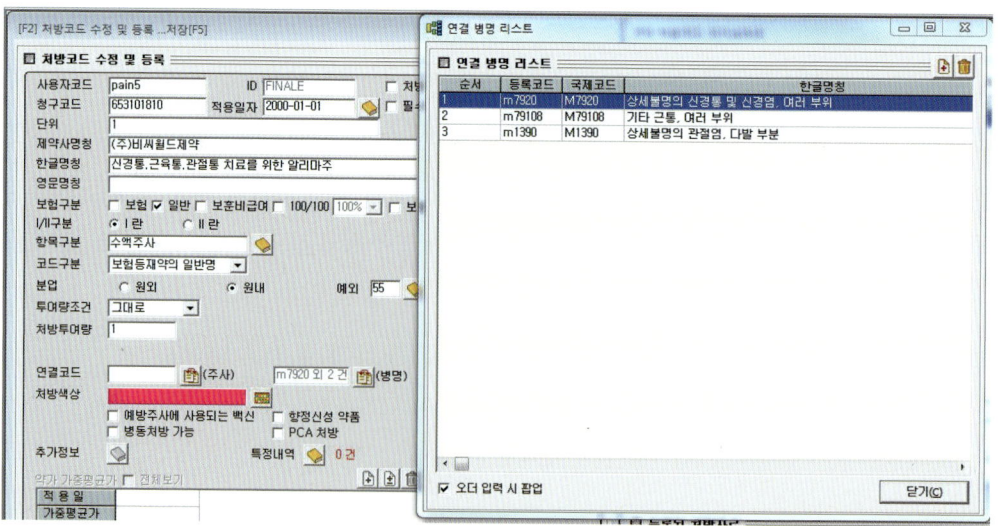

주요 참고문헌

비타민 B를 말초신경염 치료 목적으로 사용하는 것의 유용성에 대한 잘 정리된 문헌은 다음 논문이다.

Vitamin B for treating peripheral neuropathy (Review)

http://onlinelibrary.wiley.com/doi/10.1002/14651858.CD004573.pub3/epdf

Cochrane Database Syst Rev. 2008 Jul 16;(3):CD004573. doi: 10.1002/14651858.CD004573.pub3.

1.3 비타민 B12 (hydroxocobalamin) 주사

식약처 등록 효능·효과

다음 질환에도 사용할 수 있다.

급성신경염, 다발성신경염, 좌골신경통, 류마티스양 경견완증후군, 척수근통, 견갑관절주위염, 위염, 암 및 외상에 의한 신경통, 대상포진 및 편두통에 의한 신경통.

비타민 B12는 상기 식약처에 등록된 효능·효과에서 보듯이 거의 대부분의 통증 상병 치료 목적으로 널리 처방될 수 있다.

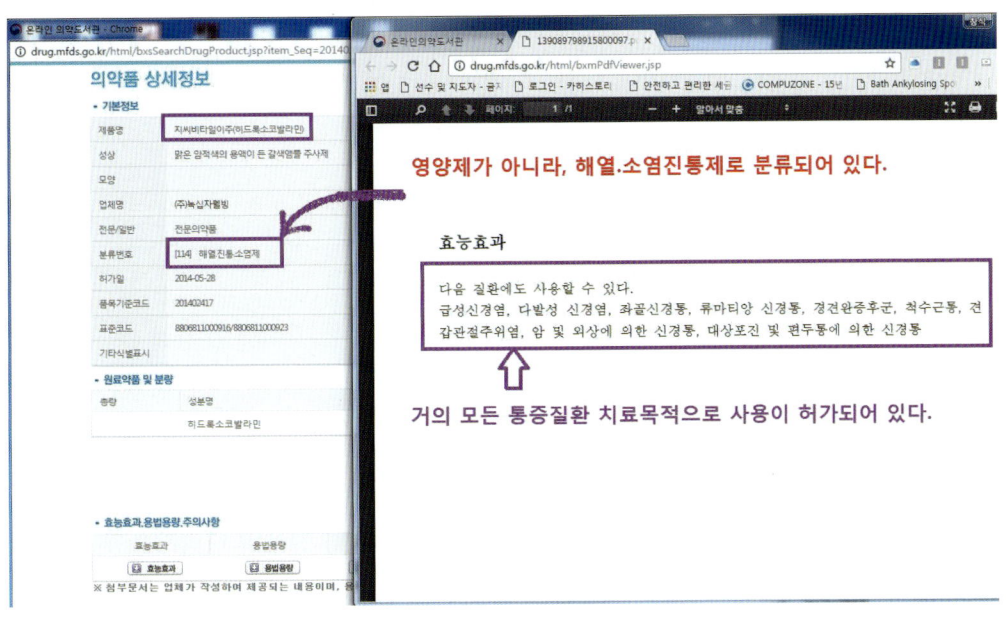

히드록소코발라민 주사는 또한 해열, 진통, 소염제로 분류되어 있다는 것도 매우 흥미롭다. 기초자료 등록을 할 때는 아래에 예시된 연결 병명 리스트와 함께 등록하는 것이 타당할 것이다.

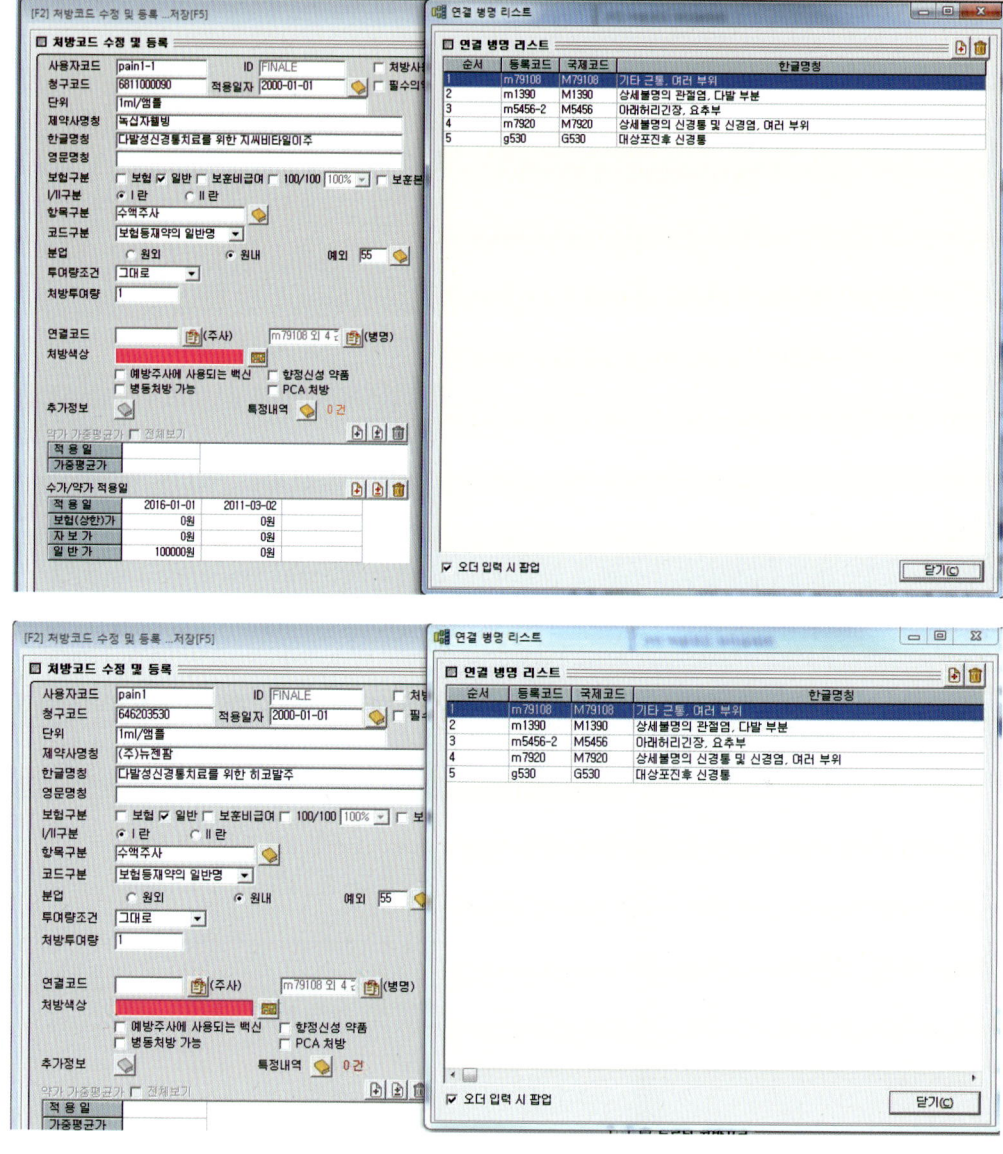

비타민 B12를 신경통증 질병으로 내원한 환자에게 주사한 후 진료비 내역서를 발급한 사례를 예시로 들어보자.

본원에서는 비타민 B12 주사를 상한가 10만 원에 등록하여 원내에 고지하고 있다. 상품명 히코발 주사를 한 후 환자에게 3만 원을 수납하고, 진찰료를 포함하여 33,000원을 수납한 후 환자에게 통원 확인서와 진료비 영수증 및 세부 내역서를 발급해 주고 있다.

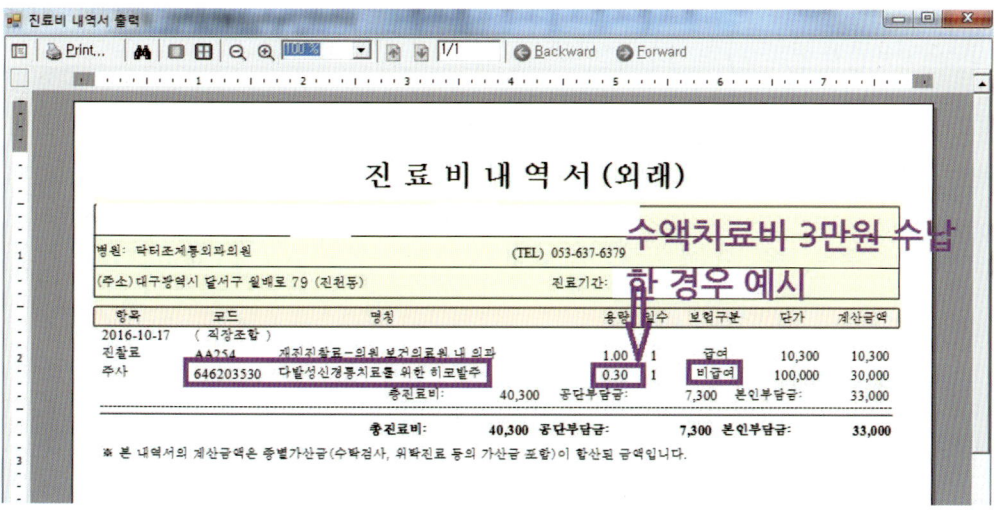

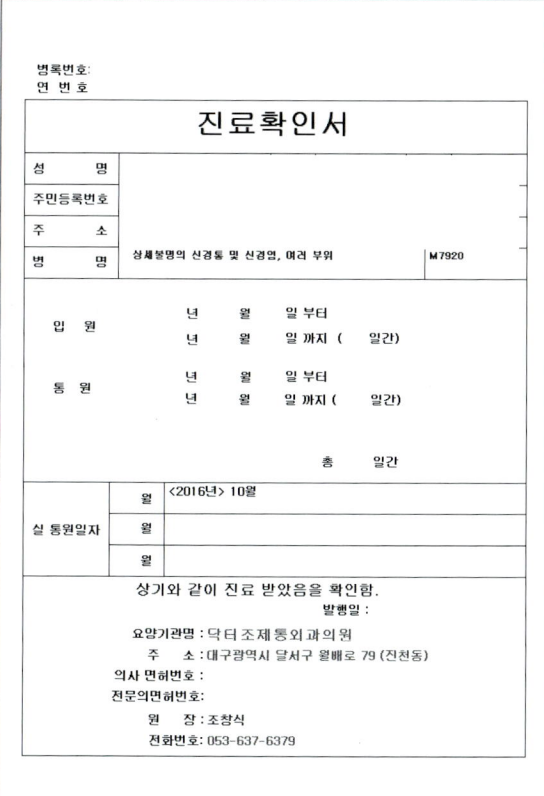

1.4 Nefopam hydrochloride 주사

식약처 등록 효능·효과

급성통증의 대증요법, 특히 수술 후 통증

식품의약품안전처 온라인의약도서관

http://drug.mfds.go.kr/html/bxsSearchDrugProduct.jsp?item_Seq=201502741

아나포 주사(nefopam hydrochloride 10 ㎎/㎖)는 복지부 분류 114-해열소염진통제로 분류되어 있으며, 약제 코드번호 653102950이고, 비급여(2015-08-01)로 등재되어 있다.

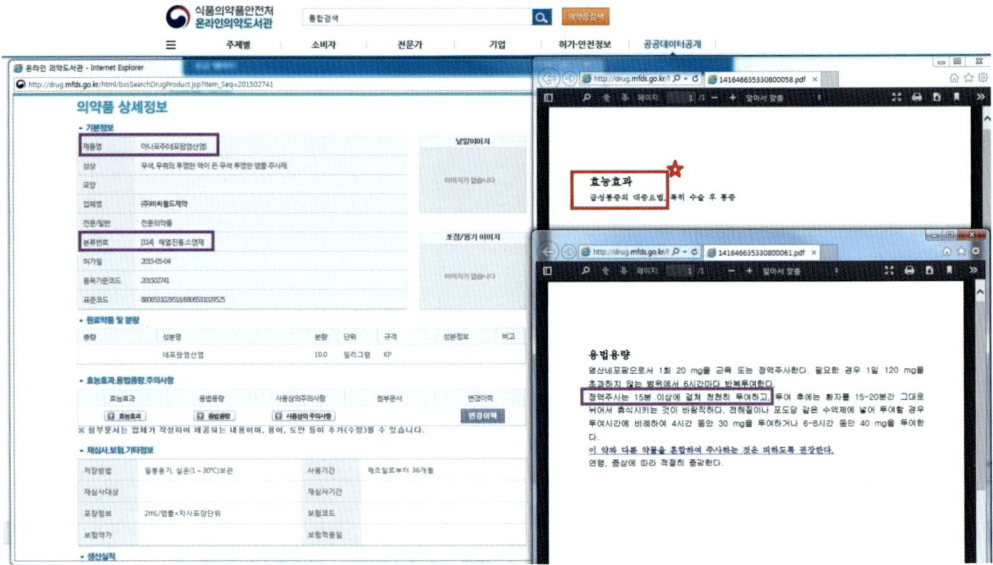

Nefopam의 작용기전과 효능·효과 문헌 고찰

Nefopam은 Benzoxazocine 계열의 중추에 작용하는 비마약성 진통제로 정확한 기전은 알려져 있지 않으나 serotonin, norepinephrine, dopamine의 재흡수를 억제하여 진통작용을 나타내는 것으로 보인다. 또한 nefopam은 glutamate의 유리를 감소시켜 N-methyl-D-aspartate (NMDA) 수용체의 활성을 억제하여 항통각과민 효과를 보인다.

수술 후 통증 조절을 위해 사용된 nefopam 20 mg은 morphine 6~12 mg, 또는 meperidine 50 mg와 동등한 효과를 보였다. Kapfer 등은 수술 후 morphine 정주 이후 nefopam 20 mg 정주 시 추가 morphine의 요구량이 40%까지 감소하였다고 보고하였다.[1]

Nefopam을 opioids, NSAIDs, paracetamol과 같은 다양한 진통제들과 병용하였을 때 synergistic interaction과 함께 진통 효과를 더 올리면서 병용 약제들의 사용량을 줄여서 그 약제들의 독성을 줄일 수 있었다는 review article을 참조하여 보면 좋다.[2]

Nefopam 사용으로 인한 흔하고 예측 가능한 부작용들은 빈맥(tachycardia), Dizziness, Confusion Dry mouth, Drowsiness, Nausa or Vomiting, Sadation, Sweating 등과 같은 자율신경 증세와 중추신경계 증상들이 있고, 이 부작용들은 용량 의존적으로 나타나므로 처음 사용 시에는 저용량부터 사용하는 것이 좋다.

표 1.1 Adverse effects. hetero, heterogeneity; CI, confidence interval. NNT, number-needed-to-treat (a negative NNT is a number-needed-to-harm); 95% CIs around the NNT/NNH point estimate are shown only for statistically significant results. Order of adverse effects according to increasing relative risks

Outcome	No. of trial	No. receiving nefopam/no. with outcome (%)	No. receiving placebo/no. with outcome (%)	Relative risk (95% CI)	P_{hetero}	NNT (95% CI)	References
Sedation	2	18/61 (29.5)	20/59 (33.9)	0.87 (0.52 – 1.47)	0.54	23	14, 20
Nausea	4	60/202 (29.7)	68/184 (37.0)	0.89 (0.68 – 1.17)	0.50	14	6, 18, 26, 30
Nausea or vomiting	4	39/123 (31.7)	33/98 (33.7)	0.95 (0.64 – 1.40)	0.02	50	12, 14, 19, 20
Drowsiness	2	61/148 (41.2)	63/127 (49.6)	0.97 (0.77 – 1.22)	0.16	12	3, 6
Vomiting	3	24/171 (14.0)	24/153 (15.7)	1.02 (0.61 – 1.70)	0.70	60	3, 6, 18
Dry mouth	3	14/111 (12.6)	9/84 (10.7)	1.41 (0.67 – 2.97)	0.50	−53	3, 14, 20
Dizziness	3	11/111 (9.9)	4/84 (4.8)	1.76 (0.54 – 5.77)	0.15	−19	3, 14, 20
Confusion	2	6/71 (8.5)	2/51 (3.9)	2.05 (0.55 – 7.63)	0.35	−22	19, 30
Tachycardia	2	13/61 (21.3)	4/59 (6.8)	3.12 (1.11 – 8.79)	0.59	−7(−41 to −3)	14, 20
Sweating	7	26/297 (8.8)	3/276 (1.1)	4.92 (2.00 – 12.1)	0.97	−13(−24 to −9)	1, 3, 6, 14, 18, 20, 30

출처 : Evans MS et al. Nefopam for the prevention of postoperative pain: quantitative systematic review. Br J Anaesth. 2008 Nov;101(5):610-7. doi: 10.1093/bja/aen267. Epub 2008 Sep 15. Review.

네포팜이 급성통증질환에 효능·효과가 있다고 식약처에 허가되어 있으므로 사용 시에는 급성통증질환 상병명으로 처방하는 것이 좋을 것이다.

---

1) 박지혜 등. 복강경하 위절제술 후 자가통증조절에 사용된 Nefopam의 효과. Anesth Pain Med 2015; 10: 175-179.

2) Girard P, Chauvin M, Verleye M. Nefopam analgesia and its role in multimodal analgesia: A review of preclinical and clinical studies.Clin Exp Pharmacol Physiol. 2016 Jan;43(1):3-12. doi: 10.1111/1440-1681.12506. Review.

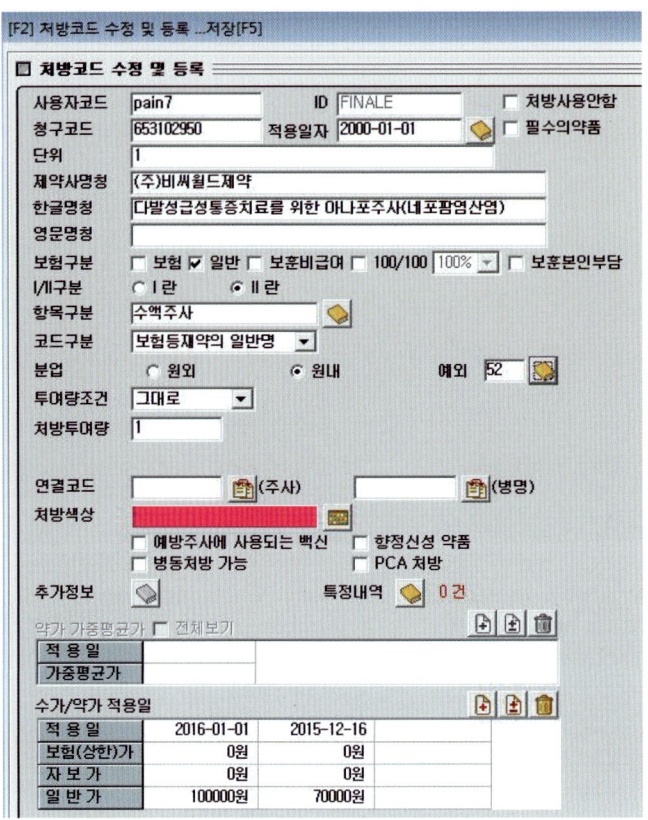

1.5 Thioctic acid 주사

티옥트산계 약물 중 부광약품의 부광치옥타시드주가 건강보험 급여 항목으로 등재되어 있다. 이 약물은 "당뇨병 다발신경병증의 완화" 목적으로 사용하고, 건강보험청구 대상 약물이다.

주사 방법에 대하여 식약처에서는 최소 12분 이상 동안 천천히 주사하라고 명시되어 있다.

용법 용량

(주사제) 중증의 증상에 대해 티옥트산으로서 1일 600 mg을 2~4주간 정맥주사하고, 그 이후에 이 약으로서 1일 600 mg을 경구투여한다.

정맥주입

이 약 1앰플을 생리식염주사액 100~250 mL에 희석하여 최소 12분에 걸쳐 서서히 점적 정맥주사한다. 1분당 티옥트산 50 mg(주사용액으로 2 mL) 이상의 속도로 주입되어서는 안된다.

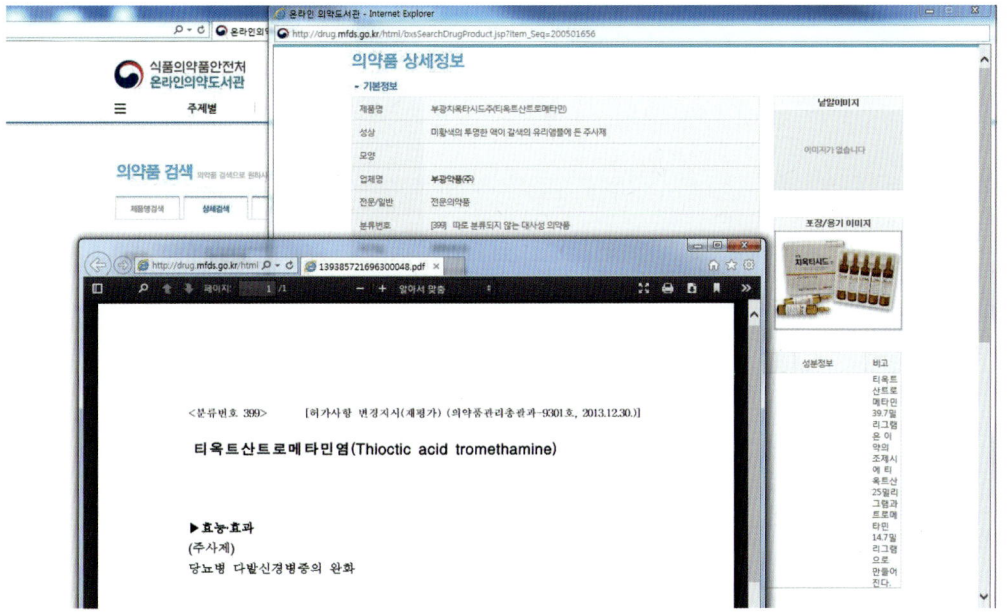

티옥스산 약물 중 비급여 항목으로 나온 제품들이 다수 있는데, 이들에 대하여서는 "당뇨병 다발신경병증의 완화" 목적으로 사용이 급여로 허가된 부광치옥타시드주에 비하여 티옥트산의 수요가 증대되는 경우의 보급(격심한 육체노동 시), Leigh증후군(아급성괴사성뇌척수염), 중독성(스트렙토마이신, 가나마이신에 의한) 및 소음성(직업성)의 내이성 난청에 사용이 식약처에 등록되어 있다.

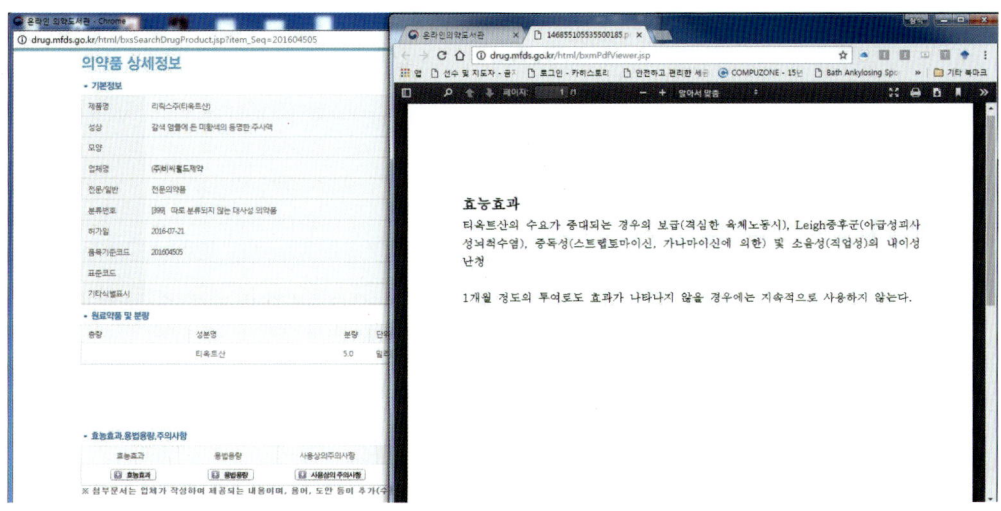

용법·용량으로는 "티옥트산으로서 통상 성인 1일 1회 10~25 mg을 정맥내 주사한다."로 단순하게 식약처에 등재되어 있다.

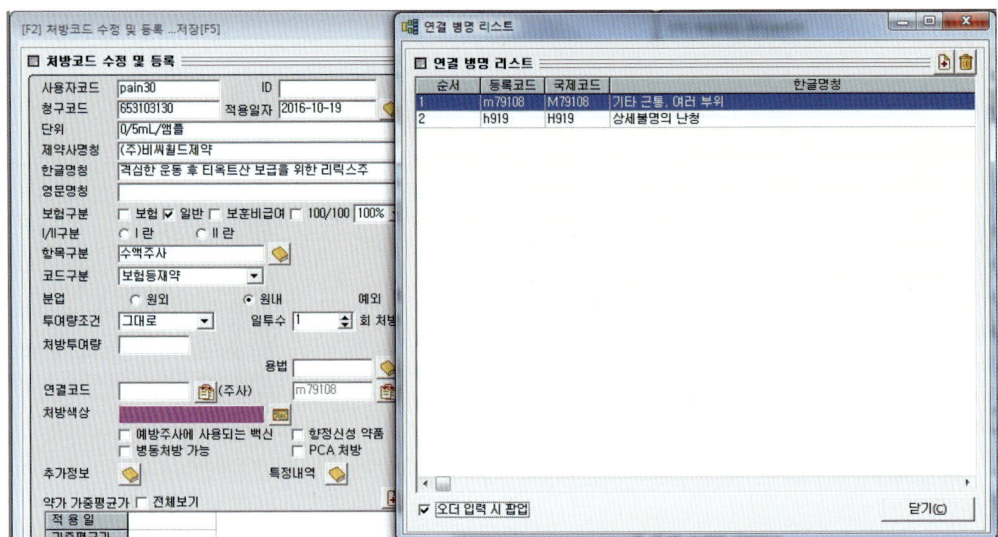

티옥트산 약물은 특히

① 소화기 : 식욕부진, 오심, 설사

② 기타 : 발진, 두통, 어지러움, 심계항진

이상 반응이 잘 알려져 있고, 특히 오심 증세. 즉 울렁거림 증세는 비교적 흔히 발생되고, 수액을 맞는 도중에도 메슥거림 증상으로 수액을 빼는 사유가 되기도 한다.

α-lipoic acid가 어떤 근거로 diabetic peripheral neuropathy (DPN)에 유용할까?

이에 대하여 잘 정리된 문헌은 (Han T. 등. A systematic review and meta-analysis of α-lipoic acid in the treatment of diabetic peripheral neuropathy. Eur J Endocrinol. 2012 Oct;167(4): 465-71. doi: 10.1530/EJE-12-0555.)으로 원문을 Free article로 볼 수 있다.

이 논문에서 diabetic peripheral neuropathy (DPN)가 진행됨에 따라 nerve conduction velocity가 점점 떨어지는데, α-lipoic acid가 antioxidant로서 직접 free redical, perioxdation을 저지하고, endoneurial blood flow를 증가시키고, peripheral nerve의 glutathione content를 상승시키는 작용을 통하여 당뇨병성 말초신경염 환자의 혈행 개선 효과와 말초신경기능을

향상시키는 효과가 있다고 하며, 또한 insulin sensitivity를 증가시킨다고 하였다.

1.6 마그네슘 주사

마그네슘은 칼슘이온과 치환하여 근·신경계의 전달을 억제하고, 운동신경 자극에 의한 말단부에서의 아세틸콜린의 방출량을 감소시켜서 경련을 조절한다. 중추신경계 억제 효과가 있다. 주사로 투여 시에는 심근에 작용하여 동방결절의 자극 전달속도를 낮추고, 전도 시간을 연장시킨다. 경구로 복용 시에는 삼투성 수분 체류를 유발하여 대장을 확장시켜 연동운동이 증가하여 배변을 증진시킨다.

식약처에 등록된 효능·효과

경련, 자간, 전해질 보급(저마그네슘혈증), 자궁경직(분만촉진)

대부분의 마그네슘 주사는 건강보험에 급여로 등재되어 있다. 녹십자의 메가네슘 주사는 비급여로 등재되어 있다.

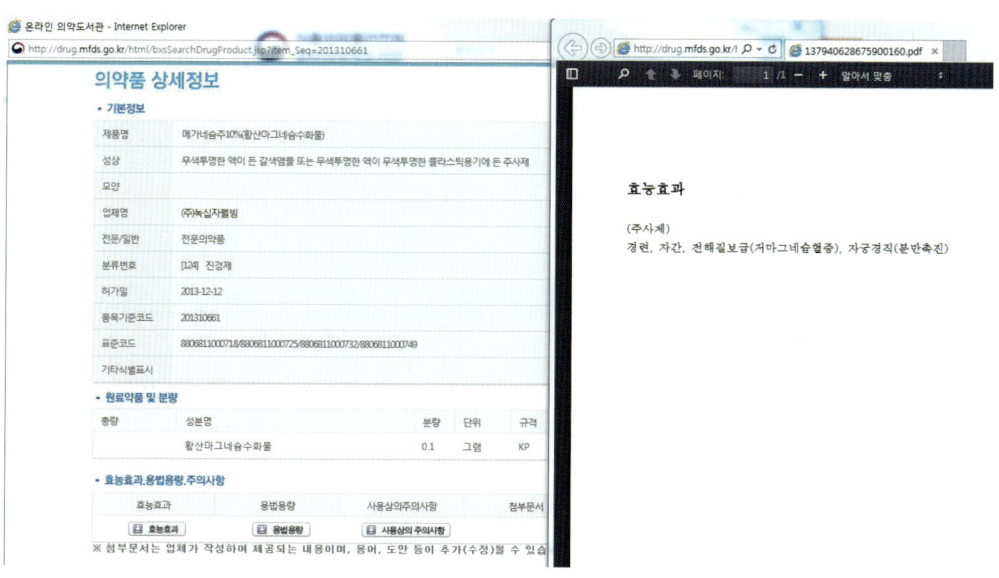

마그네슘 주사는 식약처에 등록된 용법·용량으로는 "매우 천천히 정맥주사"하라고 되어 있으므로 슈팅 방법으로 주사하는 의료기관에서는 정밀하게 환자를 모니터링하여야 민원의 발생을 예방할 수 있다.

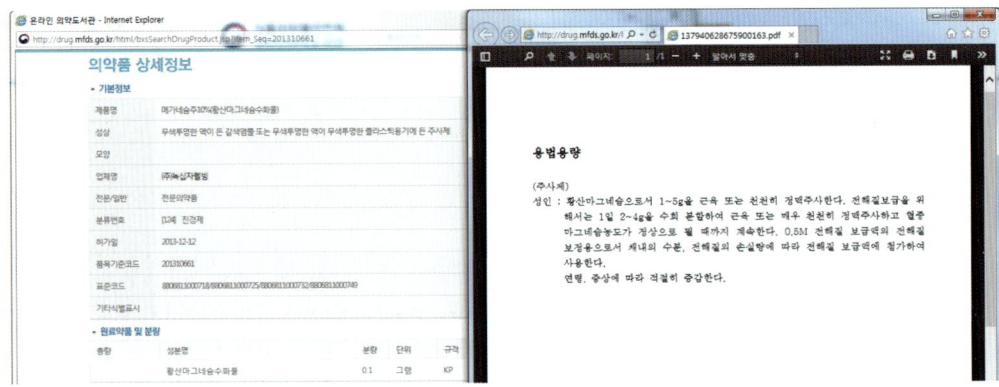

본원에서는 녹십자의 메가네슘 주사를 "근육경련치료를 위한 메가네슘주"로 등록하여 처방하고 있다.

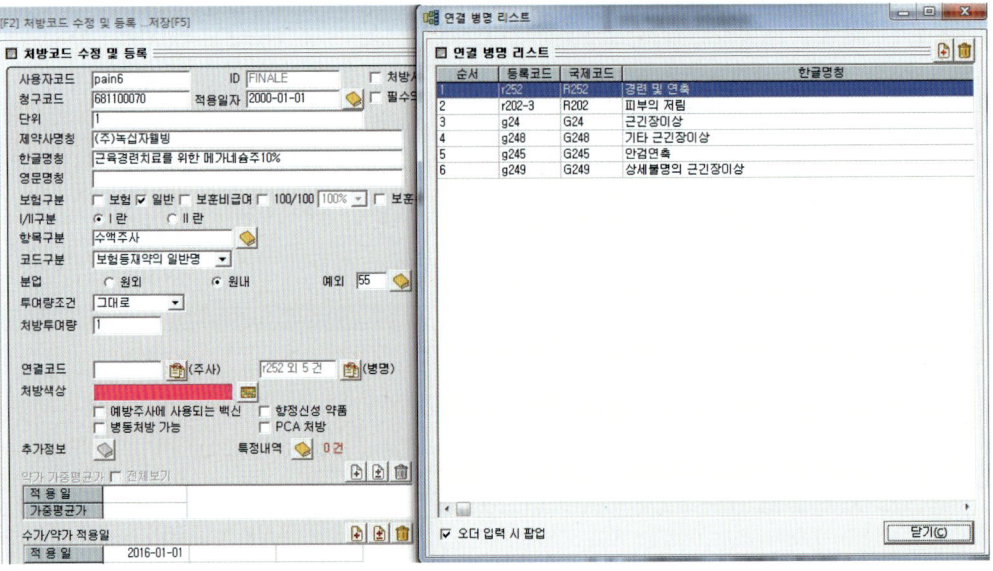

1.7 Hyaluronidase

Hyaluronidase는 소의 고환에서 hyaluronidase를 정제하여 만든 단백효소이다. 결합조직 및 특정 조직의 세포간 다당류인 hyaluronic acid를 가수분해시켜서 결합조직의 투과성을 변형시키는 확산제로 작용을 한다. 일시적으로 세포결합의 점도를 감소시키고, 투여된 주사액이나 국소 삼출물의 확산을 촉진시켜 흡수를 증진시킨다. 확산 속도는 효소의 양에 비례하며, 그 양은 용액의 용적에 비례한다.

Hyaluonidase 피내 투여에 의해 제거된 피부막은 24시간 후에는 투여량에 반비례하여 재구성되기 시작하며, 48시간 후에는 완전히 복구된다고 한다.

식약처 등록 효능·효과

- 피하주사나 근육주사, 국소마취제 및 피하주입 시 침투력 증가.
- 조직 내에 과다하게 존재하는 체액 및 혈액의 재흡수 촉진.

본원에서는 Hyaluronidase를 "조직내 체액의 재흡수 촉진을 위한 말린다주"로 이름 붙여 기초 자료에 등록하여 처방하고 있다.

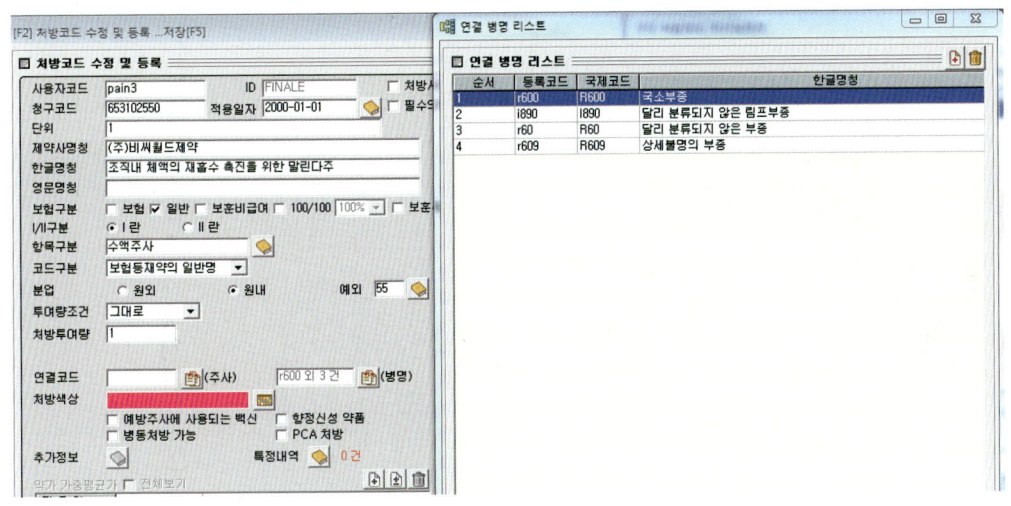

연결 상병명으로는 주로 부종 상병명을 연결하여 등록하고 있다.

1.8 Melilotus Extrate 100 mg 주사

Melilotus Extrate 100 mg 주사약제들은 대부분 "삭제" 상태라서 시중에 시판되고 있지 않고, 생산된 주사약제들이 유통되고 있는 실정이다.

식약처 등록 효능·효과

(경구 : 캅셀제)(주사제) 외상(염좌, 골절, 타박, 좌상 등)·수술 후의 연부 종창으로 인한 염증의 완화, 치질 증상(출혈, 동통, 종창, 가려움)의 완화로 주로 외상 후 연부조직 종창으로 인한 염증의 완화와 부종 치료 목적으로 주사하였다.

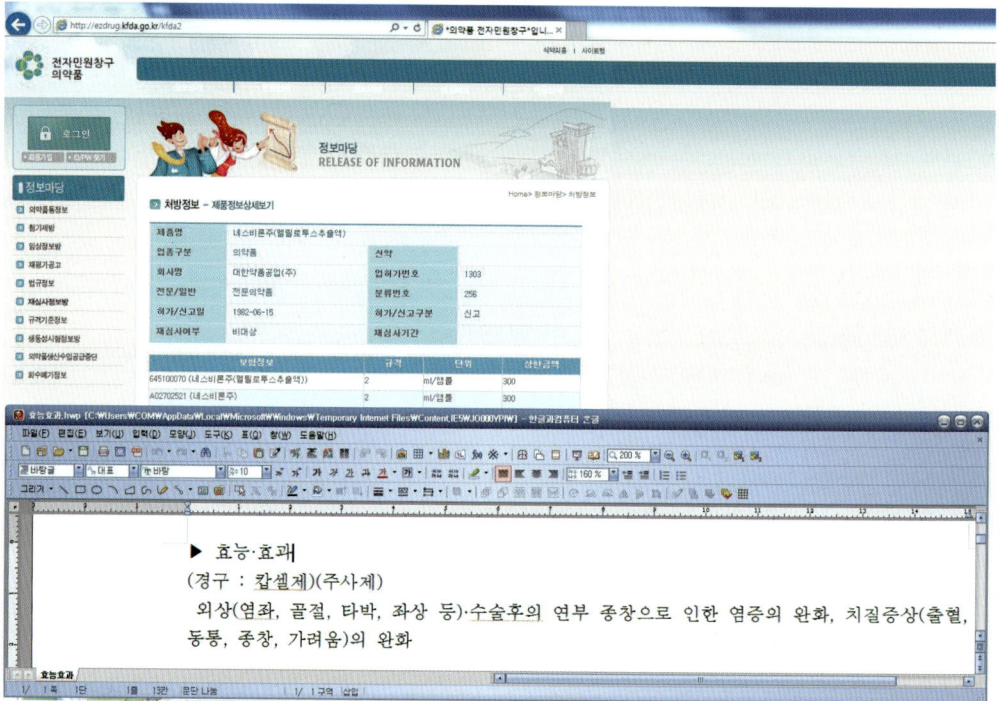

유통되고 있는 약제로는 대한약품공업의 "네스비론주"가 있지만, 이 주사약제도 도매상에서 보유하고 있는 물량이 모두 소진되면 더 이상 구입은 불가할 듯하다.

본원에서는 "외상 후 연부조직 종창 완화를 위한 네스비론주"로 기초 자료에 등록하여 쓰고 있다.

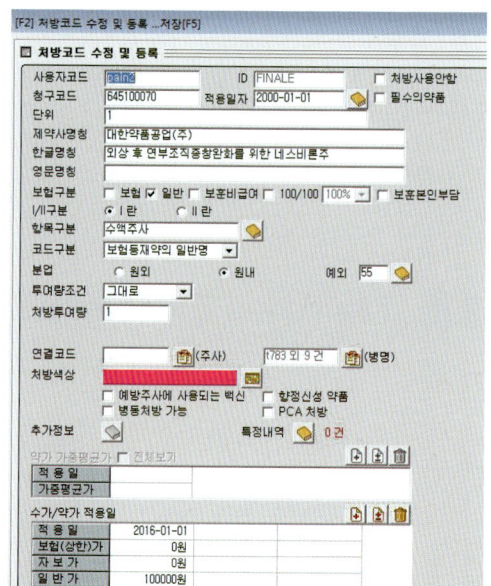

1.9 지씨NAC 주사

아세틸시스테인이 주성분인 주사약제 중 지씨NAC 주사만이 비급여로 등록되어 있다.

지씨NAC 주사는 객담 배출촉진으로 허가된 비급여 주사약물이므로 객담이 있는 질환을 연결코드로 넣어야 한다.

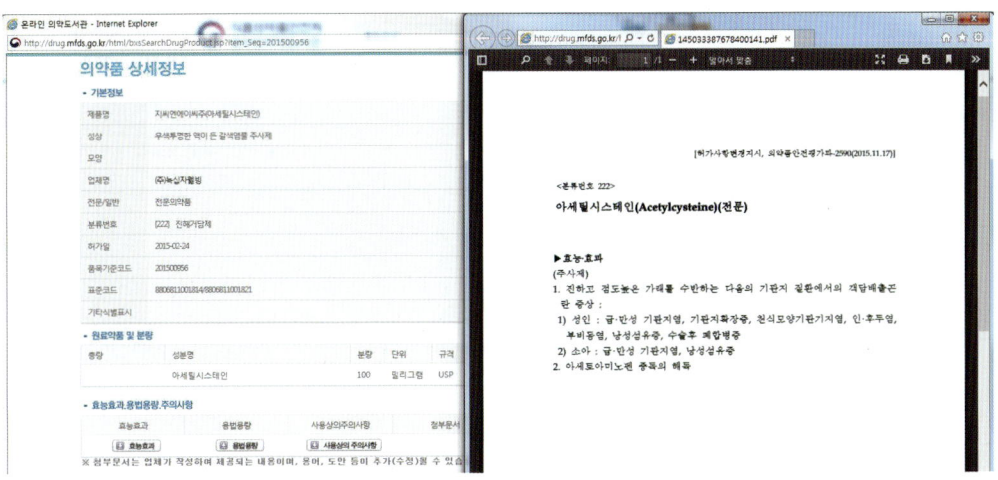

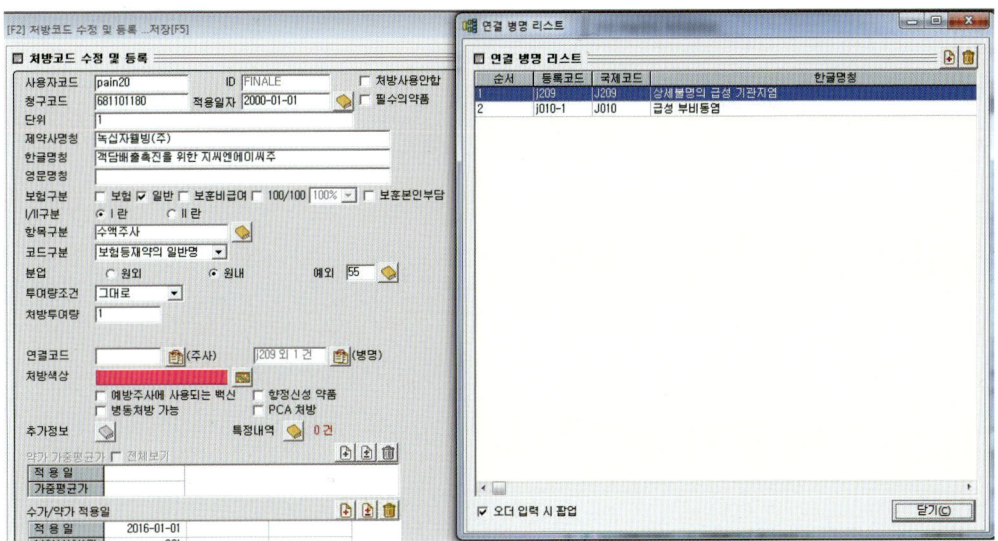

NAC 주사 후 진료비 세부 내역서는 아래와 같이 작성된다.

> 진료차트 작성 노하우

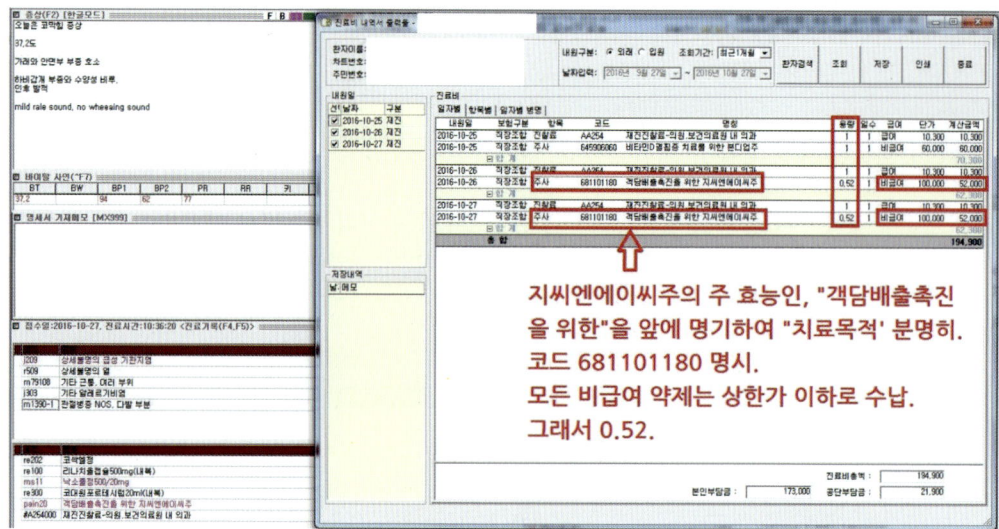

아세틸시스테인의 성분은 상기도와 하기도 질환에 광범위하고 안전하게 사용되어 왔던 약물이므로 널리 알려진 주의사항만 잘 지키면 큰 문제 없이 유효하게 사용할 수 있을 것이다.

1.10 Glycyrrhizinate 주사

일명 감초 주사라고도 한다. 20 mL 중 Aminoacetic acid (Glycine) 400 mg, Ammonium Glycyrrhizinate 53 mg, L-cysteine HCL 20 mg을 주성분으로 하는 주사약물이다.

Aminoacetic acid (Glycine)은 핵산, 담즙, 다른 필수 아미노산의 합성에 필수 요소로서 조직의 재생과 복구에 유용하다.

Ammonium Glycyrrhizinate는 자극 완화작용

L-cysteine HCL은 간에서 해독작용을 하는 글루타티온의 전구체로서 알코올, 약물, 흡연으로 인한 독성물질의 해독과 간 보호작용을 한다.

식약처 등록 효능 · 효과

○ 두드러기 · 습진 · 알레르기성 피부질환, 약물중독의 보조요법

○ 만성간질환의 간기능 개선

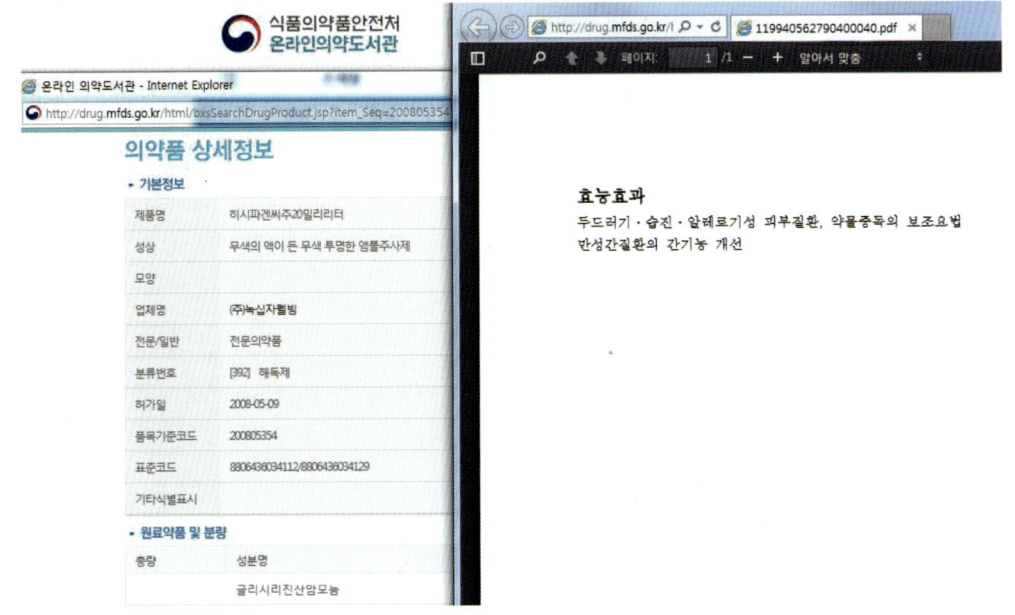

주사 시 주의사항과 주사요령

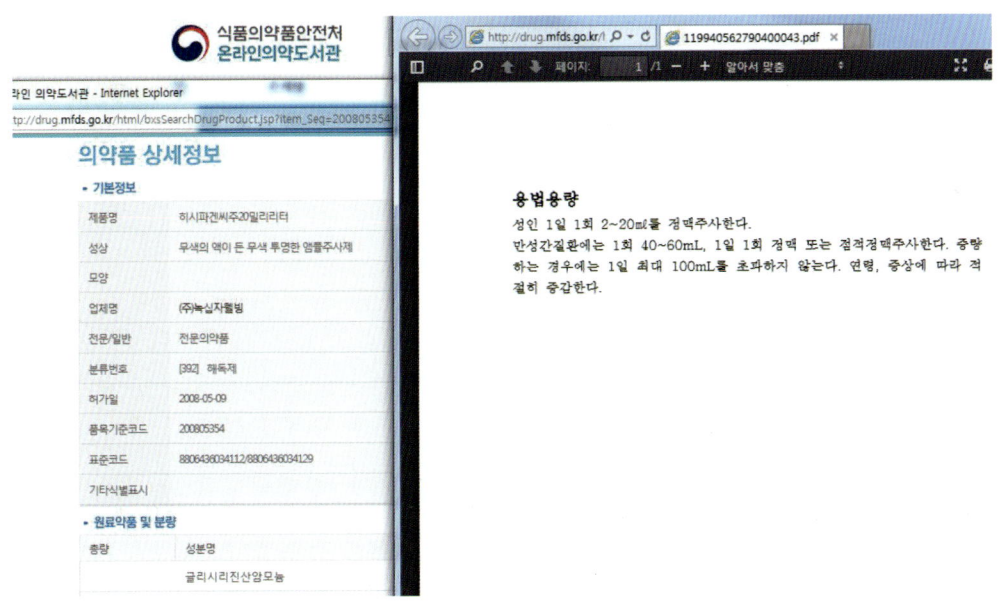

고령자의 경우에는 위알도스테론증의 증상인 저칼륨혈증이 간혹 발생하고, 혈압상승, 나트륨 체액의 저류, 부종, 체중증가 및 저칼륨혈증의 결과인 무력감, 근력저하 등이 나타날 수 있다. Glycyrrhizinate는 칼륨배설을 촉진하는 이뇨제와 상승 효과를 일으키므로 자세한 문진이 필요하다.

> 진료차트 작성 노하우

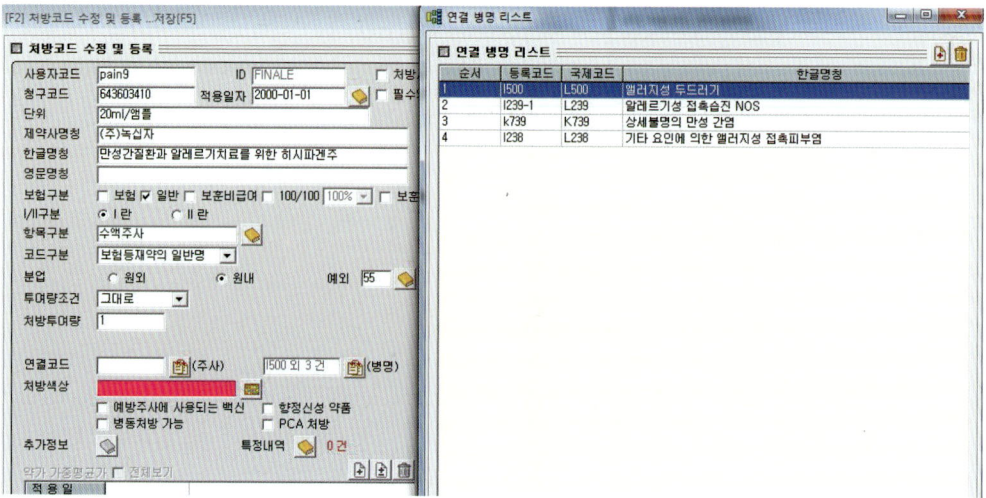

본원에서는 녹십자의 히시파겐 주사를 "만성간질환과 알레르기 치료를 위한 히시파겐주"로 등록하여 처방하고 있으며, 연결 상병은 알레르기와 만성간질환을 연결코드로 정하여 사용하고 있다.

1.11 태반주사(라이넥주사)

식약처 등록 효능·효과

효능·효과

(주사제) 만성간질환에 있어서의 간기능 개선

용법 용량

라이넥주사는 식약처에 피하 또는 근육 주사를 하라고 용량·용법에 등록되어 있다.

정맥주사 또는 수액제에 mix하여 주사하는 것이 임상적으로 더 유용하고 안전하지만 식약처에 등록된 용법·용량을 어기면서까지 정맥주사 후 발생한 부작용에 대하여서는 법적 책임이 더 강력하다는 것도 명심하여야 한다.

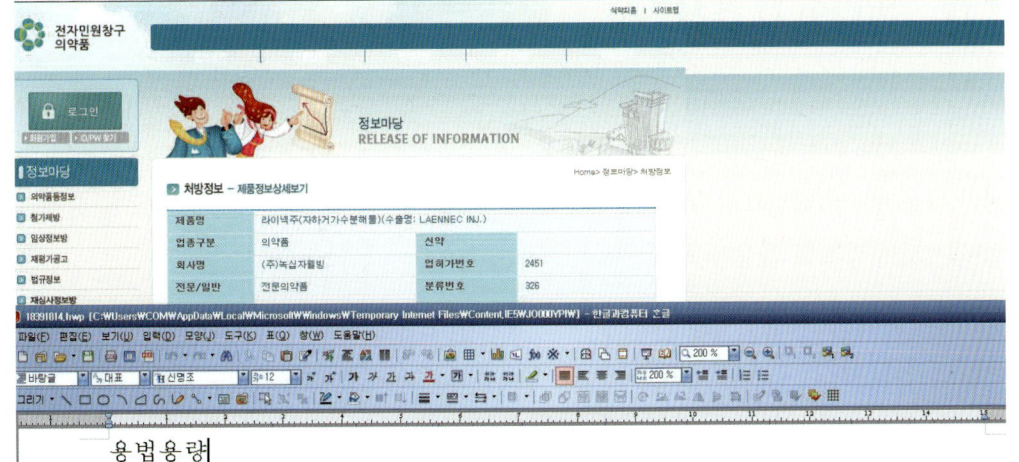

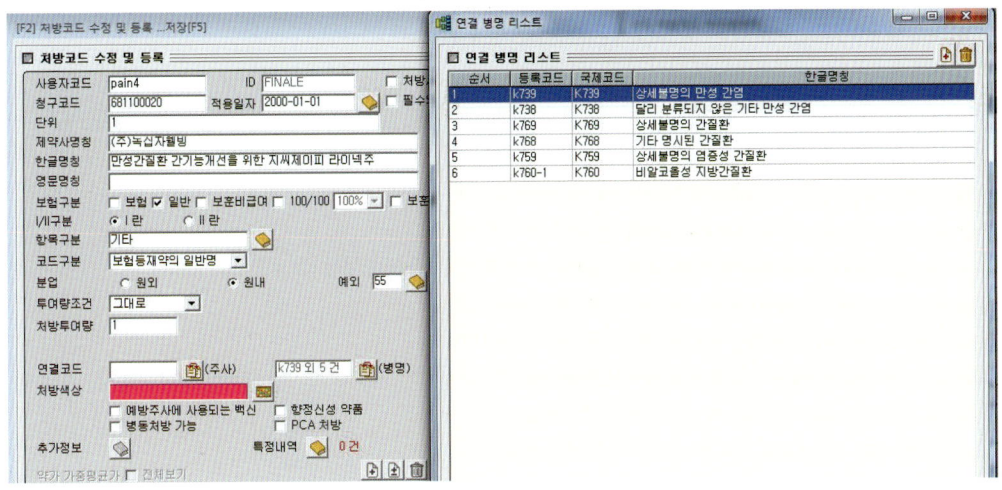

본원에서는 "만성간질환에서 간기능 개선을 위한 라이넥주"로 기초 자료에 등록하여 라이넥주사를 사용하고 있으며, 연결 상병명으로 만성간질환 상병명을 쓰고 있다.

라이넥을 주사하고 이 주사에 대한 소명을 요청받는 경우가 흔히 발생하므로, 라이넥주사를 하는 과정에서는 임상증상뿐만 아니라 간초음파 또는 간기능 혈액검사를 수행하여 만성간질환을 확인하는 것이 적절하다.

1.12 비타민 D 주사

한국인의 85% 이상에서 비타민이 부족하며, 여성의 경우 90%에 육박한다. 칼슘과 인의 대사를 좌우하는 영양소로서 부족하면 뼈의 밀도가 떨어진다. 식이를 통한 섭취로는 한계가 있다는 것이 학계의 입장이다.

비타민 D가 반드시 필요한 경우
　　① 실내 생활이 많은 사람
　　② 골다공증 환자 또는 고위험군
　　③ 면역력 증가 및 암 예방 차원
　　④ 임신 초기, 태아 골격형성 (Ca 요구 증가)
　　⑤ 피부 합성이 안 되는 경우(자외선차단)
　　⑥ 간이나 신장 장애로 합성능력이 낮은 경우

비타민 D 주사약제로 Cholecalciferol 단일 주사제가 여러 제약회사에서 출시되어 있고, 비타민 D 부족증 치료를 위하여 널리 처방되고 있다.

2016년 9월 이후 식약처에서 비타민 D 주사약제인 Cholecalciferol 단일제의 용법·용량을 변경 고시하여 개원의들은 이 고시를 주목해야 할 필요가 있다.

이 고시에 따르면 주사 후 성인은 3개월 후, 청소년은 6개월 후 혈중 25-히드록시 비타민 D 양을 확인하여야 하고, 치료 효과와 내약성을 검토하여 재투여 여부를 결정하여야 한다고 고시하였다.

또한 **연간 투여량을 60만 IU로 제한하였다**.

연간 투여량 60만 IU는 향후 이 주사약 사용에 많은 제한 요소가 될 것이다.

용법·용량이 명시된 식약처 고시

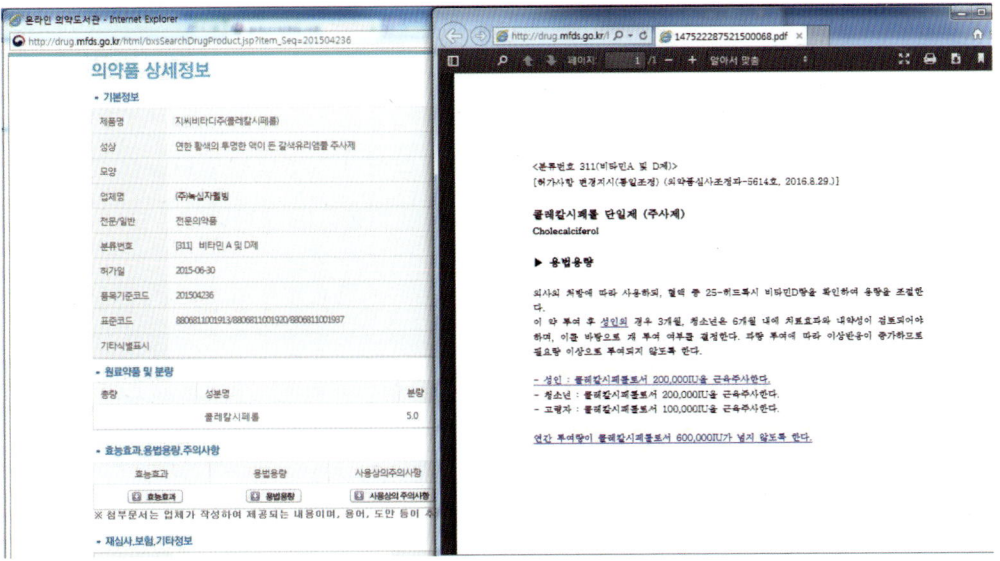

이 고시를 뒷받침하기 위한 비타민 D 검사에 대한 고시의 개정이 2016년 11월 1일자로 시행되었다.

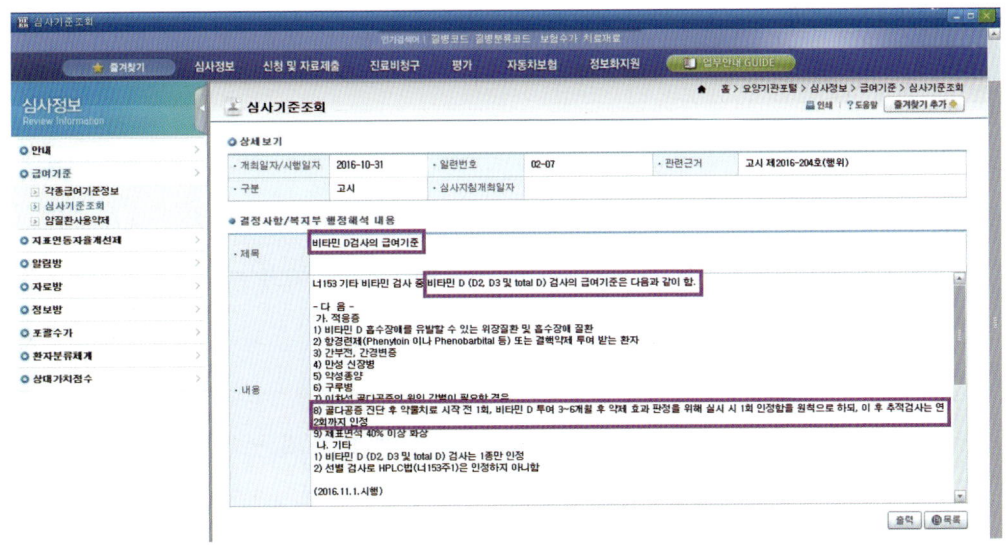

고시 제2016-204(행위)는 비타민 D 검사의 급여 기준에 대한 고시로, 특히) 골다공증 진단 후 약물치료 시작 전 1회, 비타민 D 투여 3~6개월 후 약제 효과 판정을 위해 실시 시 1회 인정함을 원칙으로 하되, 이후 추적검사는 연 2회까지 인정이라는 항목이 신설되었다.

골다공증 진단 후 약물치료 시작 전 1회, 비타민 D 투여 3~6개월 후 약제 효과 판정을 위해 실시 시 1회, 추적검사는 연 2회까지 인정한다고 고시가 개정되어 골다공증 환자에 비타민 D 치료 및 추적검사로 비타민 D 검사의 건강보험 적용을 확대하였다.

비타민 D 검사의 기초 자료 등록

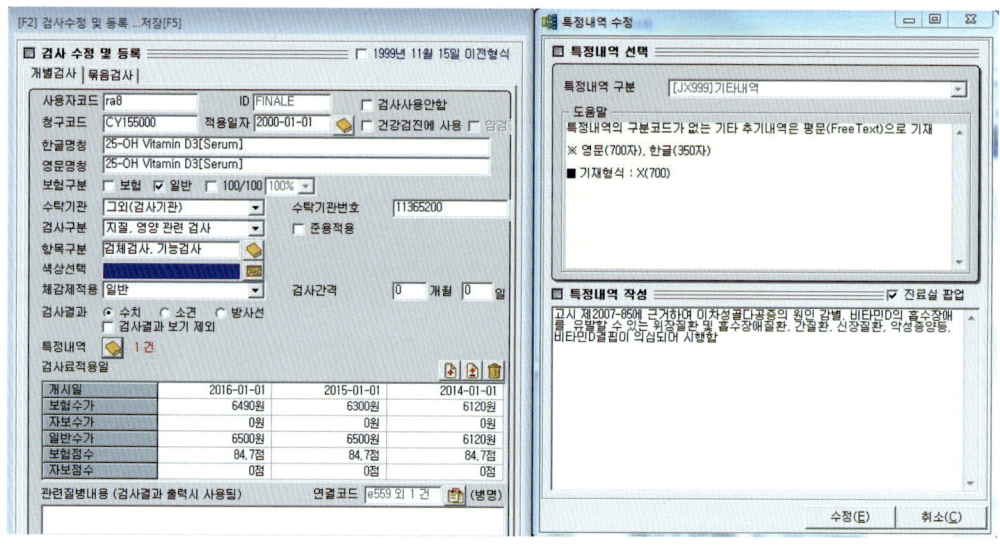

비타민 D 검사는 골다공증 상병에 대하여서는 2016년 11월 1일 이후 건강보험 인정이 확대되었으나, 그 이외에는 아직 심사평가원에서의 심사는 상대적으로 까다로운 편이다.

비급여로 검사비를 환자에게 직접 수납하는 것은 관행적으로 해당 환자와 합의를 하면 넘어갈 수 있었지만, 최근 민간실손보험사에서 이 임의 비급여 사례도 보험금 지급을 미루면서 환자와 병원간의 분쟁을 유도하는 경향이 발생하므로 조심스러운 접근이 필요하다.

비타민 D 검사를 위한 연결 병명들의 예시

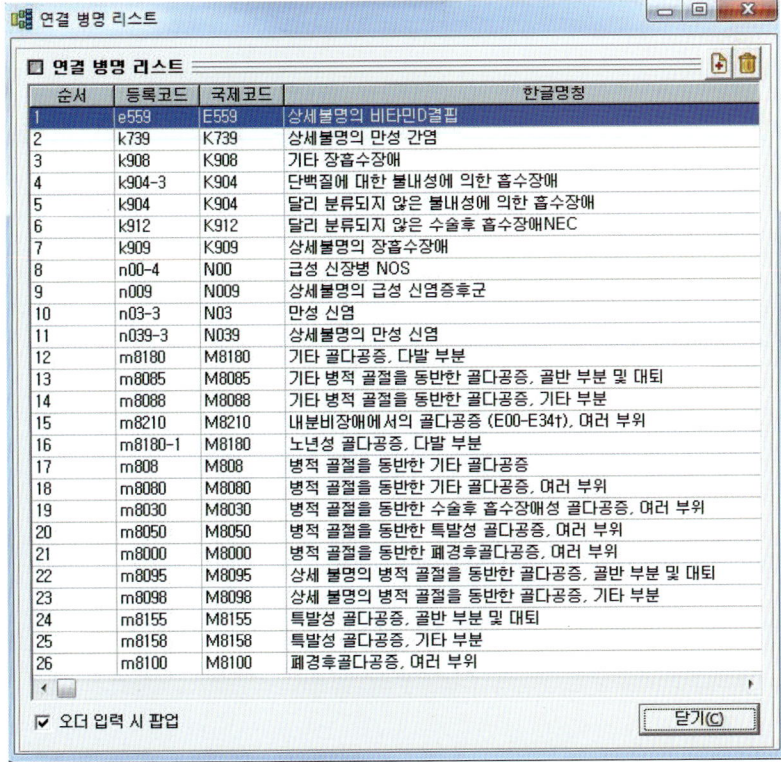

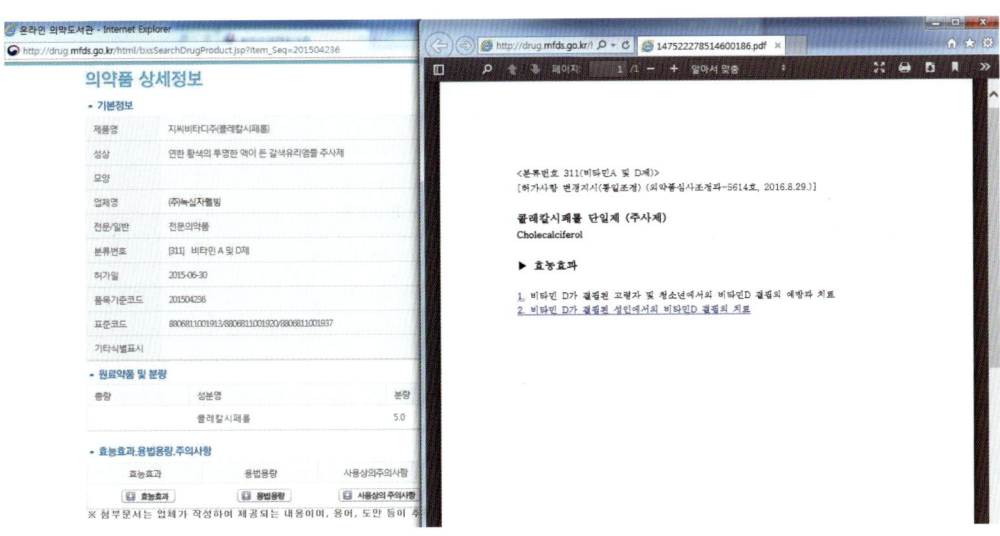

> 진료차트 작성 노하우

비타민 D 결핍증 치료 목적을 분명히 하는 효능·효과를 분명히 하여 기초 자료 등록을 하는 예시 (녹십자웰빙 지씨비타디(68110090))

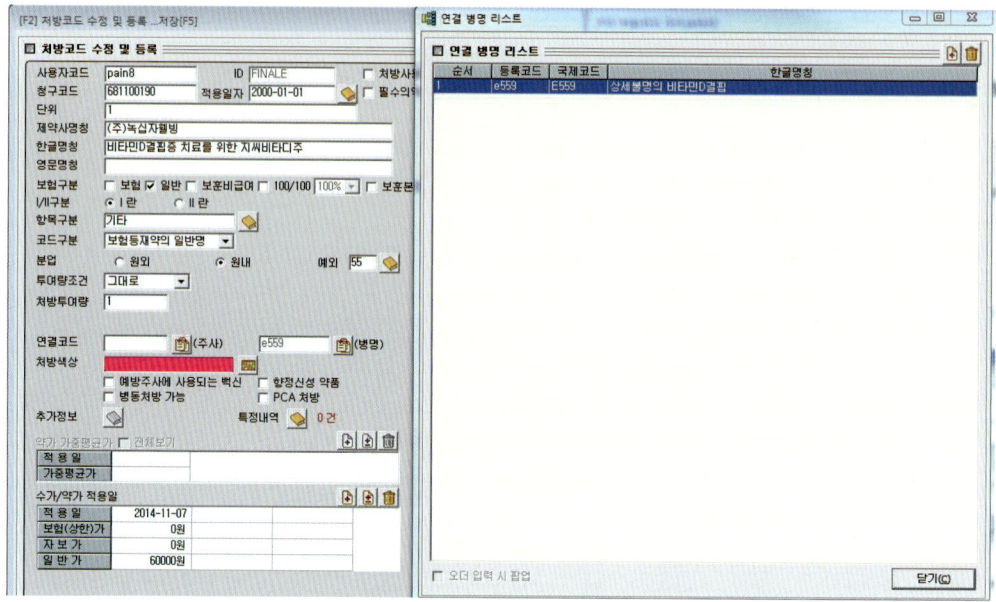

최근 콜레칼시페롤 10만 IU 용량의 수용성 비타민 D 주사약제도 국내에 소개되어 주목할 필요가 있다.

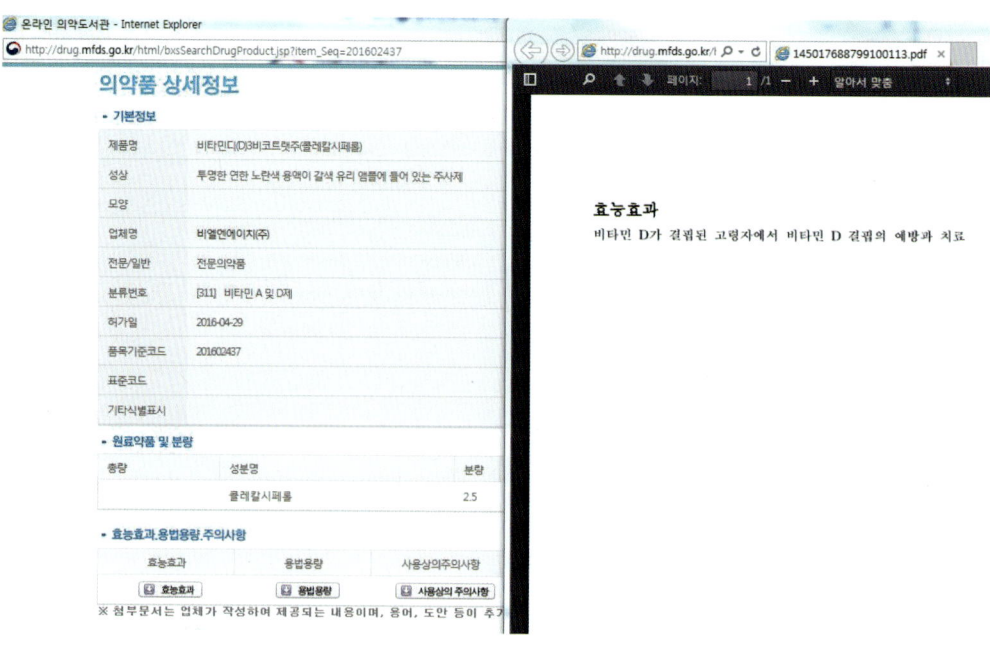

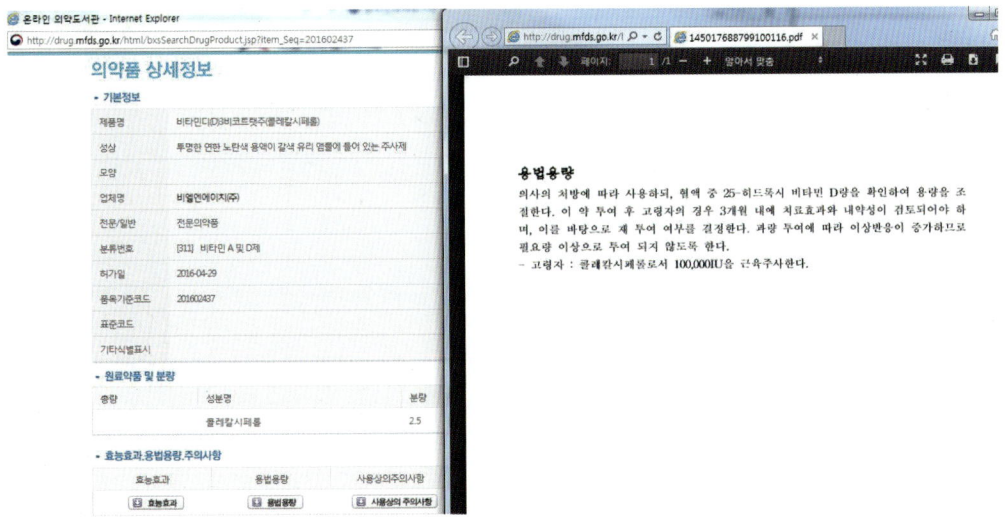

비코트랫주는 고령자에게 주사가 허가되었으므로 청·장년층에 주사할 때는 허가사항을 충분히 고려해야 한다.

CHAPTER 04

물리치료부터 주사치료까지
Charting의 핵심

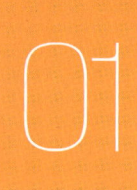

2016 대한일반과개원의협의회 동계연수강좌

Know-How To Create Medical Record

제35회 2016년 대한일반과개원의협의회 동계 연수 강좌

주   최 : 대한 일반과 개원의 협의회
일   시 : 2016. 12. 18(일) 오전 9:00 ~ 오후 5:00
장   소 : 강남성모병원 의과학연구원 대강당(2층)
등 록 비 : 강의교재, 중식, 주차권

구 분		사전등록	현장등록
등록비	정회원	5만원	8만원
	비회원	10만원	13만원

등록마감 : 사전등록마감은 12월 12일(월)까지입니다. (이후시간에는 현장등록만 가능합니다.)

환불규정 : 12월 12일 오후 5시까지 환불 요청시 전액환불.
단, 상기일시 이후에는 환불 불가하오니 양해바랍니다.

등록방법 : 1) 등록비는 본인명의로 꼭 입금해주셔야 합니다. (타인입금시 전화확인 요망)
2) 대일협 홈페이지(www.kgpa.org)에 들어오셔서 사전등록란을 작성해 주시면 됩니다.

계좌번호 : 하나은행 243-910006-95005(예금주 : 대한일반과개원의협의회)
연 락 처 : 사무국장 (010-9669-1617)
        Tel : 070-8231-5001 / Fax : 0505-697-5000 E-mail : sunxdsl@naver.com
평   점 : 대한의사협회 6평점

[시간표보기] [사전등록하기]

제35회 2016년 동계 연수강좌 시간표

환영사 09:00 - 09:10 인사

SECTION 1. 진단검사의 SETTING과 CHARTING 의 노하우

09:10 - 10:40
건강보험 급여 항목과 비급여로 분류되어 있는 각종 설문지 작성과 처트정리 방법
건강보험 급여 항목과 비급여로 분류되어 있는 생체활력징후들에 대한 차트정리방법
혈액검사들의 setting
2016년 10월1일 이후 변화된 초음파 검사에 대하여

(닥터조제통외과의원 조창식 원장)

10:40 - 11:00 Coffee break

SECTION 2. 도수치료와 이학적 검진 CHARTING의 노하우

11:00 - 12:30
도수치료와 증식치료를 하기 위하여 진료기록부에 반드시 기록되어야 하는
사항들에 대한 요점정리

(365서울신통의원 김갑성 원장)

12:30 - 13:30 점심 & 총회

SECTION 3. 수액치료와 약물치료 CHARTING의 노하우

13:30 - 15:00
통증치료를 위해 처방되는 수액들과 필수 영양소들에 대한 기록방법
통증치료를 위해 처방되는 약제들에 대한 기록방법

(닥터조제통외과의원 조창식 원장)

15:00 - 15:20 Coffee break

SECTION 4. 주사치료들 CHARTING의 노하우

15:20 - 16:30
신경간내주사부터 신경차단술까지 기록을 꼼꼼하게 하는 노하우
인정 비급여 주사들의 진료기록부 작성 노하우

(서대구연합의원 김성곤 원장)

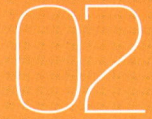

발상의 전환을 합시다.

Know-How To Create Medical Record

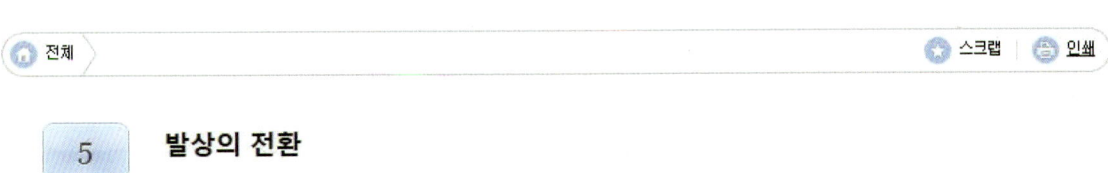

5. 발상의 전환

샬롬~(최진석), 2016-10-24 15:08:54   조회 수 : 49   추천 수 : 8

1.
"물치만 받고 블럭등은 거절하시는 환자분이오면 어떻해요?"
라는 질문에 전 이렇게답하였습니다.

"건당진료비를 낮추어주시는 고마운 환자"

2.
"검사는 거절하고 손 팔꿈치 어깨 목 머리 등 허리 무릎 아프다는 환자"
"ims 포인트 연습용이 되어주시는 고마운 환자 -손이 녹슬지 않도록"

3.
"치료하고 나니 더 아퍼요"
"그럼 더 비싼 치료를 받으세요 - 더 많이 보태주시려는 고마운 환자"

4.
"치료해도 안나아"
"그럼 더 자주 치료받으세요 - 더 자주 와주시려는 고마운환자"

5.
허리 수술하고 나서 너무 아프다는환자
"수술한 의사보다 명의될수있는 기회를 주는 고마운 환자"

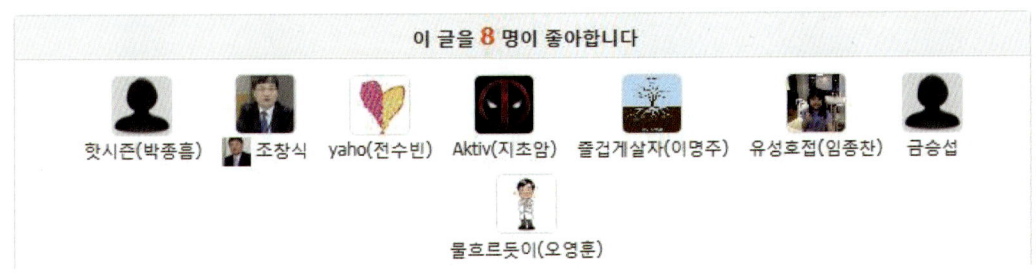

이 글을 8 명이 좋아합니다

핫시즌(박종흠)   조창식   yaho(전수빈)   Aktiv(지초암)   즐겁게살자(이명주)   유성호접(임종찬)   금승섭

물흐르듯이(오영훈)

2.1 물리치료

2-1-1 물리치료사 1인당 1일 물리치료 실시 인원에 대하여

| 구분 | 고시 | 관련근거 | 고시 제2010-31호(행위) | 개최일자/시행일자 | 2010-05-28 |

해당항목의 물리치료를 실시할 수 있는 일정한 면적의 해당 치료실과 실제 사용할 수 있는 장비를 보유하고 있는 요양기관(보건기관 포함)에서 재활 및 물리치료를 실시한 경우에 상근하는 물리치료사 1인당 물리치료 실시인원(물리치료 실시 총 청구건수를 의미함)은 월평균(또는 주평균) 1일 30명까지 인정하며, 이경우 의료급여 환자를 포함함. 다만, 상근물리치료사 1인 이상이 근무하는 기관에서 시간제, 격일제 근무자(주3일이상 이면서 주20시간 이상 근무하는자)의 경우 0.5인으로 보아 월평균(또는 주평균) 1일 15명까지 인정함.
※ 월평균(주평균) 물리치료실시인원 = 1개월간(1주일간) 총 물리치료청구건수(물리치료 실시 연인원)÷1개월간(1주일간) 물리치료사 근무일수
(2010.6.1 시행)

☞ 변경 전(고시 제2008-31호)
해당항목의 물리치료를 실시할 수 있는 일정한 면적의 해당 치료실과 실제 사용할 수 있는 장비를 보유하고 있는 요양기관(보건기관 포함)에서 재활 및 물리치료를 실시한 경우에 상근하는 물리치료사 1인당 물리치료 실시인원(물리치료 실시 총 청구건수를 의미함)은 월평균(또는 주평균) 1일 30명까지 인정하며, 이경우 의료급여 환자를 포함함. 다만, 시간제, 격일제 근무자는 주3일이상 이면서 주20시간 이상인 경우 0.5인으로 보아 월평균(또는 주평균) 1일 15명까지 인정함.
※ 월평균(주평균) 물리치료실시인원 = 1개월간(1주일간) 총 물리치료청구건수(물리치료 실시 연인원)÷1개월간(1주일간) 물리치료사 근무일수

상근하는 물리치료사 1인당 물리치료 실시 인원(물리치료 실시 총 청구 건수를 의미함)은 월평균(또는 주평균) 1일 30명까지 인정한다.

상근 물리치료사 1인 이상이 근무하는 기관에서 시간제, 격일제 근무자(주 3일 이상이면서 주 20시간 이상 근무하는 자)의 경우 0.5인으로 보아 월평균(또는 주평균) 1일 15명까지 인정한다.

2-1-2 상근하는 물리치료사의 정의

상근자란 통상적으로 매일 출근하여 정규 근무시간을 근무하는 자. 주 5일 이상, 하루 8시간 이상 또는 주 5일 이상 주당 40시간을 근무한다고 하더라도 반드시 상근자의 요건을 충족하는 것은 아니다.

위 질문 및 답변 항목과 같이 "병원 내 다른 직원들과 같은 근무조건"이란 것이 폭탄이다. <u>**다른 직원들보다 1시간 일찍 퇴근하는 물리치료사는 상근하는 물리치료사가 아니라고 해석될 수도 있다**</u>. 모든 직원들과 근로계약서를 작성할 때 용어를 잘 정돈하여 주 40시간 기준으로 근로계약하고, 연장 근무, 초과 근무 수당의 개념을 가져야 한다.

물리치료사 상근의 정의

| 작성자 | 제일의원 | 작성일 | 2013-07-16 | 조회수 | 327 |

물리치료사가 근무하고 있습니다.

하루 8시간 주 5일 근무중이며 인력신고현황에 신고되어 있는 물리치료사 입니다.

과거 행정해석 내용중 " 다른 정규직과 동일한 조건으로 일하는 경우 상근으로 본다 " 라는 항목이 있습니다.

다른 정규직 간호조무사들의 경우 격일로 8시반 출근 5시 30분 퇴근, 또는 10시 출근 7시 퇴근을 번갈아가면서 합니다.

물리치료사는 9시 출근 6시 퇴근을 일관적으로 합니다.

1. 다른 정규직과 동일한 조건이라는 단서에 출근, 퇴근 시간도 포함되는지 질의합니다.

2. 물리치료사가 상근한다고 보기위한 최소한의 기준을 문의 드립니다. 예를들어 주 5일이상 하루 8시간 이상. 또는 주 5일이상 1주일 40시간 이상. 또는 위의 조건들 모두를 포함하며 다른 정규직과 동일한 출 퇴근시간.

감사합니다.

| 첨부파일 | 첨부파일이 없습니다. |
| 처리상태 | 01. 접수중 → 02. 처리중 → 03. 답변완료 |

답변내용

| 담당자 | 서울지원 운영부 김경각 02-3772-8976 | 처리일 | 2013-07-17 |
| 내용 | 1. 우리원 홈페이지를 이용해 주셔서 감사합니다.
2. 상근자란'날마다 출근하여 일정한 시간동안 맡은 일에 종사하는 근무,를 말하는 것으로, 당해 사업장 내에서 동종업무에 종사하는 통상 근로자와 근로조건(근무시간, 근무일수 등)이 유사한 경우를 의미합니다. 따라서 "상근자"란 통상적으로 매일 출근하여 정규 근무시간을 근무하는 자라고 해석할 수 있습니다.
3. 따라서, 상근이란 주5일 이상 주40시간 이상 근무하는 경우로서 근무조건(근무기간, 근무일수 등), 근무형태, 업무의 내용 및 그 강도, 다른 의료기관에서 동종 업무에 종사하는 의료인력 과의 형평성, 당해 병원의 특수성 등의 여러 사정을 종합적으로 고려하여 판단하여야 하며, 계약직의 경우 정규직의 근무조건으로 3개월이상 고용계약시 상근 1인으로 적용가능함을 알려드립니다 (고시 제2010-45호(10.7.1.시행), 보험급여과-76호(2010.1.8)) 감사합니다. |

2-1-3 표층 열치료의 행위 정의

- 온습포와 온열 램프만 기록되어 있다.
- 전기 핫팩은 문제가 될 소지가 있다.
- 20분 이상? - 누가 만든 행위 정의인지 궁금하다.
  (그래서 심층 열 5분 이상이란 말도 사문화)
- 건보공단 현지조사에서 아직도 이슈가 되고 있기는 하다.

> 진료차트 작성 노하우

보험분류번호	사101	보험EDI코드	MM010	급여여부	급여
행위명(한글)	표층열치료				
행위명(영문)	Superficial Heat Therapy				
관리진료과	재활의학과	조회	직접비용작성유형	치료실처치	조회
패밀리	기본물리치료	조회	참조행위여부	N	조회
현행수가유지여부	N				조회
준용행위여부	N				조회
세분화행위여부	N				조회

3축 3-Axis	대상 Target	한글	통증감소
		영문	Pain reducement
	방법 Means	한글	전도 또는 복사를 이용한 피부외 적용
		영문	External dermal approach with conduction or radiation
	행위 Action	한글	피부 및 연부조직의 고온요법
		영문	Hyperthermy on skin and soft tissue

적응증	1. 통증 2. 근 경련 3. 관절구축 4. 긴장성근육통 5. 혈류 흡수 6. 대사 작용의 촉진 7. 혈종 흡수 8. 점액낭염 9. 건초염 10. 섬유 조직염 11. 표재성 혈전성 정맥염 12. 반사성 혈관 확장의 유도 13. 콜라겐 혈관 질환
실시방법	[실시방법 1-온습포(hot packs, hydrocollator packs)] 1. 70-80도 탱크속에 담가 둔다. 2. 치료할 때 꺼내어 6-8겹의 타올로 싸서 20-30분 환부에 대준다. [실시방법 2-온열램프] 1. 5500-120000옹스트롱 파장을 사용한다. 2. 환부에서 30-60cm 떨어뜨려 20분 정도 적용한다.

표층 열치료 (mm010 & mm015)

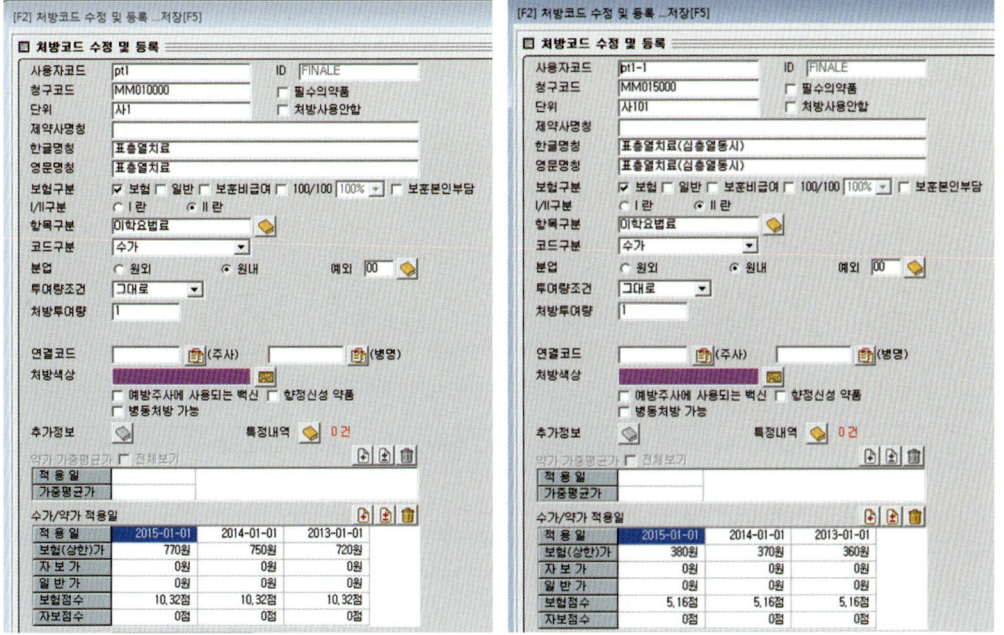

2-1-4 심층 열치료

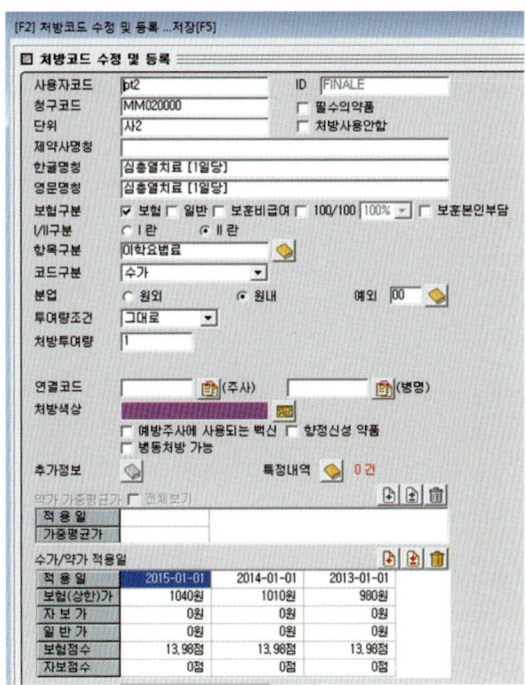

진료차트 작성 노하우

극초단파치료기 - 심층열로 청구 가능

물리치료 극초단파 치료기 청구기준

| 작성자 | 방보영 | 작성일 | 2015-05-01 | 조회수 | 75 |

안녕하세요.. 작은 가정의학과에 근무중인 물리치료사입니다.
이번에 저희 물리치료실에 극초단파를 구입하여 그 쓰임새과 청구기준에 대해서 정확히 알고자 문의드립니다.
극초단파를 심층열로 청구하는걸로 아는데요 심층열치료로 청구시에 치료시간이 몇분이상 되어야 청구가 가능한지? 그리고 어느어느 부위의 치료가 청구가 되고 안되는지 그 기준과 범위를 알고싶습니다.

첨부파일: 첨부파일이 없습니다.

처리상태: 접수중 > 처리중 > 3단계 답변완료

● 답변내용

| 담당자 | 부산지원 심사평가부 장명옥 051-630-4081 | 처리일 | 2015-05-07(처리경과일:217) |

내용:
1. 우리원 홈페이지를 이용해 주셔서 감사합니다.
2. **심층열치료는 초음파치료, 극초단파치료, 초단파치료** 등을 포함하며 **치료시간은 환자의 상태에 따라 의학적 판단** 하에 실시 가능함을 알려드립니다.
3. 적응증(pain reducement, Muscle relaxation, improvement of periperal vascularflow)
   - 통증
   - 근경련, 관절구축, 긴장성 근육통
   - 혈류흡수, 대사작용의 촉진, 혈종흡수
   - 정액낭염, 건초염, 섬유조직염, 표재성 혈전성 정맥염,
   - 반사상 혈관확장의유도, 콜라겐의 혈관장애 등

4. 심장부위, 안면부위에는 금기이며 성장기 아동의 관절부위에 실시시 골단(epiphysis)의 성장에 지장을 초래하므로 인정하지 않습니다. 다만 15세 이상의 측두하악관절에는 치료 효과 등 임상적 유용성을 감안하여 인정 가능 합니다.

5. 간접법에 의한 초음파치료는 수중에서 sound head를 치료부위와 일정 간격을 두고 움직이면서 실시하는 방법으로 그에 따른 충분한 치료효과가 인정되므로 수족지 관절에 실시한 간접초음파치료는 심층열치료로 산정가능합니다.

〈 관련근거 : 고시 제2007-139호, 2008.1.1 시행〉

첨부파일: 첨부파일이 없습니다.

심층 열치료 실시 시간. 5분 이상은? 어디에서 근거하는가?

물리치료 실시 시간?

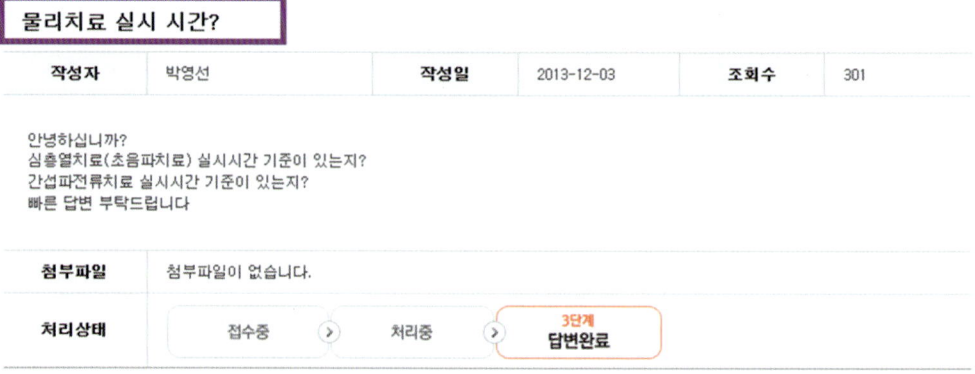

| 작성자 | 박영선 | 작성일 | 2013-12-03 | 조회수 | 301 |

안녕하십니까?
심층열치료(초음파치료) 실시시간 기준이 있는지?
간섭파전류치료 실시시간 기준이 있는지?
빠른 답변 부탁드립니다

첨부파일: 첨부파일이 없습니다.

처리상태: 접수중 > 처리중 > 3단계 답변완료

◉ 답변내용

| 담당자 | 본원 수가등재부 박영진 02-705-6267 | 처리일 | 2013-12-03(처리경과일:737) |

내용

1. 건강보험심사평가원 홈페이지를 이용해 주셔서 감사합니다.

2. 현행 「건강보험 행위 급여·비급여 목록표 및 급여 상대가치점수」 제1편 제2부 제7장 제1절 기본물리치료료 사-102 심층열치료[1일당](MM020), 사-104주 간섭파전류치료(MM080)를 시행할 때의 실시시간은 별도로 정하고 있지 않으며,

3. 치료부위의 위치 및 크기, 병변의 특성, 치료목적, 치료 방법 등에 따라서 우리 원은 환자의 상태 및 의학적 타당성 등을 고려하여 심사적용하고 있음을 알려드리오니 관련 업무에 참고하시기 바랍니다.

감사합니다. 끝.

다른 민원에 대한 답변에서도 (2016년 5월 23일) 이래와 같은 답변을 한다.

2. 사102 심층열치료[1일당](MM020)는 「건강보험 행위 급여·비급여 목록표 및 급여 상대가치점수」 제1편 제2부 제7장 제1절 기본물리치료료에 분류된 항목으로, 기본물리치료료 '주:1'에서 「해당 항목의 물리치료를 실시할 수 있는 일정한 면적의 해당 치료실과 실제 사용할 수 있는 장비를 보유하고 있는 요양기관에서 의사의 처방에 따라 상근하는 물리치료사가 실시하고, 그 결과를 진료기록부에 기록한 경우에 산정한다.」라고 명시하고 있으며, 문의하신 수가 항목에 대하여는 **실시 시간을 별도로 명시하고 있지 않음**을 알려드립니다.

3. 따라서 문의하신 제1절 기본물리치료료 중 「심층열치료-초음파치료(1일당)」는 상기 규정에서 정하고 있는 기준에 따라 환자의 개별 상태를 고려하여 **의학적으로 타당한 범위(시간) 내에서 시행되어져야 함**을 알려드리오니 관련 업무에 참고하시기 바랍니다. 감사합니다. 끝.

심평원의 답변에서는 근거가 없다고 한다. 그럼 어딘가 근거가 있기는 한다. 심층열치료의 행위 정의에 있기는 하다. 강제 규정은 아니다. 의학적으로 타당한 범위(시간) 내에서 하라고 단서를 달기는 한다.

[실시방법 1 - 초음파치료]
1. 0.5-2.5W/cm2의 강도로 연속적 파장을 이용한다.
2. 직접법 : 주로 문지르기법을 사용하며, 피부와 도포기 사이에 접촉제(coupling media)를 바른후 100cm2넓이를 약 5분간 원을 그리며 문질러준다.
3. 간접법 : 도포기와 치료부위를 탈기체화원 물로 채워진 통 속에 넣은 후 피부와 도포기 사이를 1cm정도 떨어지게 하여 사용한다.

→ 초음파치료기 직접법에 대한 행위정의에 5분이란 말이 적혀 있음

실시방법

[실시방법 2 - 단파 투열]
1. 27.12, 13.56, 40.68 MHz의 radiowave를 사용한다
2. 유도적 도포기의 경우 코일의 자기장을 사용하여 환자와 단파 투열기 회로와 접촉시키는데 도포기는 형태에 따라 케이블형, 드럼형, 패드형 도포기로 나 눈다.
3. 용량적 정렬의 경우는 두개의 판 사이에 환자를 위치시키고 빠른 교류전류를 흘러 환자가 절연체 역할을 하면서 열이 발생한다.

[실시방법 3 - 극초단파 투열]
1. 915와 2456 MHz의 microwave를 사용한다.
2. 표층과 근육관절 온열에 사용된다.

→ 극초단파투열은 실시 시간 없음

2-1-5 ICT & TENS 실시 기간에 대하여.

사104 경피적 전기신경자극치료, 사104주. 간섭파전류치료, 사115 재활저출력레이저치료의 인정기준 및 기간

구분	고시	관련근거	고시 제2009-55호	개최일자/시행일자	2009-03-27

경피적 전기신경자극치료 및 간섭파전류치료, 재활저출력레이저치료는 근골격계 통증 및 신경통증의 완화를 위해 시행하는 요법으로서 **관절염에는 2주, 염좌·좌상 등에는 1주, 추간판 탈출증에는 3주 이내로** 실시함을 원칙으로 하되, **상태 호전이 있는 등** 연장 실시가 반드시 필요한 경우에는 **주 2~3회로 산정함.**

(2009. 4.1 시행)

☞ 변경전 (고시 제2000-73호)

경피적 전기신경자극치료는 관절염, 염좌, 좌상에 통증완화를 위해 사용할 수 있으며 보통 만성 Spasm에 시행하는 요법으로서 관절염에는 2주, 염좌·좌상 등에는 1주, 추간판 탈출증에는 3주이내로 실시함을 원칙으로 하되, 상태 호전이 있는 등 연장 실시가 반드시 필요한 경우에는 의사 소견서를 첨부하여야 함.

관절염에는 2주, 염좌 · 좌상 등에는 1주, 추간판탈출증에는 3주.

　　상태 호전이 있는 등 연장 실시가 반드시 필요한 경우에는 주 2~3회로 산정한다.

이 말이 핵심 키워드이다. 상태의 호전이 있어야 계속 실시 가능하다. 상태의 호전이 있어서 계속 시행한다고 MX999 또는 JX999에 적어야 한다.

간섭파 치료는 한 달에 몇 번이나 청구할까?

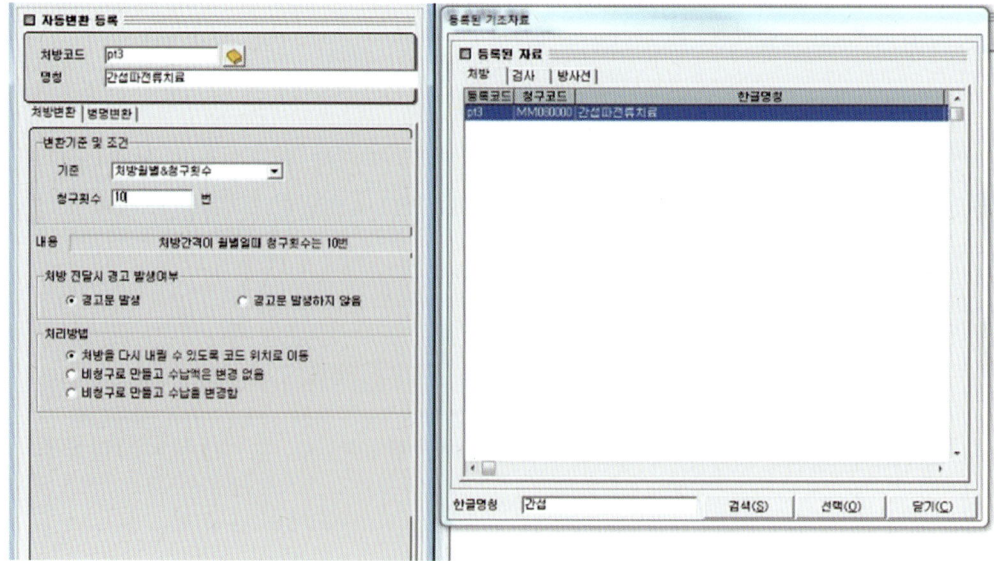

관행적으로 눈감아 주는 신사협정의 선은 월간 8회에서 10회까지라고 보는게 타당할 것이다.

2-1-6 물리치료실 장부에 대한 규정

국민건강보험법상 물리치료 기록 양식에 대한 별도의 규정 사항은 없으나, 건강보험 진료비용의 결정방법은 행위별 수가제로서 건강보험 적용 대상으로 분류된 진료 항목이 진료기록부 및 물리치료 실시 기록지상 확인되어야 그 진료 행위를 인정받을 수 있다. 따라서 의사의 물리치료 처방 내역과 물리치료사의 정확한 처치가 이루어졌는가를 확인할 수 있는 관련 기록이 있어야 한다.

물리치료실 장부에 대해

| 작성자 | 하나제통의원 | 작성일 | 2016-08-03 | 조회수 | 78 |

담당자
창원지원 심사평가부 황지현 055-239-7650
처리일
2016-08-03

내용
1. 우리원 홈페이지를 이용해 주셔서 감사합니다.

2. 고객님께서 문의하신 물리치료 구비서류 관련하여 답변드립니다.
건강보험요양급여비용 제7장 이학요법료 제1절 주1에는 "해당항목의 물리치료를 실시할 수 있는 일정 면적의 해당치료실과 실제 사용할 수 있는 장비를 보유하고 있는 요양기관에서 의사의 처방에 따라 상근하는 물리치료사가 실시하고 그 결과를 진료기록부에 기록한 경우에 산정한다"로 되어 있으며, 물리치료기록대장에 대한 특별한 양식은 없으나 물리치료사가 의사의 항목별 처방에 의하여 물리치료를 항목별로 실시하고 그 결과를 상세히 기록해 놓은 경우에 인정하고 있습니다.

3. 이는 국민건강보험법제96조2와 국민건강보험법시행규칙제58조(서류의 보존)의 규정에 따라 급여가 종료된 날로부터 5년간 보존하여야 함을 알려드립니다. 감사합니다.

==

위와 같이 답변을 해주었는데

"물리치료사가 의사의 항목별 처방에 의하여 물리치료를 항목별로 실시하고 그 결과를 상세히 기록해 놓은 경우에 인정"
한다고 했는데 그 상세히가 어디까지 인가요? 실제로 실사시 물리치료 장부를 보고 어느정도까지 기록이 되어 있어야 인정을 해주는 건가요?

1. 환자의 이름, 표층열, 심층열 치료한것만 표시
2. 환자의 이름, 표층열, 심층열, 치료부위
3. 환자의 이름, 표층열, 심층열, 치료부위, 치료시간, 치료 종료시간

어느정도까지 기제를 해야하나요?

나중에 혹시나 모를 실사에 대비해 작성을 해야하나 그 두리뭉실한 상세함에 대해 명확히 해주시기 바랍니다.

2016. 11. 2.   물리치료실 장부에 대해 < 상담문의 < 상담문의 < 고객의 소리 < 국민소통 - 건강보험심사평가원

| 담당자 | 창원지원심사평가부 황지현 | 처리일 | 2016-08-05 |

> 진료차트 작성 노하우

	05 5- 23 9- 76 50
내용	1. 문의하신 물리치료 실시기록에 대해 답변드리겠습니다. 2. 국민건강보험법상 물리치료 기록 양식에 대한 별도의 규정사항은 없으나, 건강보험 진료비용의 결정방법은 행위별 수가제로서 건강보험 적용대상으로 분류된 진료항목이 진료기록부 및 물리치료 실시기록지상 확인되어야 그 진료 행위를 인정 받을수 있습니다. 따라서 의사의 물리치료 처방내역과 물리치료사의 정확한 처치가 이루어졌는를 확인 할 수 있는 관련 기록이 있어야 합니다. 3. 궁금하신 점이 있으시면 언제든지 문의 주시기 바라며, 더운날씨 건강유의하십시오. 감사합니다.
첨부파일	첨부파일이 없습니다.

즉 형식은 무방하지만 의사의 처방이 있어야 하고, 물리치료사가 시행하였음을 정확하게 기록하여야만 한다.

전자차트에 물리치료 장부를 남겨도 되는가?

1. 건강보험심사평가원 홈페이지를 이용해 주셔서 감사합니다.

2. 건강보험 행위 급여 · 비급여 목록표 및 급여 상대가치점수(보건복지부 고시 제2015-25호) 제1편 제7장 이학요법료 주항 1.해당 항목의 물리치료를 실시할 수 있는 일정한 면적의 해당 치료실과 실제 사용할 수 있는 장비를 보유하고 있는 요양기관에서 의사의 처방에 따라 상근하는 물리치료사가 실시하고 그 결과를 진료기록부에 기록한 경우에 산정한다.

   국민건강보험법 시행규칙 제58조(서류의 보존) 1항 1.~4. 생략

5. 제1호부터 제4호까지의 서류 등을 디스켓, 마그네틱테이프 등 전산기록장치를 이용하여 자기 매체에 저장하고 있는 경우에는 해당 자료

   위 관련 근거에 따라 **물리치료사는 의사의 처방에 따라 실시하고, 그 결과에 대한 기록을 한 경우 해당 행위에 대하여 요양급여로 인정이 가능하며, 서류의 보존은 전산기록장치로 저장할 수 있음을 알려드립니다.**

3. 기타 문의사항이 있으면 031)290-1458로 문의주시면 성실히 답변드리겠습니다.

2.2 KK061 신경간내 주사

2-2-1 신경간내 주사의 정의(고시 제2015-99호)

신경간내 주사란 신경 인접부위에 스테로이드 제제, 국소마취제 등을 주입하는 행위로써 서로 다른 신경에 각각 주사하는 경우 1일 2회 이상 실시하더라도 부위 불문하고 1일 2회까지 인정하며, 실시 간격은 약제 허가사항 범위 내로 한다.

(2015.06.15. 시행)

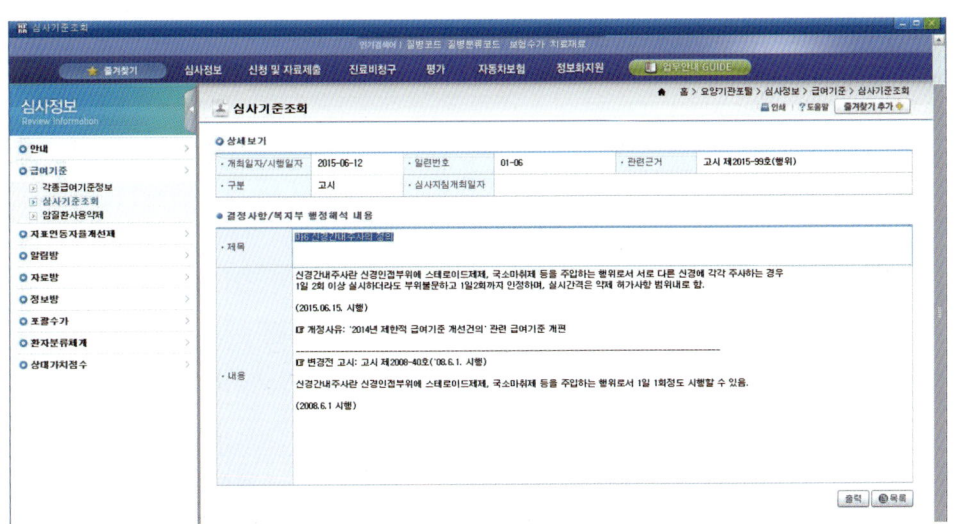

2-2-2 신경간내 주사의 기초자료 등록

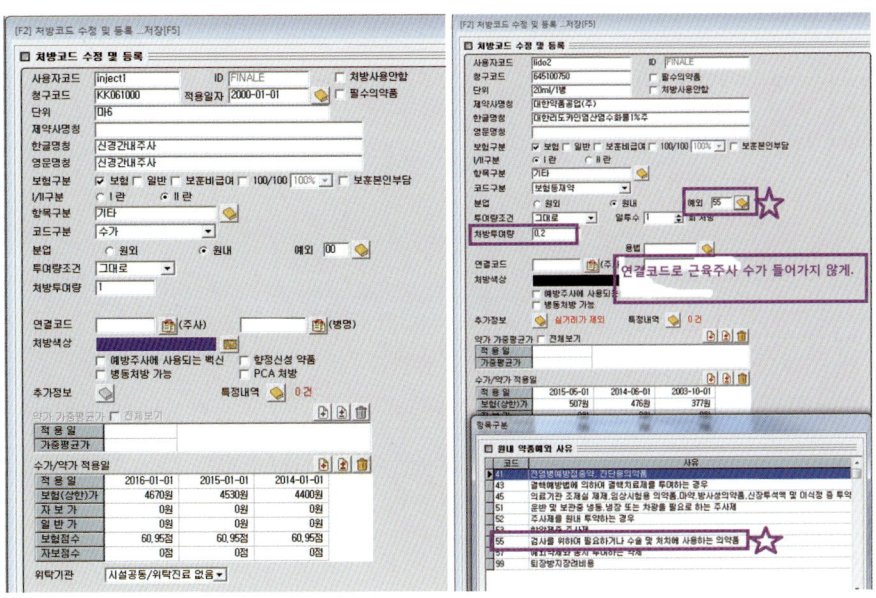

신경간내 주사란 신경 인접부위에 스테로이드 제제, 국소마취제 등을 주입하는 행위이므로 반드시 리도카인과 같은 국소마취제를 함께 청구하여야만 한다. 이 경우 "앰플"로 된 리도카인은 1 앰플씩 청구하고, "바이알"로 포장된 리도카인은 실사 용량으로 청구한다.

2-2-3 신경간내 주사(KK061)를 몇 번이나 청구할까?

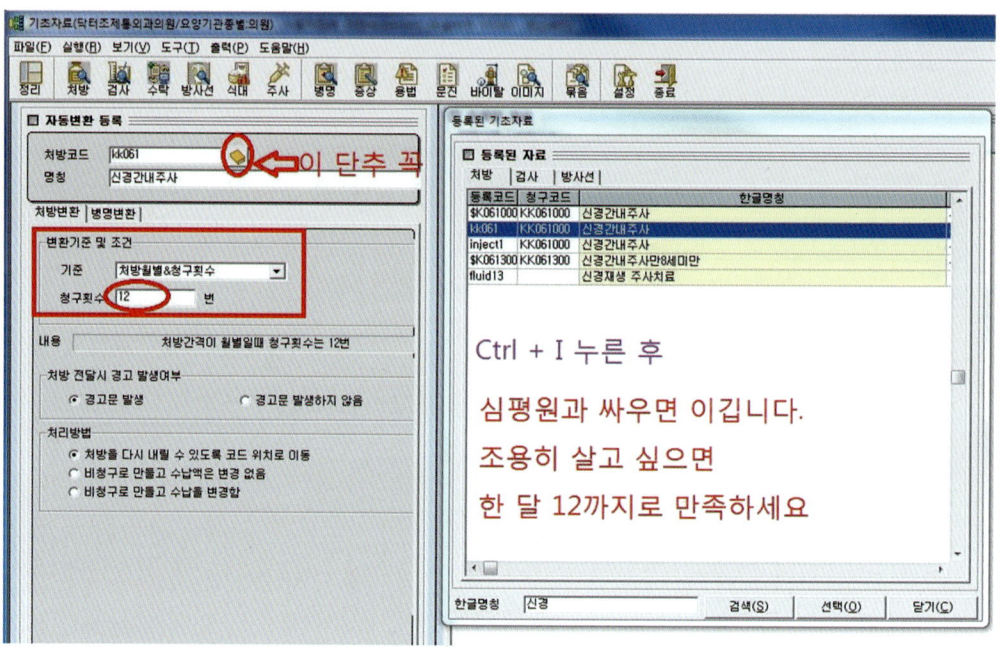

원칙은 매일 청구하더라도 삭감의 근거는 없다. 그러나 현실에 적응해야 하겠다. 신경간내 주사를 매일 청구하고 심사조정에 대하여 법적 대응을 하면 이길 수는 있다. 반드시 법적 대응을 하는 경우에만 승리가 가능하다. 조용히 살고 싶다면 월간 최대 10회에서 12회 정도로 타협하고 넘어가는 선택도 좋겠다.

2-2-4 신경간내 주사(KK061)를 2부위 시술하고 청구하려면?

신경간내 주사를 1일 1회 초과하여 산정할 경우에는 다른 신경에 각각 주사한 내역을 확인할 수 있게 "특정 내역 기재란 JX999"에 기재하여 청구하라고 심평원에서 조언하고 있으며, MX999에 기재한 것이거나 아예 기재하지 않은 건은 심사조정을 하는 경향이 많다.

처리기관 정보

처리기관	건강보험심사평가원 심사평가부		
담당자(연락처)	도정순 (053-750-9382)	신청번호	1AA-1512-093886
접수일	2015-12-18 18:48:40	처리기관 접수번호	2AA-1512-217838
처리 예정일	2015-12-28 23:59:59		
	※ 민원처리기간은 최종 민원 처리기관의 접수일로부터 보통 7일 또는 14일입니다. (해당 민원을 처리하는 소관 법령에 따라 달라질 수 있음)		

처리결과(답변내용)

답변일	2015-12-24 17:58:25
처리결과(답변내용)	1. 고객님의 가정에 건강과 행복이 가득하시길 기원합니다. 2. 고객님께서 국민신문고를 통해 질의한 민원이 우리원으로 이첩되었기에 답변 드립니다. 3. 보건복지부 고시 제2015-29호(2015.2.1. 시행)「요양급여비용 청구방법, 심사청구서·명세서서식 및 작성요령」제1편 제24조(특정내역 등 기재)에 의하면 진료내역 및 청구내역에 대한 추가적 기술사항 등이 있을 경우에는 별표8. "특정내역구분코드"에 따라 해당 구분코드 및 내역을 "특정내역기재란"에 기재하여 청구하여야 합니다. 따라서, 신경간내주사를 1일 1회 초과하여 산정할 경우에는 다른 신경에 각각 주사한 내역을 확인할 수 있게 "특정내역기재란"에 기재하여 청구해 주시기 바랍니다. 감사합니다. 끝.
첨부파일	첨부파일이 없습니다.

심사평가원과의 충돌을 피하고, 정당한 시술료를 적절하게 잘 받아내려면 상대가 설정한 Rule은 존중해주는 것도 현명한 대응이다.

2-2-5 신경간내 주사 2부위 청구의 실제

신경간내 주사를 시행하고 2부위를 시행하였다고 청구할 때는 반드시 신경간내 주사 행위 + 리도카인을 함께 청구하여야 하고, JX999에 시술부위를 명기하는 것이 심사평가원과의 대화에 좋다.

> 진료차트 작성 노하우

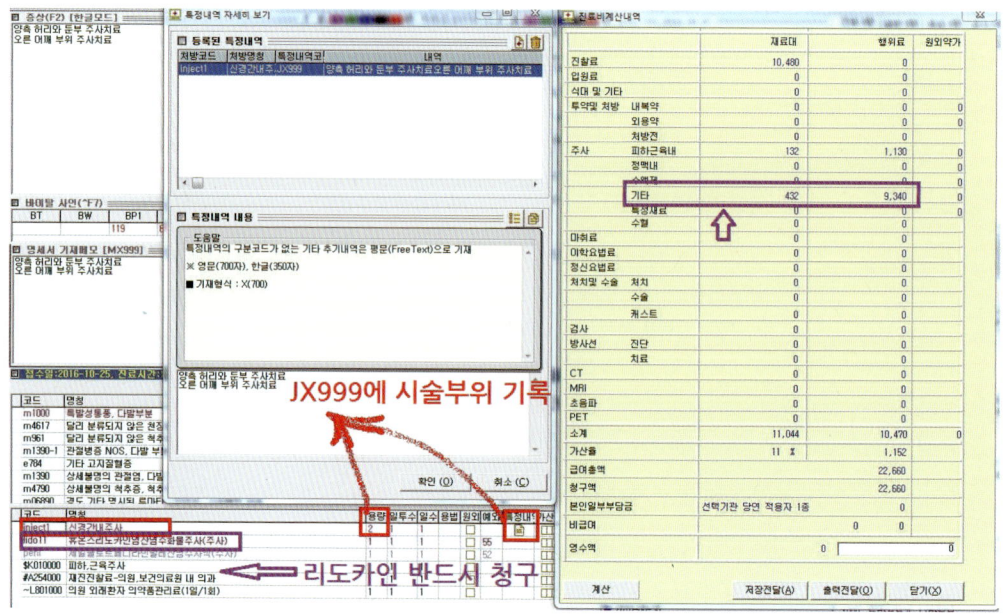

2-2-6 KK061 신경간내 주사 청구의 요점

- **병명** : 통증 관련 병명 모두 가능(급성/만성통증, 요추염좌, 발목염좌 모두 가능)
- **주사부위** : 환자가 아프다고 호소하는 부위 어느 곳이든지.
- **주사약물** : 국소마취제 - 반드시 청구해야 한다(실사 용량 청구. 1 vial이 대개 20 mL 이므로 4 mL = 0.2).
- 하루에 신체의 2부위까지 청구 가능 (2개의 병명 아님).
  (어깨 + 무릎, 어깨 + 허리, 어깨 + 팔꿈치 등등. 2개의 구역)
  (비슷한 신체인 양쪽 어깨 - 전산으로 삭감 가능)

매일 청구해도 법적으로 하자는 없으나 관행적으로 주 2회까지 청구를 하는 것이 안전하다. 2부위를 청구하려면 반드시 JX999에 시술부위를 명시해야 한다.

2.3 관절천자와 관절강내 주사

2-3-1 관절천자(C8020000)

1) C8020000 관절천자(간단한 검사 또는 관절액 이동술 포함)

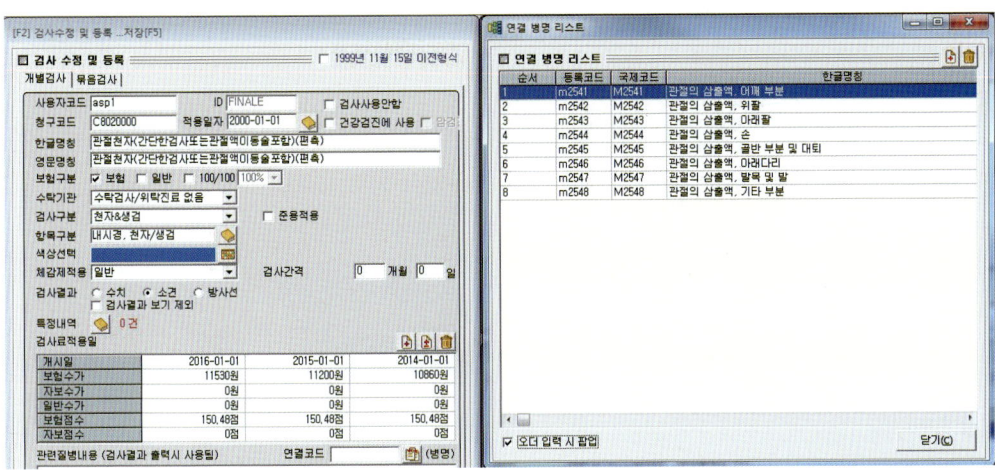

2) C8020010 관절천자 치료 목적

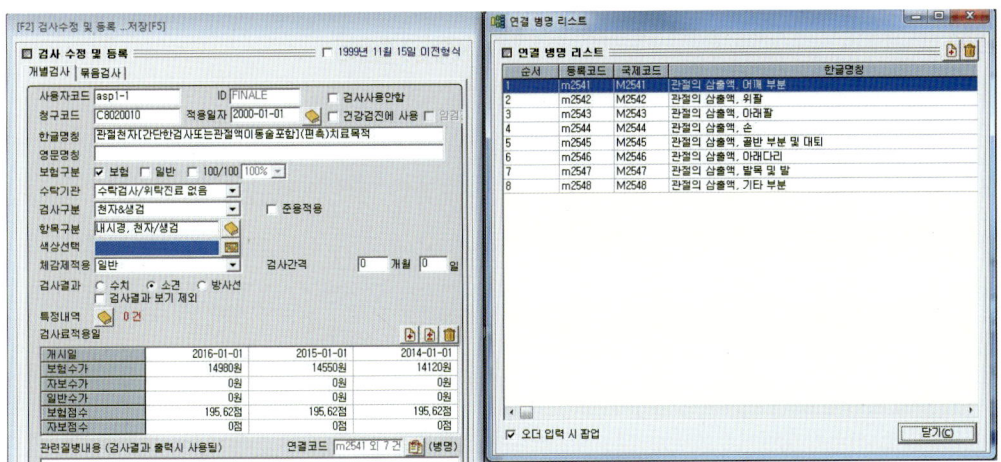

3) 관절천자와 관절천자(치료 목적)의 차이는?

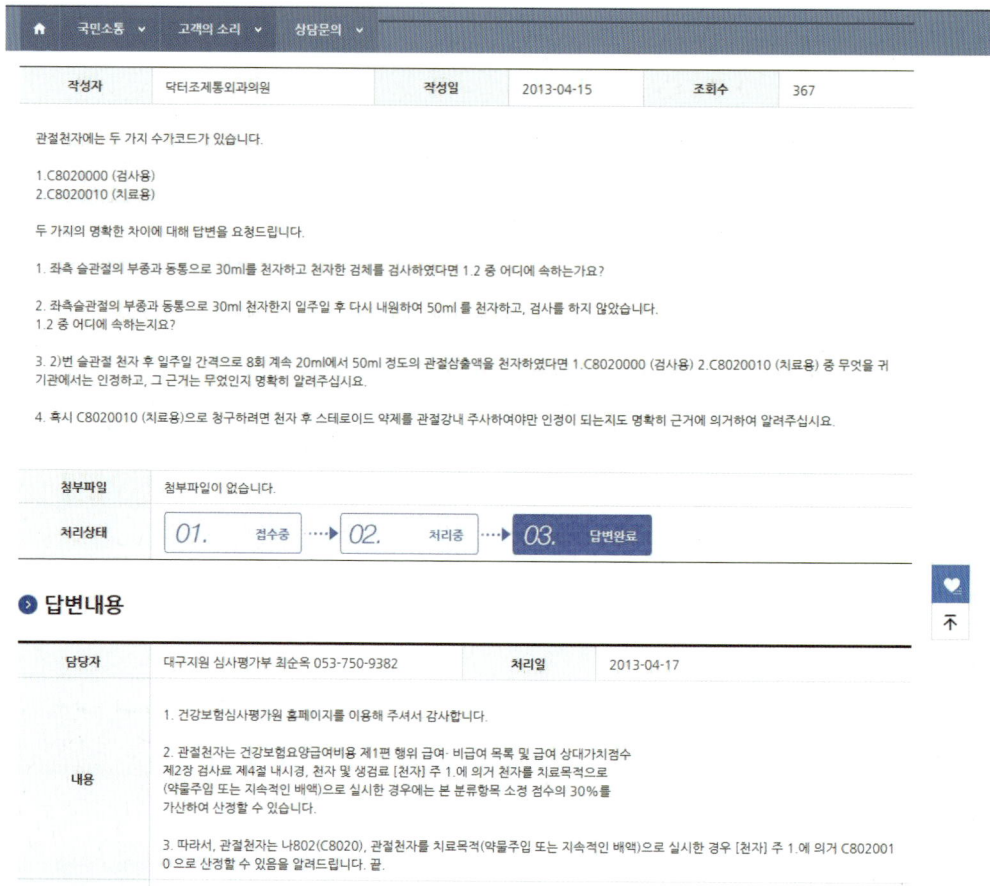

C8020010 관절천자(치료 목적)를 산정하려면 관절천자액을 40~50 mL 대량으로 천자하는 정도로는 불가하고, 치료 목적(약물주입 또는 지속적인 배액)으로 실시한 경우, 즉 관절강 내 주사를 시행한 경우와 지속적 drainage를 시행한 경우에만 산정할 수 있다는 해석이다.

1-3-2 관절강내 주사(kk090)

1) 부신피질호르몬제를 이용한 관절강내 주사의 보험 인정기준

부신피질호르몬제를 이용한 관절강내 주사는 약제에 의한 부작용을 고려하여 동일 관절에는 2-4주 간격으로 1년에 3-4회 인정하고, 여러 관절에 실시한 경우에는 2관절까지 인정하되, 1개월에 최대 3-4관절까지만 인정한다.

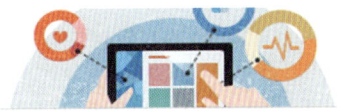

2) 국소마취제 만으로 시행한 관절강내 주사의 보험인정 기준

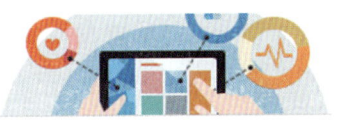

국소마취제를 부신피질호르몬제 등 타 약제와 병용하여 관절강내로 주입하는 것은 타당한 방법이므로 마9 관절강내 주사를 인정하되, 국소마취제만을 관절강내로 주입하는 것은 인정하지 아니한다.

3) Sodium hyaluronate 보험인정 기준

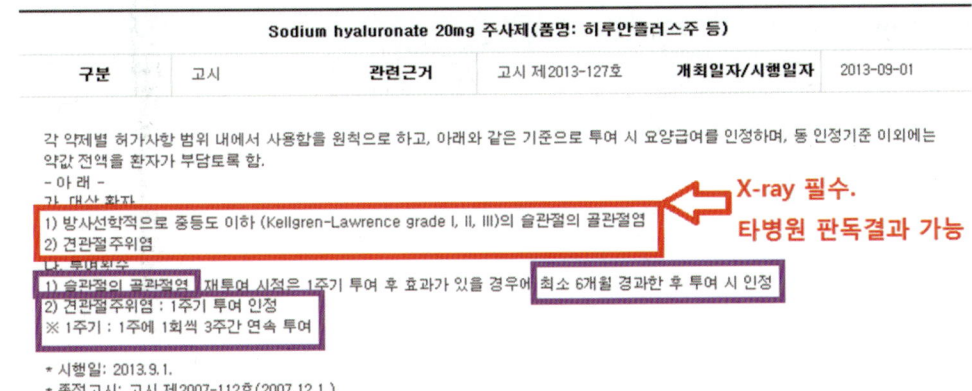

> 진료차트 작성 노하우

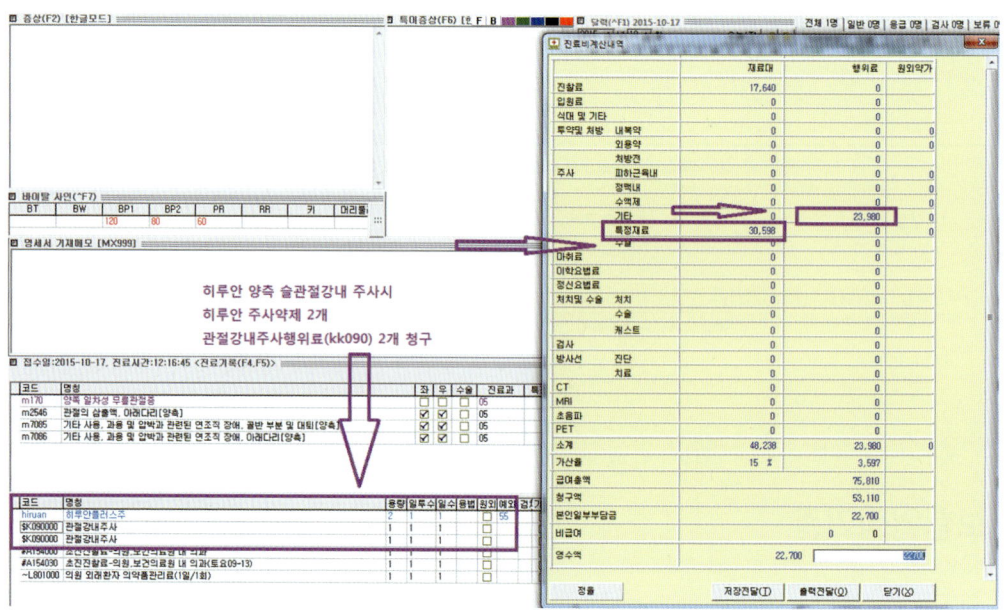

4) 관절액을 천자한 후 Sodium hyaluronate를 관절강내 주사한 경우

사례별로 분석해 보자. X-ray 촬영하여 K-G grade를 기재한 경우로 한정한다.

관절강내 주사만 산정한 경우

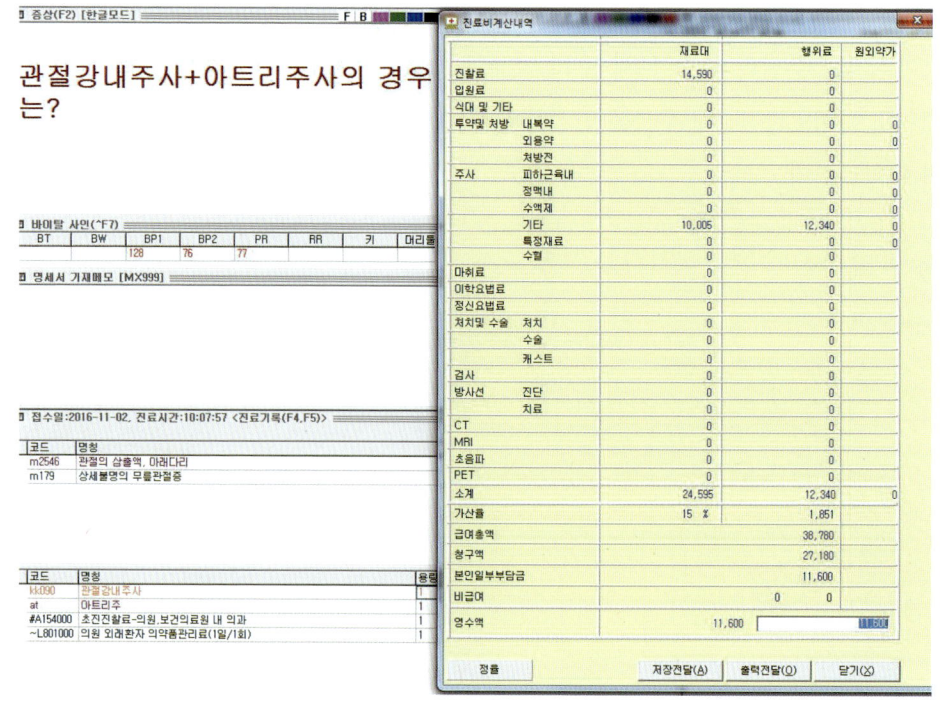

5) 관절천자-치료 목적 + Sodium hyaluronate 주사약제 청구

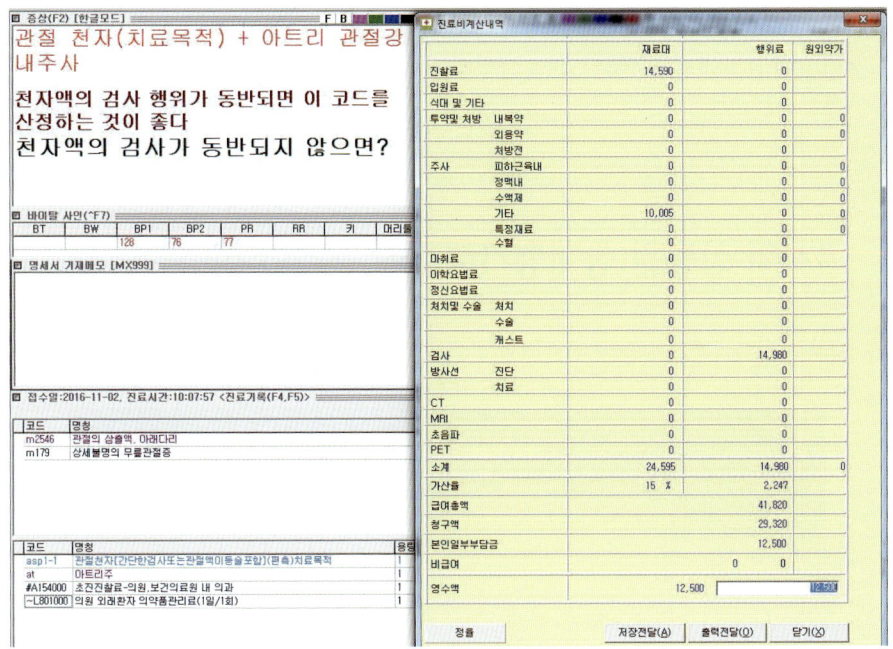

6) 관절천자-치료 목적 + Sodium hyaluronate 주사약제 + 체액검사

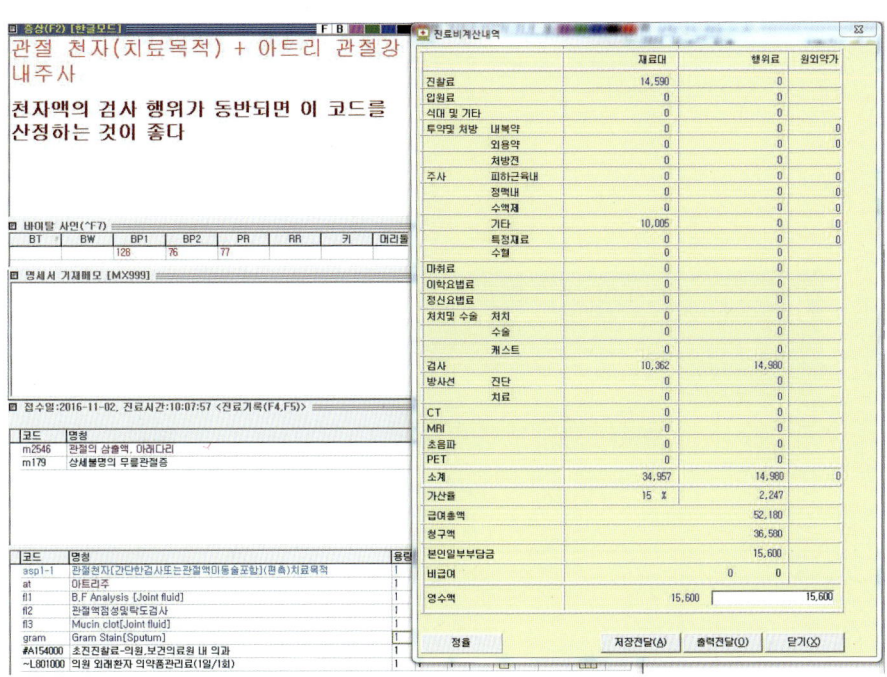

관절액을 천자하고, Sodium hyaluronate 주사약제을 관절강내에 주사하였다면 천자액을 체액검사하고, 행위는 관절천자-치료 목적으로 산정하고, Sodium hyaluronate 주사약제만을 청구하고, 관절강내 주사 행위료는 산정하지 않는 것이 가장 비용 대비 효과적이다.

2.4 고시와 심평원 상대평가점수에 근거한 신경차단술

2-4-1 요양기관 업무포털 서비스

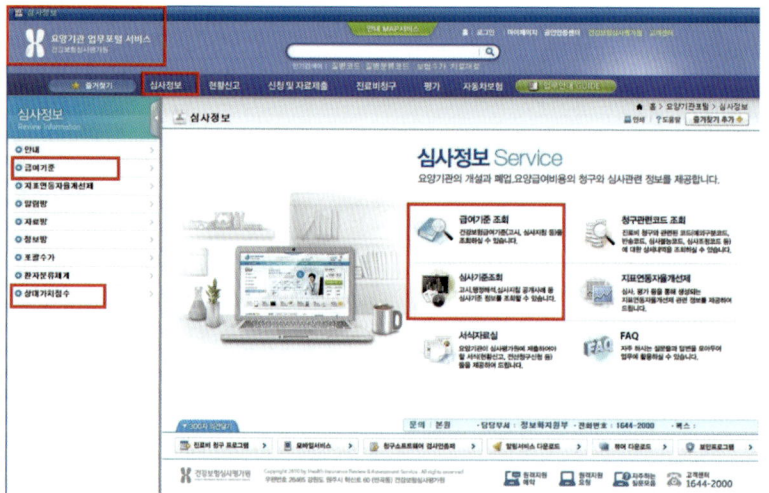

2-4-2 요양기관 업무포털-심사기준 조회

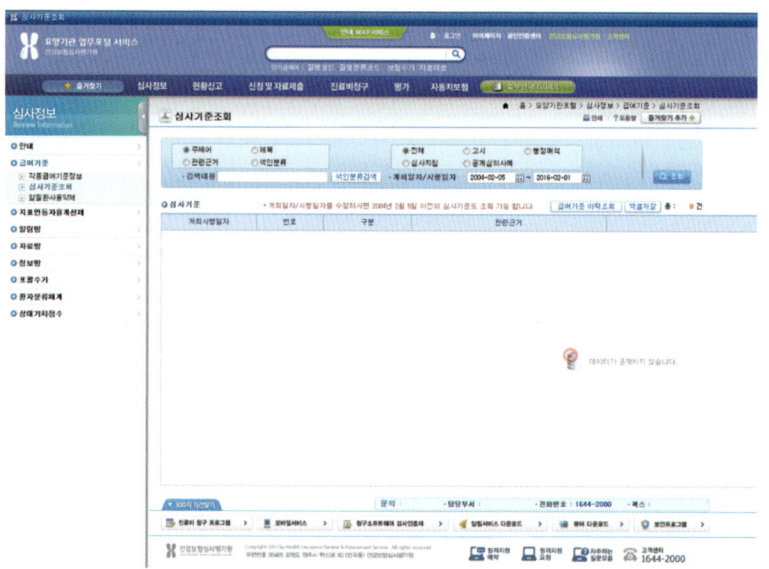

2-4-3 요양기관 업무포털-상대가치점수

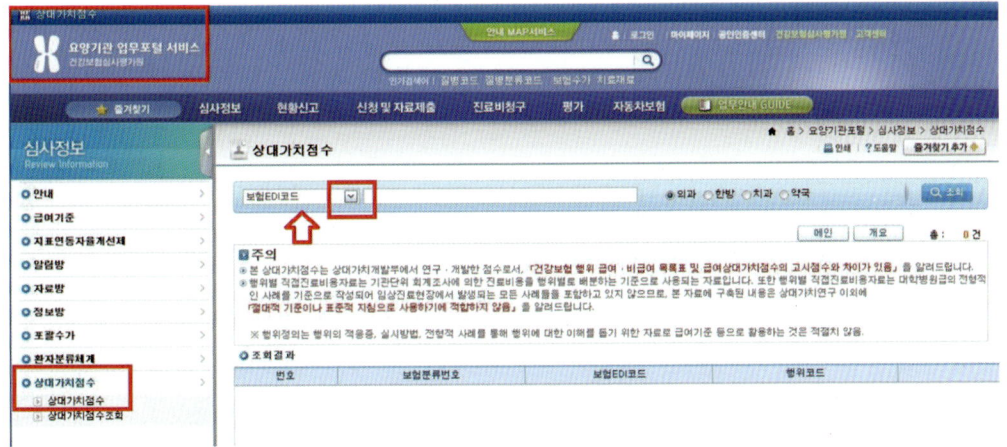

요양기관 업무포털-심사기준 조회와 상대가치점수 조회를 검색해 보면 의료행위들에 대한 정의와 건강보험심사에 대한 기준이 정리되어 있다.

물론 명확한 기준이 없는 것도 다수 있지만, 발표된 고시와 심사기준은 숙지하여야만 억울한 삭감을 피할 수 있다.

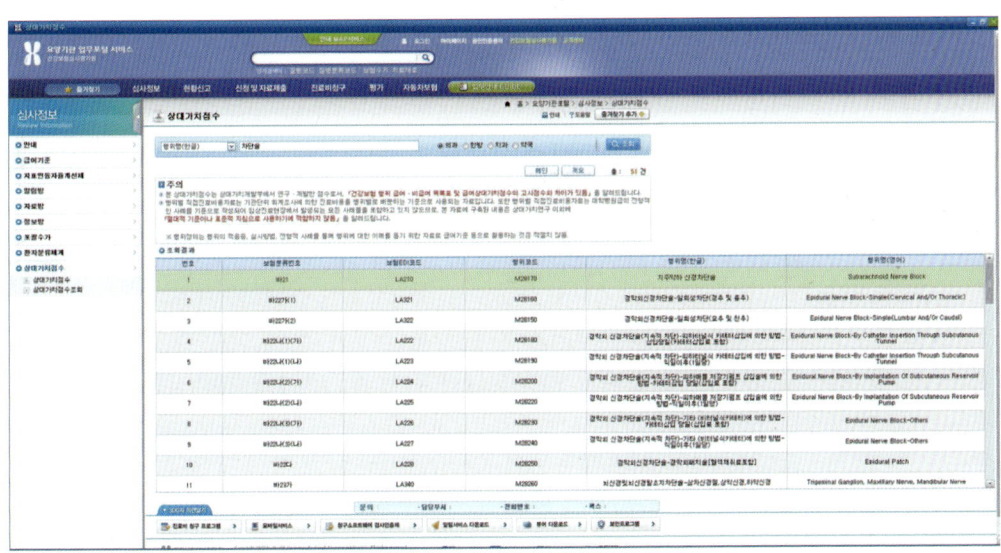

2-4-4 총론

고시 제 2009-180호 분석

신경차단술의 산정기준에 대한 고시 2009-180호는 신경차단술의 청구와 심사기준에 대한 대한민국 가이드라인이다.

신경차단술을 시술하고 건강보험 및 자동차보험에 청구를 하고자 하는 대한민국 의사라면 숙지하여야만 하는 절대 가이드라인이다.

통증 완화 또는 치료 목적으로 실시하는 신경차단술은 상병명, 환자의 상태 및 신경차단술에 대한 환자의 반응 등에 따라 그 종류와 실시 간격 및 횟수 등이 달라질 수 있으나 적정 치료 기간 등을 감안하여 동 시술에 대한 산정기준은 다음과 같이 한다.

- 다 음 -

가. 신경차단술은 상병에 따라 주 2~3회 인정함을 원칙으로 하되, 최초 시술부터 15회까지는 소정 금액의 100%를, 15회를 초과 시는 50%를 산정한다.

나. 신경차단술을 장기간 연속적으로 실시하는 것은 바람직하지 아니하므로 일정 기간 신경차단술 후 제통이 되지 않을 경우에는 치료의 방향 등을 고려하여야 하는 점 등을 감안하여 실시 기간은 치료 기간당 최대 2개월까지 인정함. 다만, 대상포진후 통증, 척추수술 실패후 통증, 신경병증성통증(neuropathic pain), 척추손상후 통증, 말기암성통증인 경우에는 예외로 적용한다.

다. 동일 병소에 날짜를 달리하여 서로 다른 신경차단술을 실시하는 경우에는 시술의 종류에 불문하고 실시 횟수를 합산한다.

라. 동일 병소에 동시에 서로 다른 2가지 이상의 신경차단술을 실시하는 경우에는 2가지의 신경차단술만 산정하되, 주된 신경차단술은 해당 소정 금액의 100%를 산정하고, 제2의 신경차단술은 해당 소정 금액의 50%를 산정하며, 횟수는 1회로 산정한다. 다만, 주 신경에서 세분된 분지신경차단을 주 신경차단과 동시에 실시하는 경우에는 주 신경차단에 따른 효과를 고려하여 주 신경차단의 소정 금액만 인정함(예: Saphenous N/B과 동시에 Articular branch block of Saphenous nerve).

(2009.10.1 시행)

이 가이드라인을 하나하나 분석해보자.

1) 신경차단술의 목적

"통증 완화 또는 치료 목적으로 실시하는 신경차단술은"

신경차단술을 하는 이유는 "통증 완화 또는 치료 목적으로 실시하는 것"이다. 신경차단술을 하기 위한 차팅에서 기본은 환자가 "아프다는" 것이다.

2) 환자의 상태에 대한 필수 기록은?

"상병명, 환자의 상태 및 신경차단술에 대한 환자의 반응 등에 따라 그 종류와 실시 간격 및 횟수 등이 달라질 수 있으나"

- 상병명 : 즉 어디가 얼마나 아픈가?
- 환자의 상태 : 아픈 정도 — 핵심 키워드는 VAS이다.
- 신경차단술에 대한 환자의 반응 — 치료 전후 VAS score의 변화

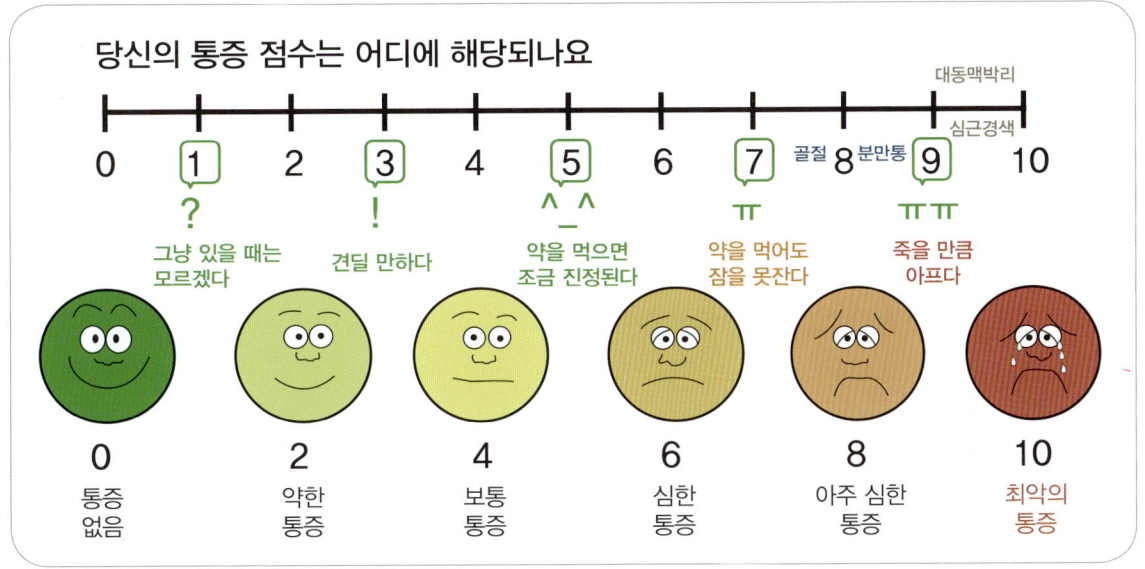

통증 환자 기록의 핵심

- 통증의 평가 — 최소한 VAS score
- 관절가동범위검사
- 근력(운동)평가

3) 신경차단술의 건강보험 청구 횟수

가. 신경차단술은 상병에 따라 주 2~3회 인정함을 원칙으로 하되, 최초 시술부터 15회까지는 소정 금액의 100%를, 15회를 초과 시에는 50%를 산정한다.

- 상병에 따라 ➔ 신체 구역 별로
- 주 2-3회 인정함 ➔ 즉 7일간 3회까지 인정.
- 최초 시술부터 15회까지는 소정 금액의 100%를, 15회를 초과 시는 50%를 산정한다.

4) 신경차단술은 얼마나 오래 청구 가능할까?

나. 신경차단술을 장기간 연속적으로 실시하는 것은 바람직하지 아니하므로 일정기간 신경차단술 후 제통이 되지 않을 경우에는 치료의 방향 등을 고려하여야 하는 점 등을 감안하여 실시 기간은 치료 기간당 최대 2개월까지 인정한다.

- 일정 기간 신경차단술 후 제통이 되지 않을 경우에는 ➔ 즉 통증 치료 후 통증이 호전되어 가고 있어야만 계속 시행/청구 가능하다.
- 치료 기간당 최대 2개월까지 인정한다. ➔ 하나의 병변 구역당 2개월까지만 인정해준다는 말이다.
- 만성, 난치성 통증은 2개월 적용에서 제외된다.
- 대상포진후 통증, 척추수술 실패후 통증, 신경병증성통증(neuropathic pain), 척추손상후 통증은 2개월 제한에서 제외. 그러나 15회 초과 시 50%만 인정한다는 것은 명심하여야 한다.

5) 신체 구역별로 시술 횟수를 합산한다.

다. 동일 병소에 날짜를 달리하여 서로 다른 신경차단술을 실시하는 경우에는 시술의 종류에 불문하고 실시 횟수를 합산한다.

- 신경차단 시술의 종류가 아니라, 신체 구역별로 시술 횟수를 합산한다는 말이다.

6) 동일 병소에 신경차단술 2가지 이상 시술?

라. 동일 병소에 동시에 서로 다른 2가지 이상의 신경차단술을 실시하는 경우에는 2가지의 신경차단술만 산정하되, 주된 신경차단술은 해당 소정 금액의 100%를 산정하고, 제2의 신경차단술은 해당 소정 금액의 50%를 산정하며, 횟수는 1회로 산정한다.

- 동일 병소에 3가지 이상 신경차단술을 했다고 해도 2가지만 인정한다는 말이다.

- 그러면 다른 병소에 신경차단술을 추가로 했다면? 이에 대한 답변은 case-by-case라고 봐야 한다. 심사평가원에서는 "사례별 심사"라는 답변을 한다. 판단은 각자가 알아서 해야 한다.

7) 자동차 사고 발생일 15일 이전에 시행한 신경차단술은 전액 심사조정.

억울하여도, 악법이라도 지켜라!!

심의 내용

- ○ 급성통증에서 신경차단술의 효과 및 적절한 보존적 치료 기간에 대한 의학적 근거는 부족한 상태이다. 단순한 염좌 및 긴장 상병에 약물요법, 물리치료 등의 보존적 치료 없이 신경차단술을 시행함은 그 시행 방법 및 소모되는 의료 자원 등을 고려할 때 안전성, 효과성, 비용·경제성 측면에서 적정한 치료로 볼 수 없다.
- ○ 동 사례의 경우 수상 당일부터 신경차단술을 시행함은 의학적 타당성이 부족한 것으로 판단된다.
- ○ 진료 내역 참조, '13년 9월 28일 이후 시행한 신경차단술은 인정한다.
- ○ 또한 신경차단술 시행 시 VAS (Visual analog scale) 등 통용 가능한 측정 도구를 사용하여 통증 정도를 사정하고, 의무기록에 기술하여야 함을 의료기관에 안내하도록 한다.

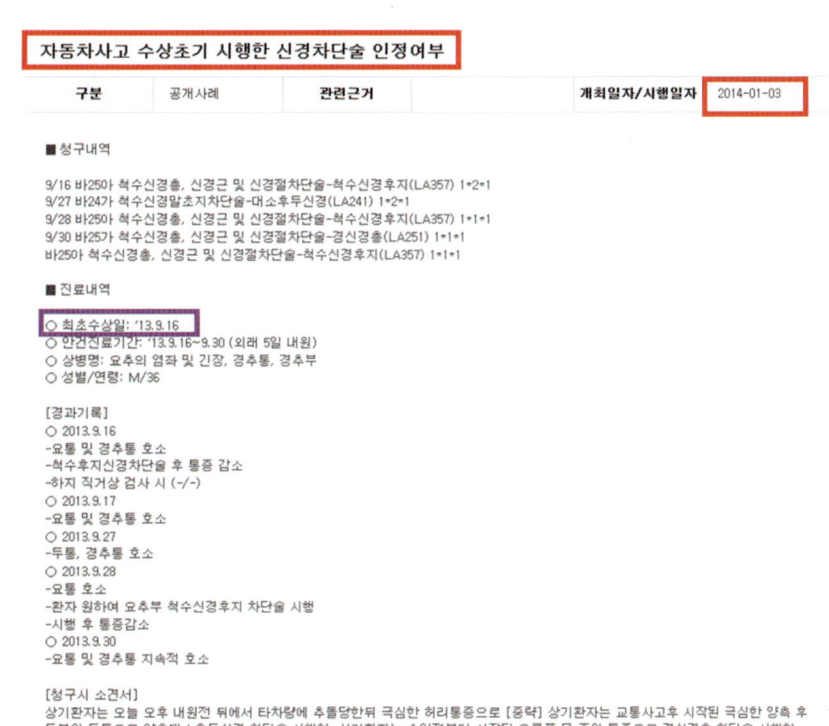

> 진료차트 작성 노하우

■ 심의내용

○ 급성 통증에서 신경차단술의 효과 및 적절한 보존적 치료기간에 대한 의학적 근거는 부족한 상태임. 단순한 염좌 및 긴장 상병에 약물요법, 물리치료 등의 보존적 치료 없이 신경차단술을 시행함은 그 시행방법 및 소모되는 의료자원 등을 고려할 때 안전성, 효과성, 비용·경제성 측면에서 적정한 치료로 볼 수 없음.
○ 동 사례의 경우 수상 당일부터 신경차단술을 시행함은 의학적 타당성이 부족한 것으로 판단됨.
○ 진료내역 참조 13년 9월28일 이후 시행한 신경차단술은 인정함.
○ 또한, 신경차단술 시행시 VAS(Visual analog scale)등 통증 가능한 측정 도구를 사용하여 통증 정도를 사정하고 의무기록에 기입하여야 함을 의료기관에 안내하도록 함.

(2013.12.20. 2013년 제2차 외과 I 자동차보험심사자문위원회 심의결과)

2.5 신경차단술 각론 1 – 말초지신경차단술

2-5-1 말초지신경차단술

1) 척수신경말초지차단술 – 대소후두신경(LA241)

Block of Peripheral Branch of Spinal Nerve — Greater or Lessor Occipital Nerve

2) 적응증, 실시 방법

보험분류번호	바24가	보험EDI코드	LA241	급여여부	급여
행위명(한글)	척수신경말초지차단술-대소후두신경				
행위명(영문)	Block Of Peripheral Branch Of Spinal Nerve-Greater Or Lessor Occipital Nerve				
관리진료과	마취통증의학과		직접비용작성유형	치료실처치	
패밀리	기타 신경차단술		참조행위여부	N	
현행수가유지여부	N				
준용행위여부	N				
세분화행위여부	N				

3축 3-Axis	대상 Target	한글	대소후두신경
		영문	Peripheral nervous system, not otherwise specified
	방법 Means	한글	경피적
		영문	Percutaneous/Transparietal
	행위 Action	한글	
		영문	Block

적응증	1. 긴장성두통, 경추성두통, 후두 두통 2. 후두 신경통의 진단과 치료 3. 경견완증후군, 외상성 경부증후군 등
실시방법	1. 환자를 좌위로 하고 목을 가슴에 대게 한다. 2. 상항선 상에서 중심선과 유양돌기 후연의 중간이 약 2.5cm 되는 곳에 즉, 후두동맥의 박동촉지부 내측의 압통이 있는 부위를 차단점으로 한다. 3. 수직으로 바늘이 후두골에 닿을 때까지 삽입한다. 이상감각을 느낄 수도 있다. 4. 2-3 ml의 국소마취제를 부채살 모양으로 후두동맥 주위에 주사해도 된다. 5. 이상감각을 느끼지 못하면 동맥의 내측에 후두골에서 2mm 떨어지게 해서 국마제를 약 5 ml 주입할 수도 있다.

적응증

1. 긴장성두통, 경추성두통, 후두두통
2. 후두신경통의 진단과 치료
3. 경견완증후군, 외상성 경부증후군 등

대소후두신경의 해부학적 위치

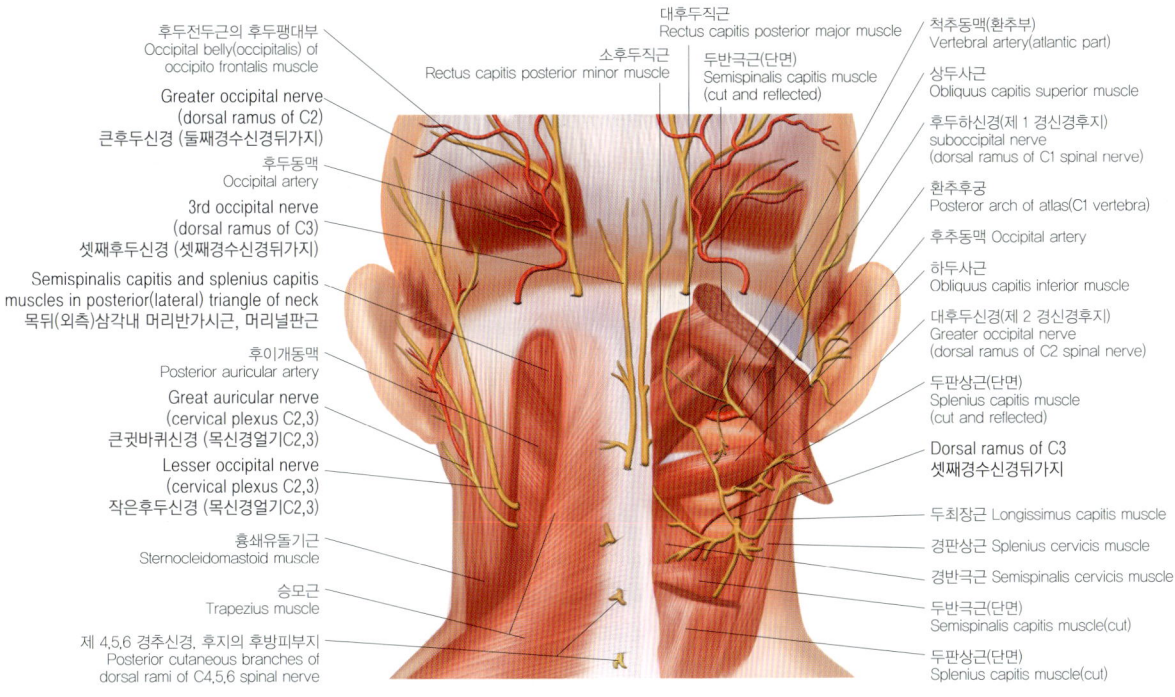

실시 방법

1. 환자를 좌위로 하고 목을 가슴에 붙이게 한다.
2. 상항선상에서 중심선과 유양돌기 후연의 중간이 약 2.5 cm 되는 곳에 즉, 후두동맥의 박동촉지부 내측의 압통이 있는 부위를 차단점으로 한다.
3. 수직으로 바늘이 후두골에 닿을 때까지 삽입한다. 이상감각을 느낄 수도 있다.
4. 2~3 mL의 국소마취제를 부채살 모양으로 후두동맥 주위에 주사해도 된다.
5. 이상감각을 느끼지 못하면 동맥의 내측에 후두골에서 2 mm 떨어지게 해서 국소마취제를 약 5 mL 주입할 수도 있다.

3) 대소후두신경차단(LA241)의 차팅 시 기초자료 등록 방법

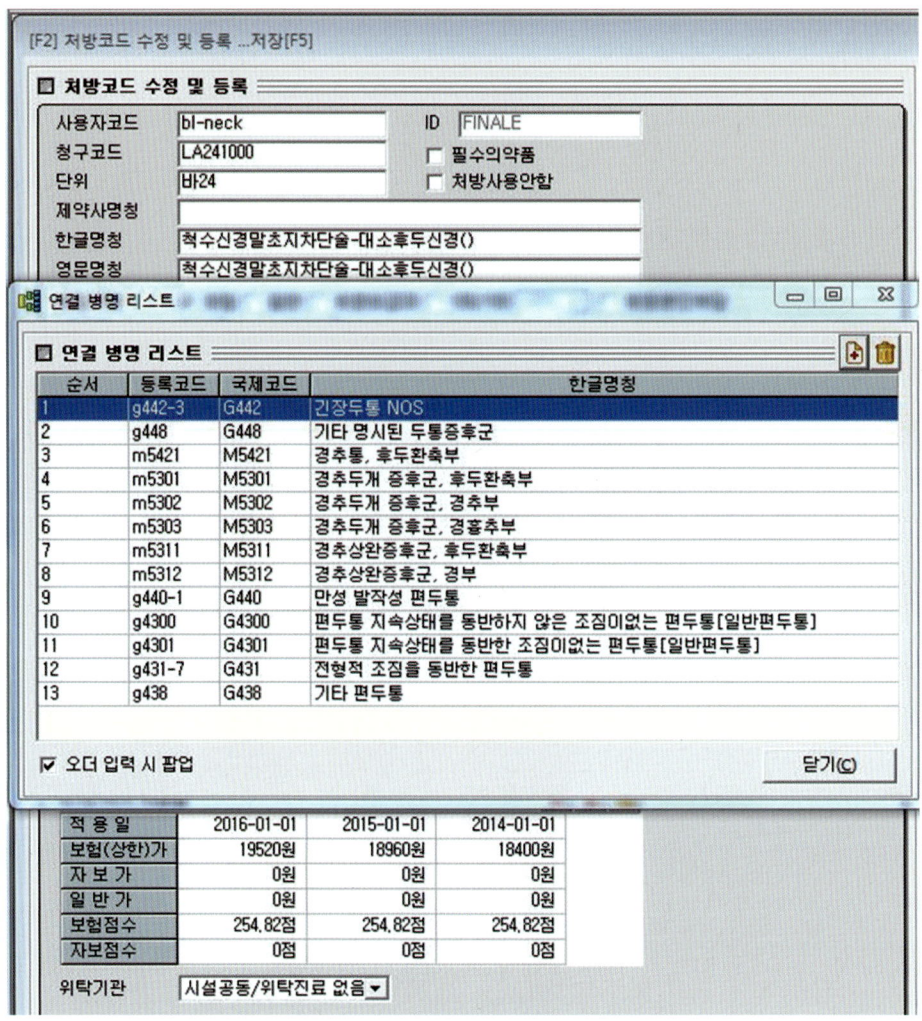

4) MX999 & JX999 예시

양측 후두부로 방사되는 심한 통증(VAS 점)으로 양측으로 상항선 위에서 중심선과 유양돌기 후연 중간 약 2.5 cm 지점에서 후두동맥 박동을 확인하고, 내측에서 압통이 있는 부위에 수직으로 바늘을 자입하여 bone touch 및 aspiration 후 국소마취제를 주사하였다.

안정 가료 후 VAS 측정으로 호전된 것을 확인한 후 치료를 종결하였다.

5) 대소후두신경차단(LA241)의 수가 산정 방법

보험인정기준
건강보험심사평가원이 제공하는 건강보험 진료정보입니다.

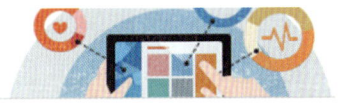

대 · 소후두 신경차단술시 수가 산정방법					
구분	고시	관련근거	고시 제2007-139호(행위)	개최일자/시행일자	2007-12-28

Occipital Headache 상병에 대 · 소후두 신경차단술을 양측으로 실시한 경우는 바24가 척수신경말초지차단술(대소후두신경) 소정점수의 150%를 각각 산정함.

(2008.1.1 시행)

□변경전
Occipital Headache 상병에 대.소후두 신경차단술을 양측으로 실시한 경우는 바24 척수신경말초지차단술 소정점수의 150%를 각각 산정함.

양측 대 · 소 후두신경차단술을 시행하였다면 편측당 150%씩 300%를 청구하는 것이 가능하다. 현실은 300% 청구하는 것은 심평원과의 훈훈한 관계를 깨보겠다는 의지로 비쳐질 수 있다. 화끈하게 "법대로"를 외친다면 300% 청구가 불가한 것은 아니다.

2-5-2 척수신경총, 신경근 및 신경절 차단술 – 경신경총 (LA251)

Spinal Nerve Plexus, Root or Ganglion Block – Superficial Cervical Plexus

1) 천부경신경총차단(L251)의 심평원 행위 정의

적응증

1. 천부경신경총이 관여하는 사고 후 통증
2. 암성통증의 진단 및 치료
3. 경동맥내막절제술, 열상 봉합 등의 수술에 대한 부위마취 등

실시 방법

1. 20 mL 주사기에 15 mL 국소마취제를 뽑아 놓는다.
2. 앙와위에서 신경차단 위치와 반대쪽으로 목을 돌린다.
3. 흉쇄유돌근 앞뒤로 피부 소독을 한다.
4. 흉쇄유돌근의 후연의 중앙점에 22G 4 cm 바늘로 찌른 후 흉쇄유돌근 바로 뒤로 진입한다.

5. 조심스럽게 흡인한 후 국소마취제 5 mL를 천천히 주입한다.
6. 바늘을 흉쇄유돌근 후연까지 후퇴시킨 후 귓볼을 향해 흉쇄유돌근 바로 뒤로 진입한다.
7. 부채살 모양으로 국소마취제 5 mL를 주입한다.
8. 바늘을 후퇴시켜 동측 유두를 향해 아래로 진입 후 5 mL 주입한다.
9. 자침 부위 피부 압박 후 바늘을 제거한다.

2) 천부경신경총의 해부학적 위치

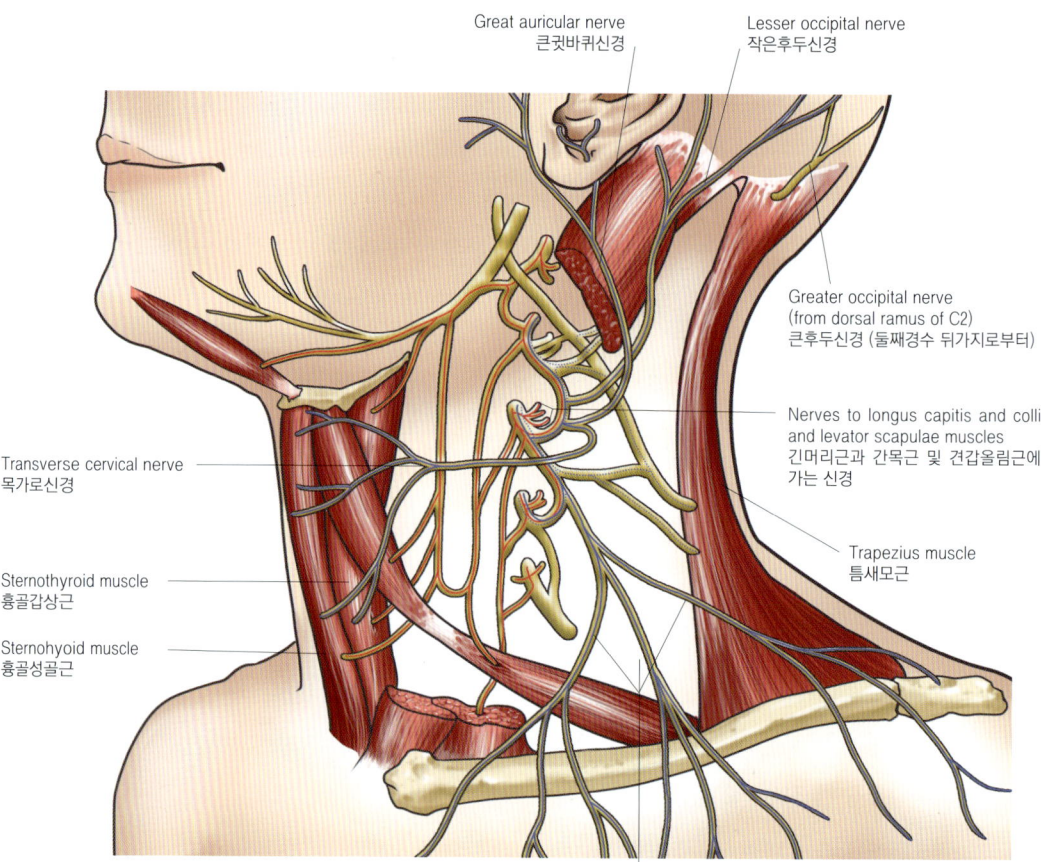

3) 천부경신경총차단(LA251)의 기초 자료 등록방법

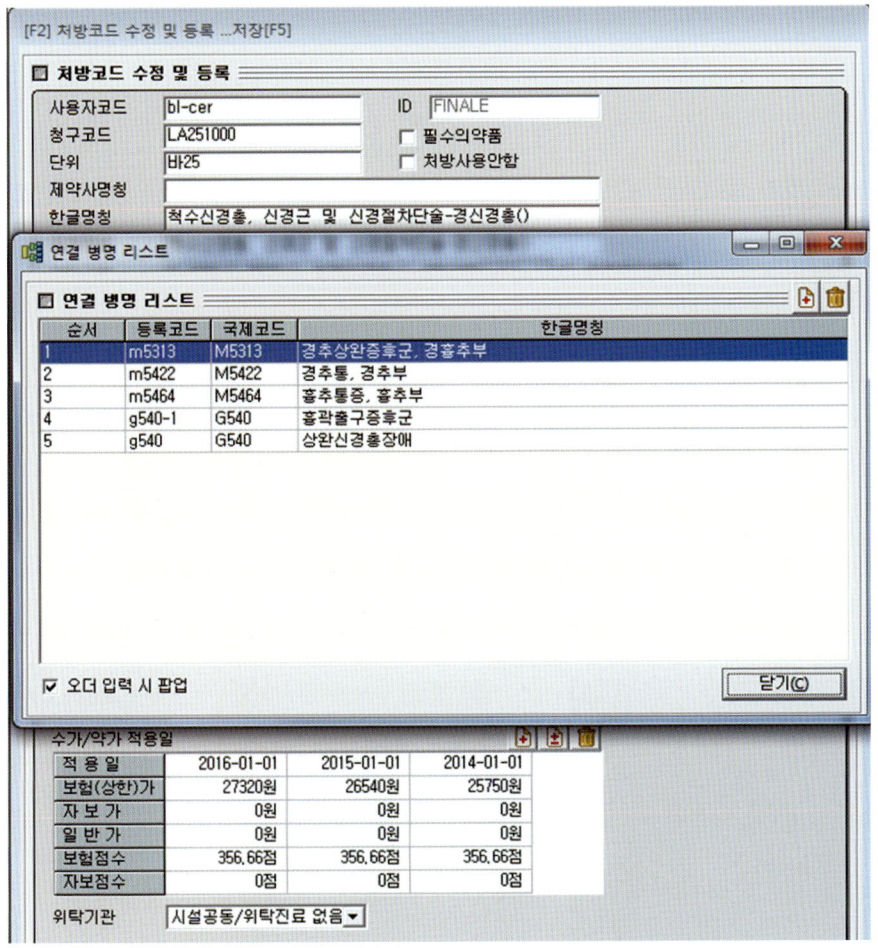

2-5-3 척수신경말초지차단술 - 견갑신경(LA247)

Block of Peripheral Branch of Spinal Nerve - Scapular Nerve

1) 척수신경말초지차단술 - 견갑신경(LA247)의 행위 정의

적응증

1. 견관절 주위염(오십견 등), 외상, 골절, 탈구 후 통증

2. 대상포진성 통증(C5 중심)

3. 상박골 골두의 전이암성 통증 등

실시 방법

1. 환자는 좌위에서 머리를 앞으로 수그린다.
2. 견갑골극을 내측에서 외측으로 견봉돌기까지 촉지하고, 2등분한 수직선상에서 2.5 cm 상외측에 국소마취제로 피부를 침윤한다.
3. 피부면에 직각되게 천자하여 약 5 cm 깊이에서 일단 견갑골의 극상와에 닿는다.
4. 내측에서 외측으로 방향 조절을 하며, 견갑골을 짚어가면 견갑절흔으로 더 깊이 빠지듯이 삽입된다.
5. 8-10 mL의 국소마취제를 주사한다.
6. 이상감각은 나타나지 않으며, 운동신경차단 농도를 주사함으로써 차단을 확인할 수 있다.

견갑신경차단에 대한 다양한 방법들의 소개[1]

SSNB-Meier technique

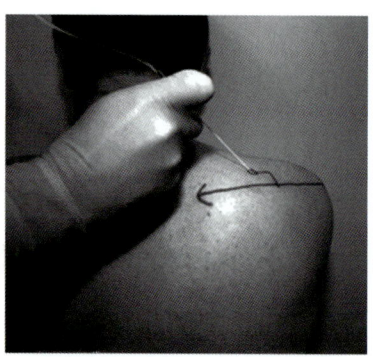

그림 4.1 Meier technique for the suprascapular nerve block. Needle insertion is 2cm cephalad and 2cm medial to the midpoint of a line connecting the lateral acromion and medial border of the spine of the scapula. The needle is angled 45° in the coronal plane, with 30° of ventral inclination (Price [3]). (Reprinted with permission.)

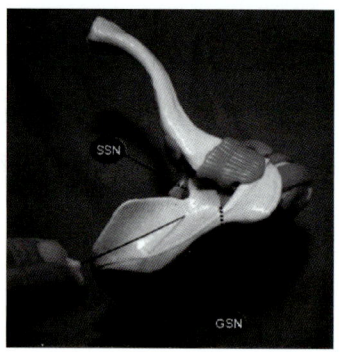

그림 4.2 Anatomic representation of the superior view of the Meier technique. Note the needle is in the supraspinous fossa, demonstrating the 30° of ventral inclination. The suprascapular nerve enters the groove at the suprascapular notch (SSN) and winds laterally around the greater scapular notch (GSN) (Price [3]). (Reprinted with permission.)

---

1) http://www.hindawi.com/journals/arp/2012/971963/

SSNB–Checcucci technique

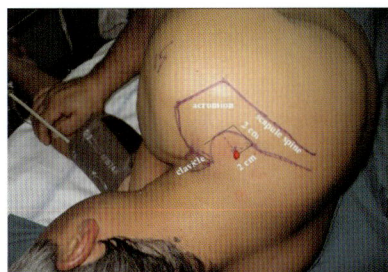

그림 4.3 Checcucci technique for the suprascapular nerve block. Needle insertion is 2cm medial to the medial border of the acromion and 2cm cephalad to the superior margin of the scapular spine (Checcucci et al. [4]). (Reprinted with permission from Elsevier.)

SSNB–Matsumoto technique

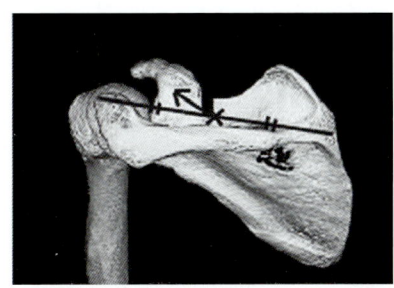

그림 4.4 Anatomic representation of the Matsumoto technique (Matsumoto et al. [5]). (Reprinted with permission from Elsevier.)

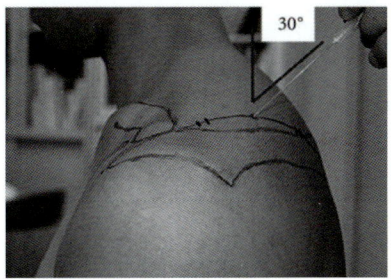

그림 4.5 Matsumoto technique for the suprascapular nerve block. Needle insertion point is the midpoint of a line connecting the anterolateral edge of the acromion and the superomedial angle of the scapula. The needle is advanced, at an angle 30° dorsal to the coronal plane, to make contact with the base of coracoid process (Matsumoto et al. [5]). (Reprinted with permission from Elsevier.)

2) 견갑신경의 해부학적 위치

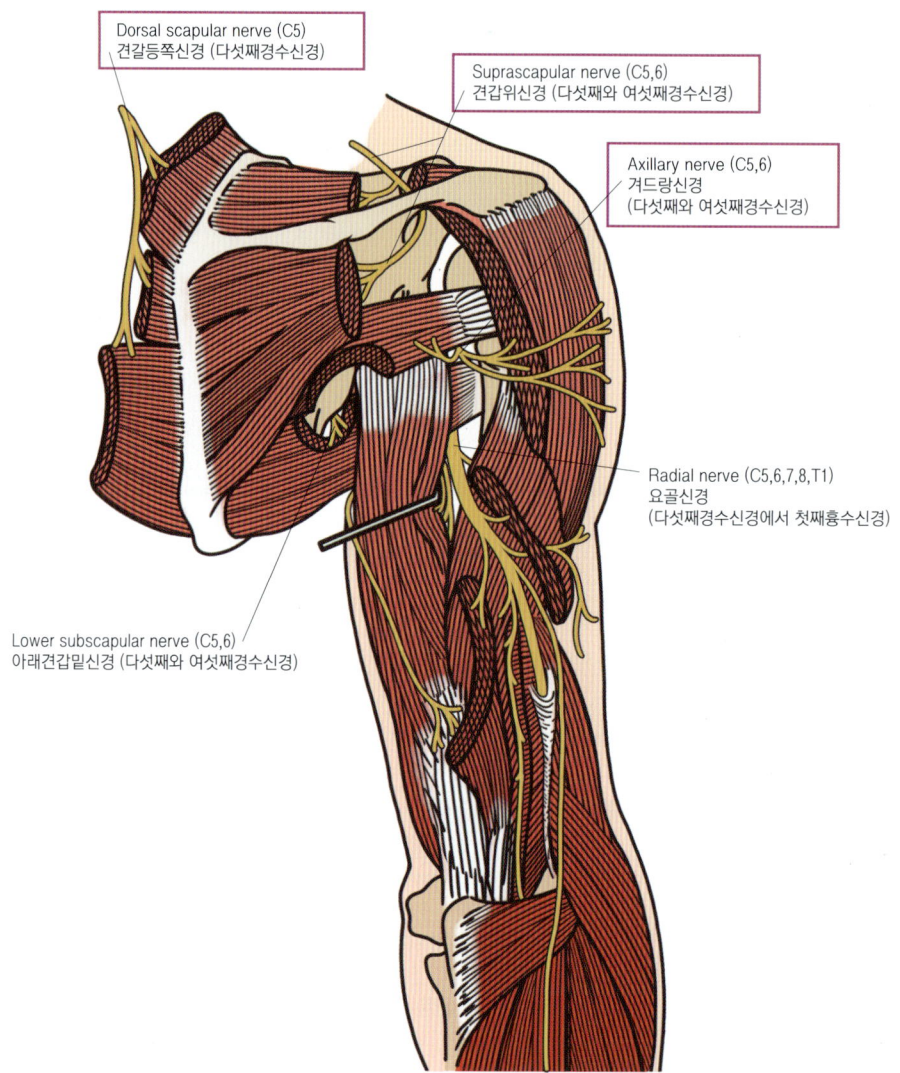

3) 척수신경말초지차단술 - 견갑신경(LA247)의 기초 자료 등록

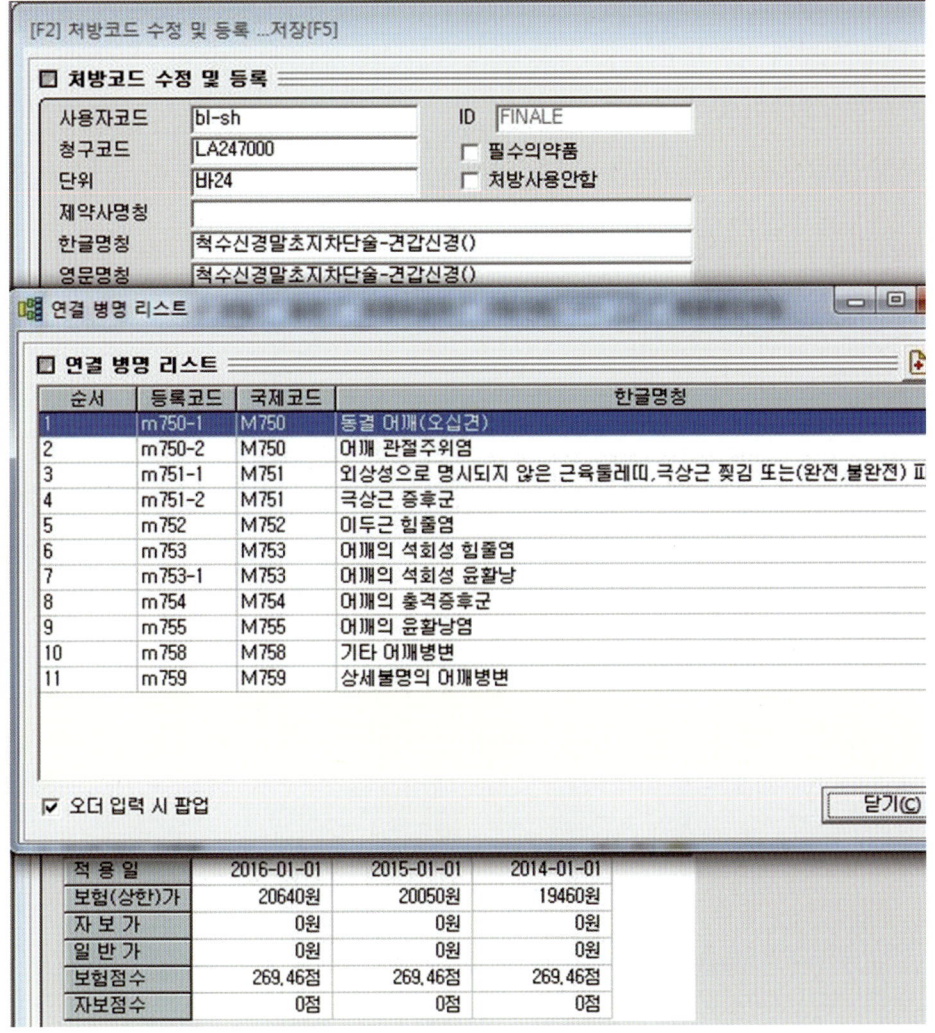

2-5-4 척수신경말초지차단술 - 액와신경(LA346)
   (Block of peripheral Branch of Spinal nerve - axillary Nerve)

1) 척수신경말초지차단술 - 액와신경(LA346)의 행위 정의

적응증

견관절주위염, 액와신경의 포착성신경병증, 소원근, 삼각근 부위의 통증을 동반하는 질환 등.

실시 방법

1. 환자는 좌위를 취하도록 한다.
2. 상박골 경부와 상박삼두근 장두 사이에서 대원근의 상연과 교차하는 점 근처의 압통점에 국소마취제로 피부 침윤을 한다.
3. 바늘 진입 시 상박 외측에 방산통이 유발되고 혈액의 역류가 없을 때 국소마취제 3~5 mL를 주입한다.
4. 견관절 외전의 약화와 상박 근위부의 피부 감각저하의 유무로 차단을 판정한다.

2) 척수신경말초지차단술 – 액와신경(LA346)의 기초 자료 등록

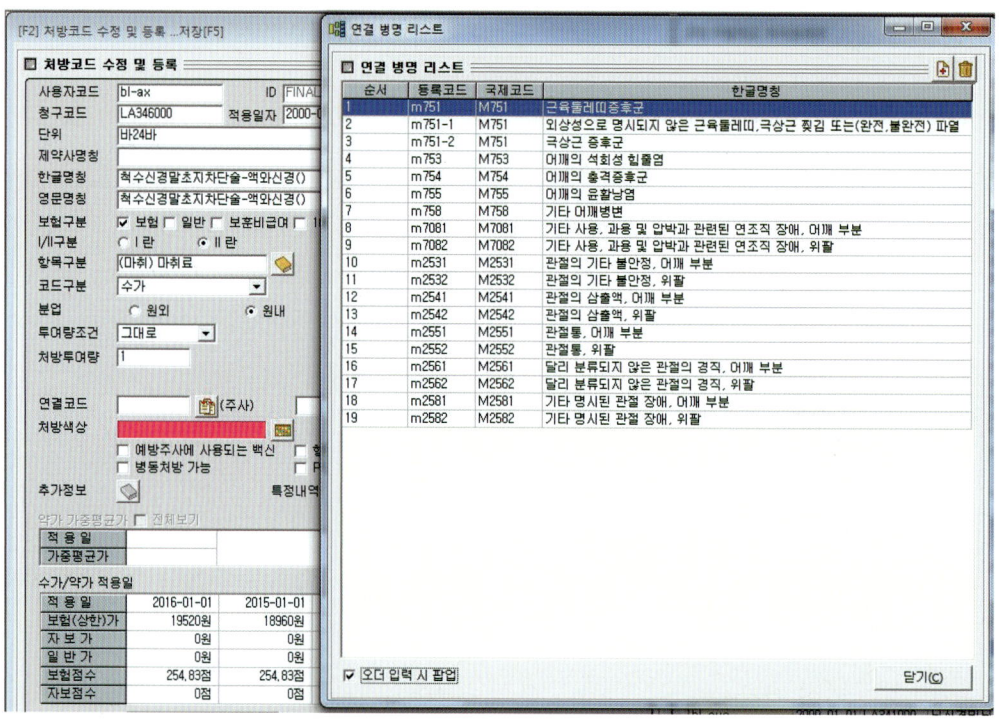

3) 견갑신경차단 + 액와신경차단을 동시에 한다면?

고객님께서 질의하신 양측 어깨와 상지의 동통 치료를 위하여 양측에 견갑신경차단(LA247)과 액와신경차단(LA346) 각각 시행한 경우 수가 산정방법은 상기 급여기준과 다른 부위의 신경차단술의 수가 산정방법을 참고할 때 주된 신경차단술 100%, 제2의 신경차단술 50%를 양측 각각 산정 가능할 것으로 사료되나… (그림 참조)

처리기관	건강보험심사평가원 기준관리부		
담당자(연락처)	최광숙 (02-2149-4612)	신청번호	1AA-1512-138121
접수일	2015-12-29 12:04:10	처리기관 접수번호	2AA-1512-311133
처리 예정일	2016-01-06 23:59:59		
	※ 민원처리기간은 최종 민원 처리기관의 접수일로부터 보통 7일 또는 14일입니다. (해당 민원을 처리하는 소관 법령에 따라 달라질 수 있음)		

처리결과(답변내용)

답변일	2016-01-04 10:38:17
처리결과(답변내용)	1. 귀하께서 국민신문고를 통해 요청하신 민원(1AA-1512-138121)에 대해 안내드립니다. 2. 신경차단술의 산정기준(고시 제2008-125호, '09.10.1.시행)에 따르면 동일병소에 동시에 서로 다른 2가지 이상의 신경차단술을 실시하는 경우에는 2가지의 신경차단술만 산정하되, 주된 신경차단술은 해당 소정금액의 100%를 산정하고 제2의 신경차단술은 해당 소정금액의 50%를 산정토록 하고 있습니다. 3. 고객님께서 질의하신 양측 어깨와 상지의 동통 치료를 위하여 양측에 견갑신경차단(LA247)과 액와신경차단(LA346) 각각 시행한 경우 수가산정방법은 상기 급여기준과 다른 부위의 신경차단술의 수가산정방법을 참고할 때 주된 신경차단술 100%, 제2의 신경차단술 50%를 양측 각각 산정가능할 것으로 사료되나, 신경차단술의 급여 인정여부는 관련 급여기준과 상병명, 환자의 상태, 병소 부위 및 양상, 시술 부위, 이학적 검사 등을 참조하여 의학적 타당성에 대한 사례별 심사가 이루어지고 있음을 알려드립니다. 감사합니다. 끝.
첨부파일	첨부파일이 없습니다.

답변한 바와 같이 견갑신경차단술 + 액와신경차단술을 동시에 시행하였다면 당연히 주된 신경차단술 100% + 제2의 신경차단술 50%를 산정하여야만 한다.

그러나 심사평가원의 일부 지원에서 주된 신경차단술 100%만 인정하고, 제2의 신경차단술 50%는 인정하지 않고 심사조정하는 경향이 있기도 하다.

또한 양측 어깨에 견갑신경차단술 + 액와신경차단술을 동시에 각각 시술하였을 때 위 답변과 같이 150% × 2 = 300% 를 산정하는 것이 타당하지만, 현실에서는 어렵다고 보는 것이 옳을 것이다.

2-5-5 척수신경말초지차단술 – 액와하부신경(LA347)

Block of Peripheral Branch of Spinal Nerve – Median, Ulnar, Radial Nerve

1) 액와하부신경차단(LA347)의 행위 정의

적응증

1. 포착성신경병증
2. 상지에 통증을 유발하는 질환 등

실시 방법

1. 대상 블록에 따라 주관절이나 팔목관절, 손가락 기저부 등의 근처에서 피부팽윤 마취를 시행한다.
2. 바늘 진입 시 방산통이 유발되고 혈액의 역류가 없을 때 국소마취제 1~5 mL 정도를 경우에 맞게 주입한다.
3. 해당 신경지배 부위의 피부 감각저하의 유무로 차단을 판정한다.

2) 상지 신경들의 해부

Musculocutaneous Nerve

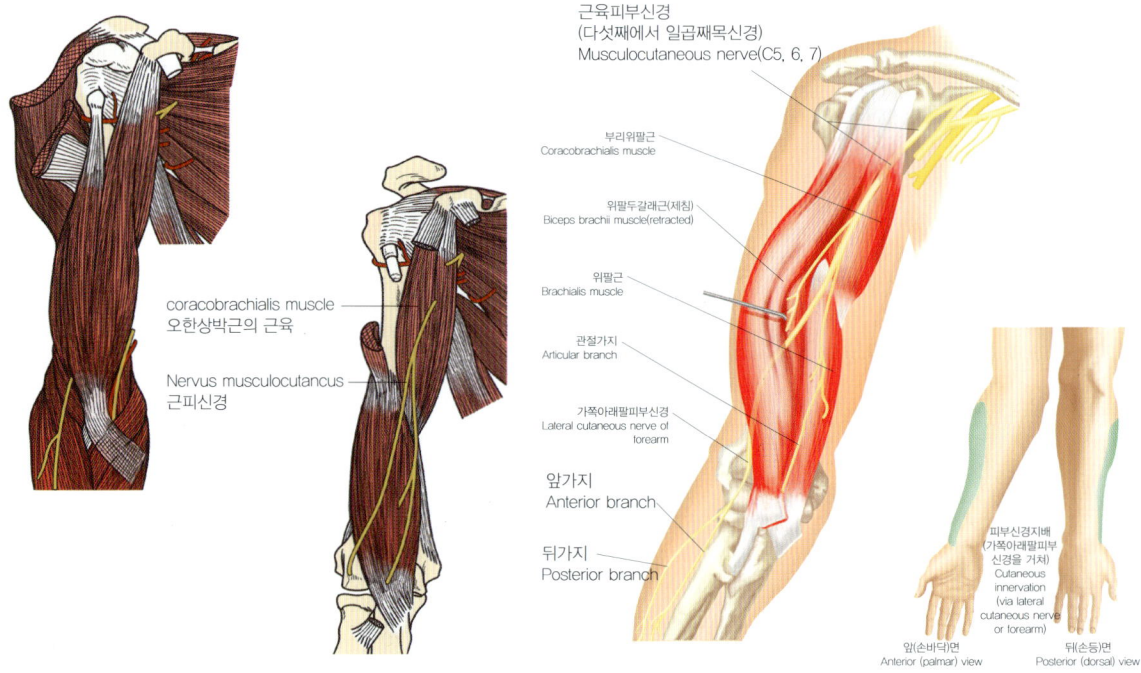

Median nerve

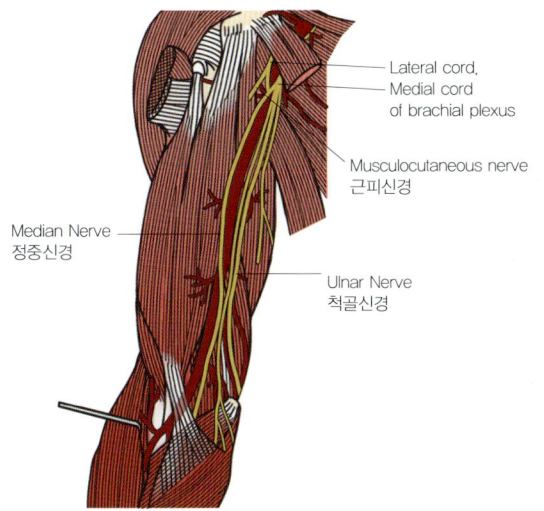
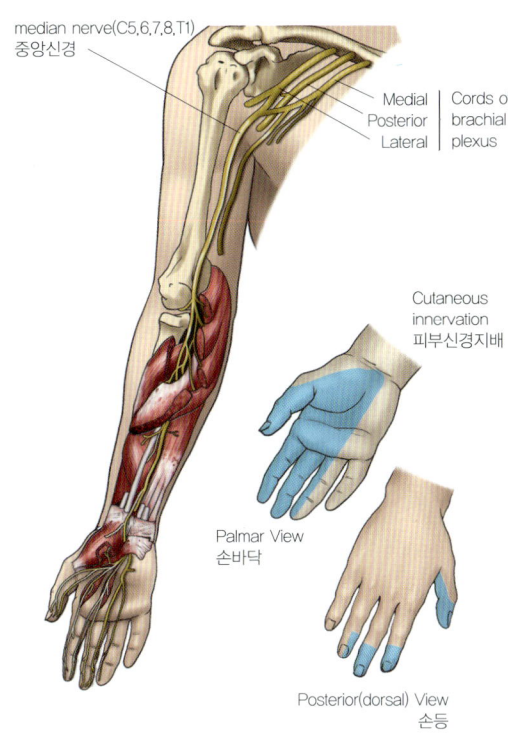

Ulnar nerve

Radial nerve

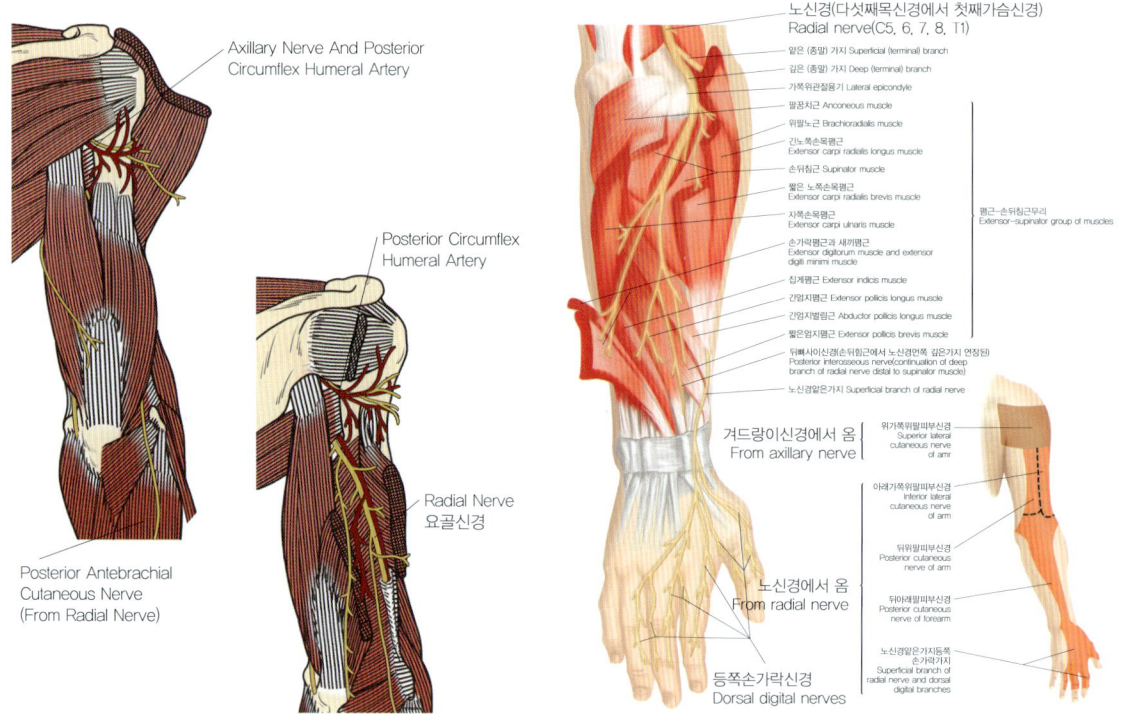

3) 상지 신경차단술의 실제

Coracobrachialis Muscle & Musculocutaneous Nerve Block

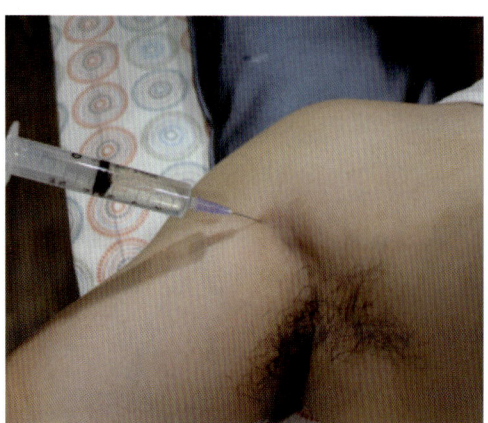
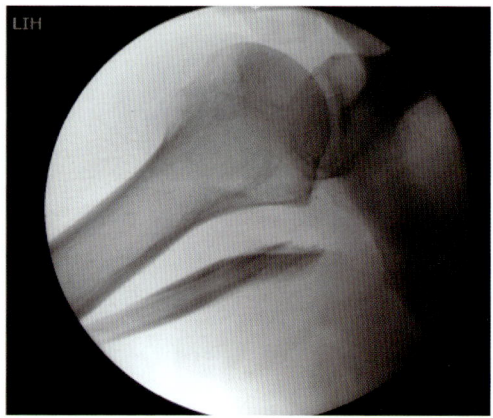

Median & Ulnar Nerve Block

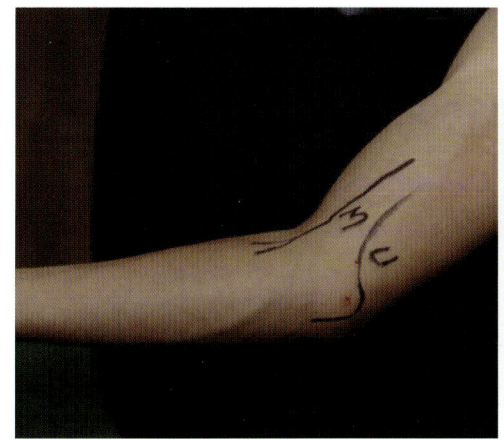
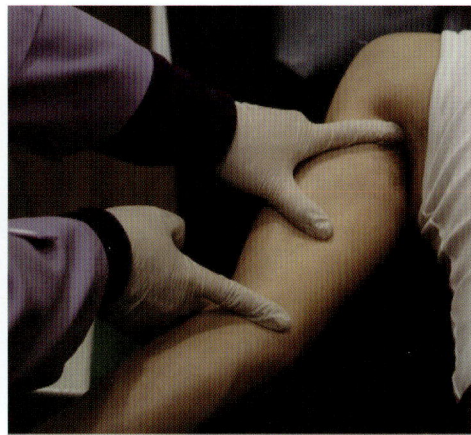
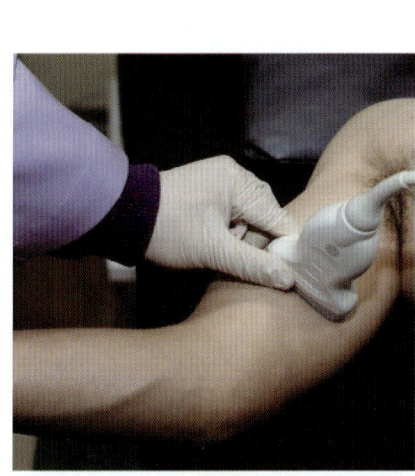
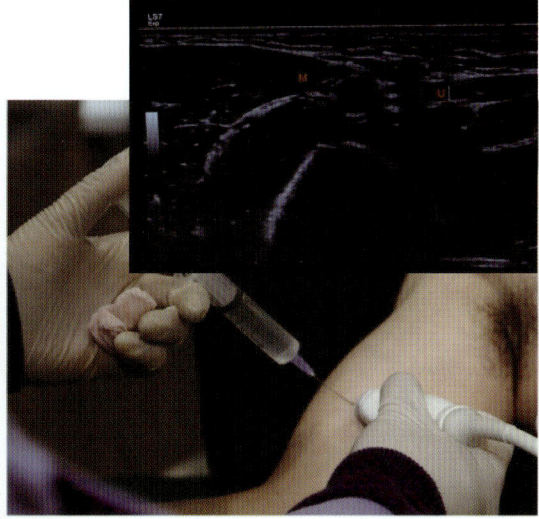
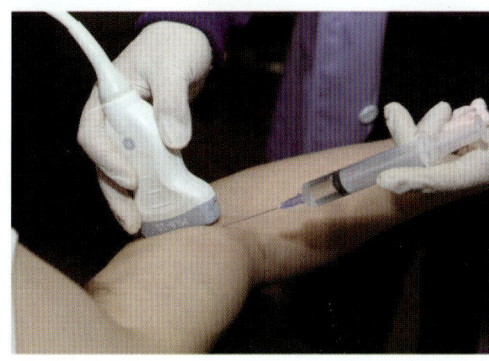
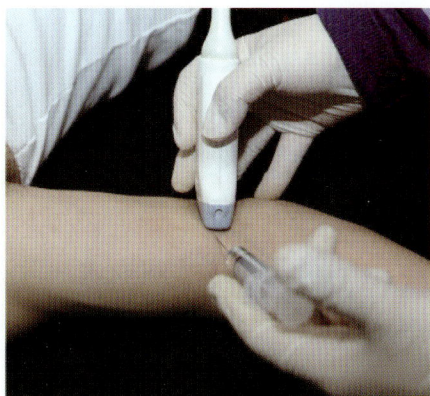

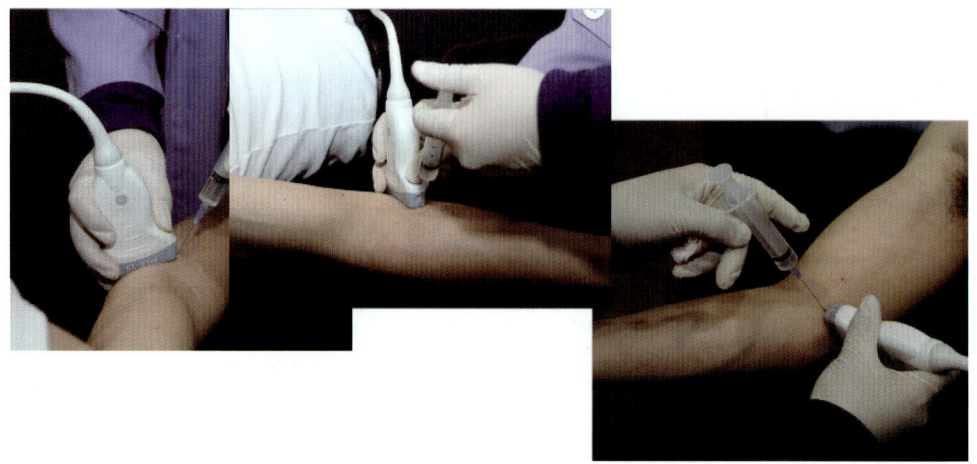

Median & Ulnar Nerve Block 후 조영 영상

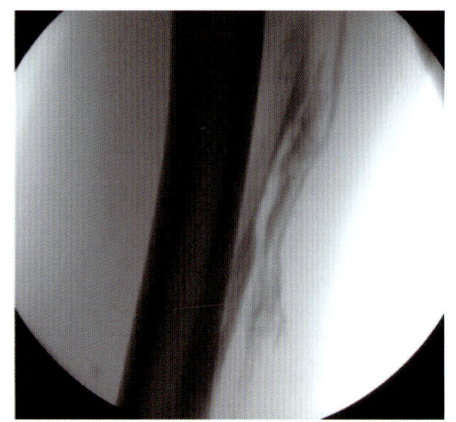
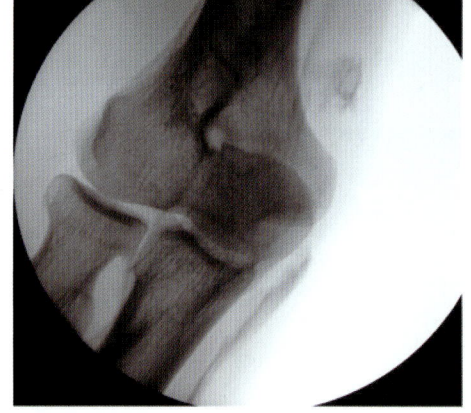

Radial nerve Block

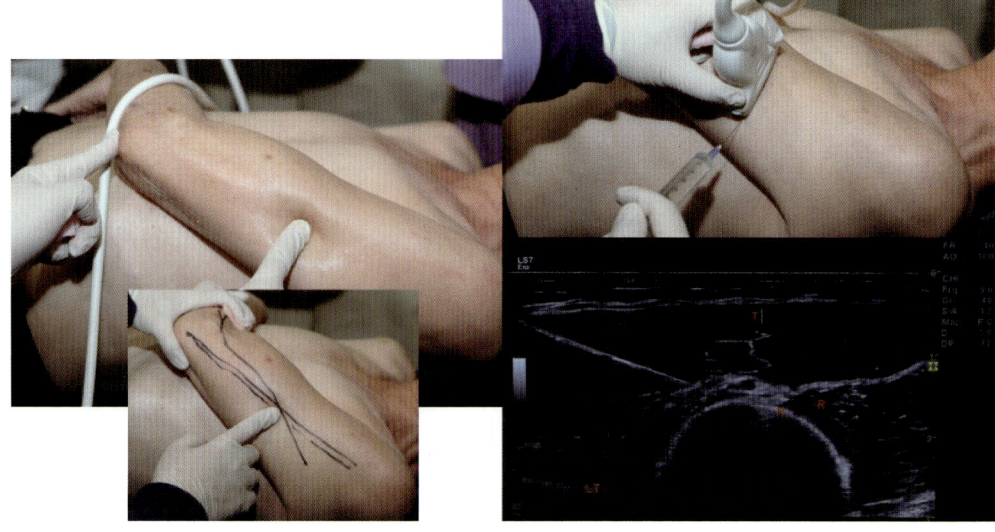

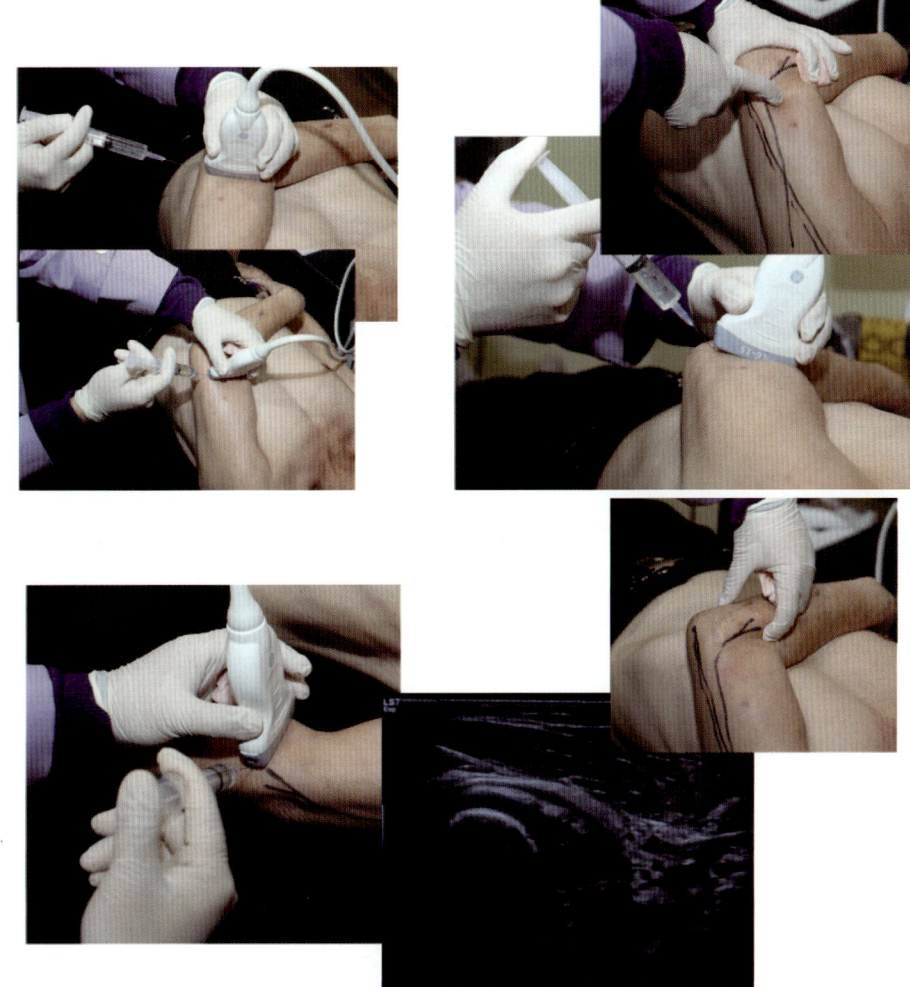

2-5-6 척수신경말초지차단술 – 늑간신경(LA248)

Block of Peripheral Branch of Spinal Nerve – Intercostal Nerve

1) 늑간신경차단(LA248)의 행위 정의

적응증

    1. 늑골골절에 의한 통증, 흉막성통증, 대상포진성통증

    2. 술후 통증관리

    3. 늑간신경통 등

실시 방법

1. 신경 주행에 따라 여러 부위에서 시행될 수 있는데, 가장 흔히 시행하는 부위는 늑골각 부위이다.
2. 정맥로를 확보한 후 전 처치된 환자를 복와위로 엎드리게 한다. 베개나 두루마리를 배 중앙에 깔아 요추곡선을 펴주면 등의 늑간공간이 벌어진다.
3. 후척추극을 따라 수직선을 긋는다. 다음은 늑골이 가장 얕게 있는 천극근군의 외측 가장자리를 촉진한다. 이 거리는 신체 크기, 근육, 체격에 따라 다소 변할 수 있지만 보통 중앙선에서 6~8 cm에 위치한다.
4. 해당 부위의 주사 부위에 국소마취제로 피부 침윤을 한다.
5. 늑골의 하연에 닿도록 바늘을 전진시킨다. 늑간 하연을 벗어나도록 바늘을 이동시켜 2~5 mm 정도 전진시키고, 혈관 천자가 되지 않았는지 흡인한 후 아주 조금씩 위아래로 움직이면서 국소마취제를 주입한다.
6. 늑골당 3~5 mL를 주입한다.
7. 중앙액와선에서 차단 시에는 환자를 앙와위로 눕힌다.
8. 늑간신경절제술(화학적, 열, 냉동 치료)을 실시할 수도 있다.

2) 늑간신경의 해부

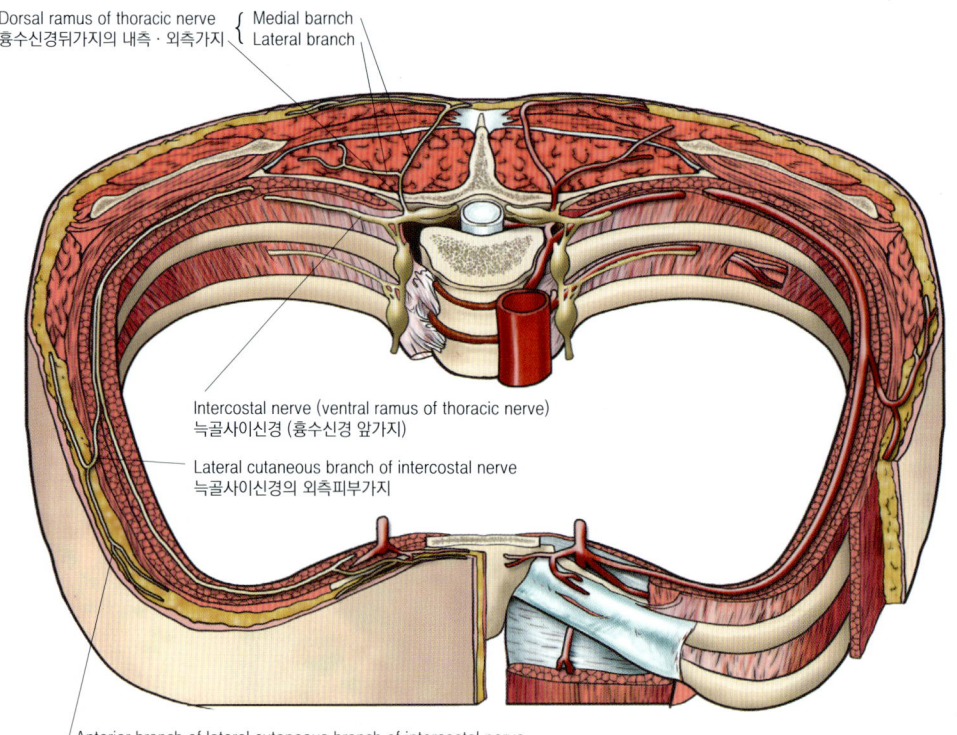

3) 늑간신경차단(LA248)의 기초자료 등록방법

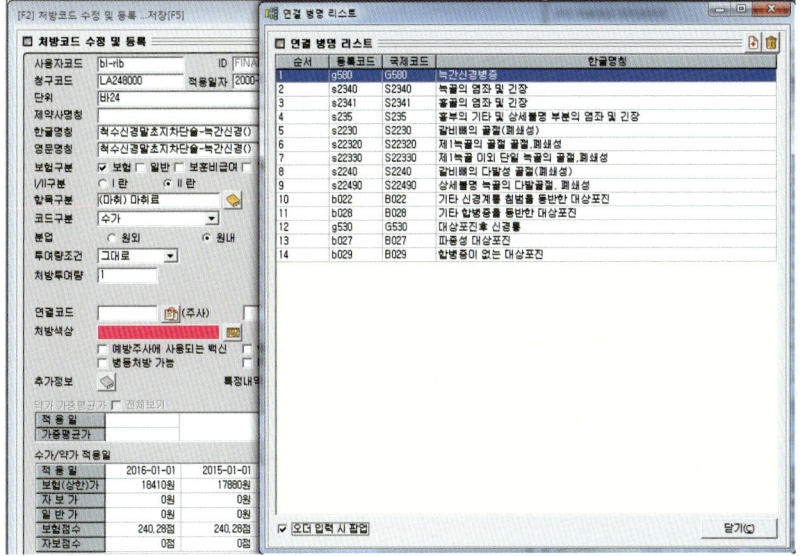

연결 상병명으로 늑간신경병증, 늑골의 염좌, 늑골골절, 대상포진 등의 병명을 연결하여 등록하는 것이 적절하다.

4) 고시 제2007-46호(행위) 바24 척수신경말초지차단술(늑간신경)의 수가 산정방법

흉부의 통증 등에 실시하는 늑간신경차단술은 늑골마다 지배하는 신경이 다르므로 Level 별로 산정하되, 동시에 2 Level 이상의 늑간신경차단술을 실시하였을 경우에는 제 1 Level 은 소정 점수의 100%, 제 2 level 부터는 소정 점수의 50%로 하여 최대 200%까지 산정하며, 좌·우 양측 동시 실시 시에는 각각 산정한다.

(2007.6.1시행)

5) 늑간신경차단의 실제

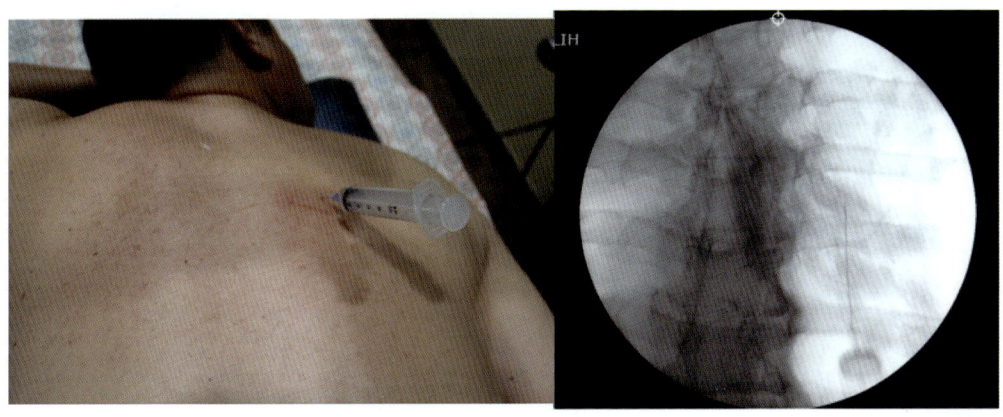

2-5-7 척수신경말초지차단술 - 장골서혜신경(LA249)/척수신경말초지차단술 - 장골하복신경(LA270)

Block of Peripheral Branch of Spinal Nerve - Ilioinguinal Nerve & Iliohypogastric Nerve

1) 장골서혜신경차단(LA249)의 행위 정의

적응증

1. 서혜부의 통증 등에 음부대퇴신경블록과 함께 적응으로 된다.

실시 방법

1. 양쪽 신경을 따로따로 블록하는 것은 무리이고, 양쪽을 동시에 블록하게 된다.
3. 실제에서는 알기 힘들기 때문에 자입점을 중심으로 피하, 근막하, 근육내에 침윤마취를 하는 것이 된다.

2) 장골서혜신경과 장골하복신경의 해부

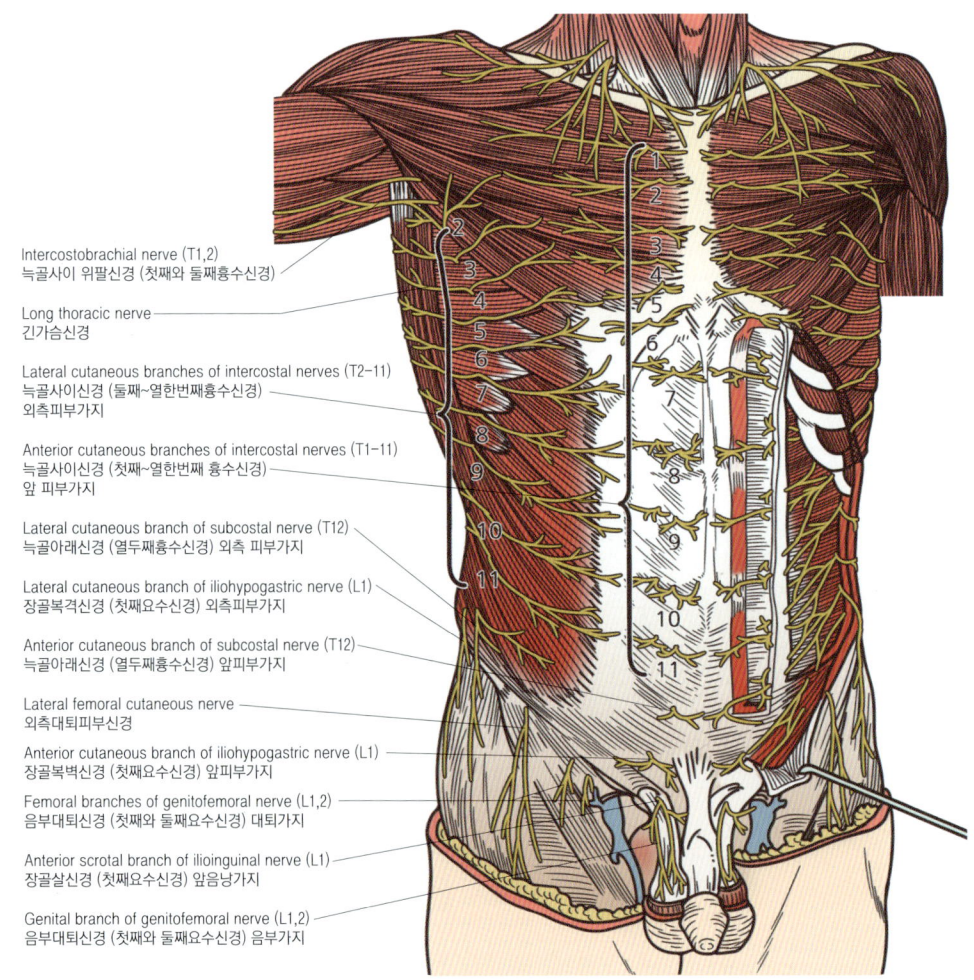

3) 장골서혜신경과 장골하복신경 차단의 기초자료 등록

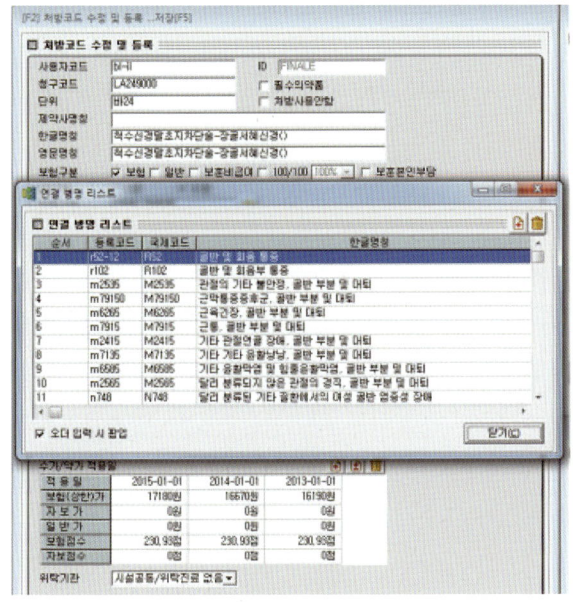
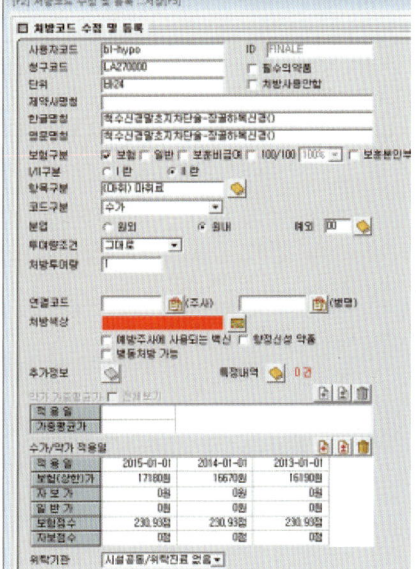

4) 장골서혜신경과 장골하복신경 차단의 실제(초음파)

Ilioinguinal Nerve & Iliohpogastric Nerve Block (LA249 & LA270)

Internal oblique & transversus abdominis muscle 사이

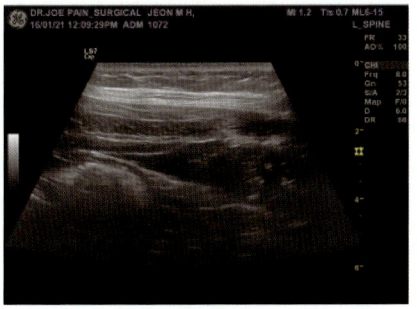
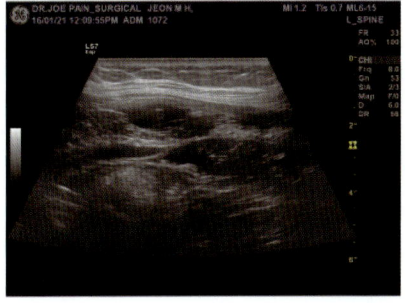

> 진료차트 작성 노하우

5) 양측으로 장골서혜신경차단술과 장골하복신경차단술의 실시가 가능할까?

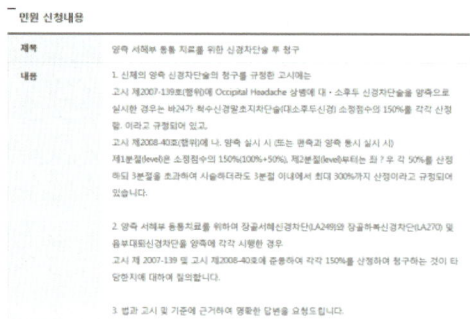

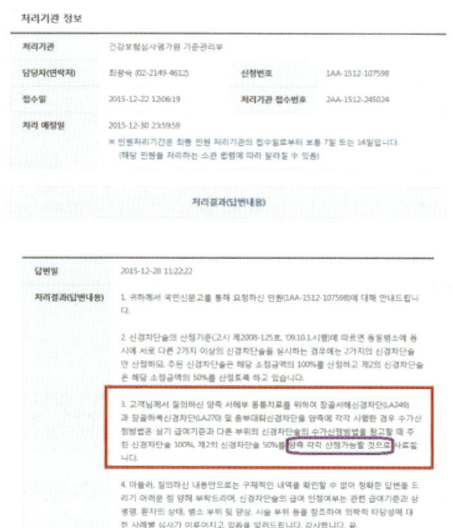

2-5-8 척수신경말초지차단술 – 음부신경(LA271)

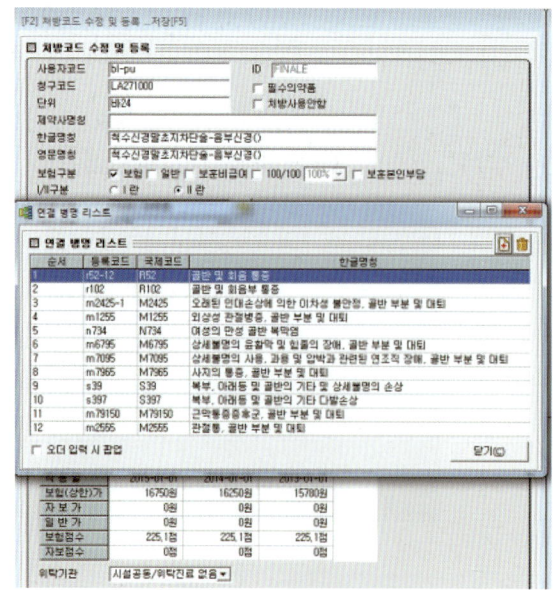

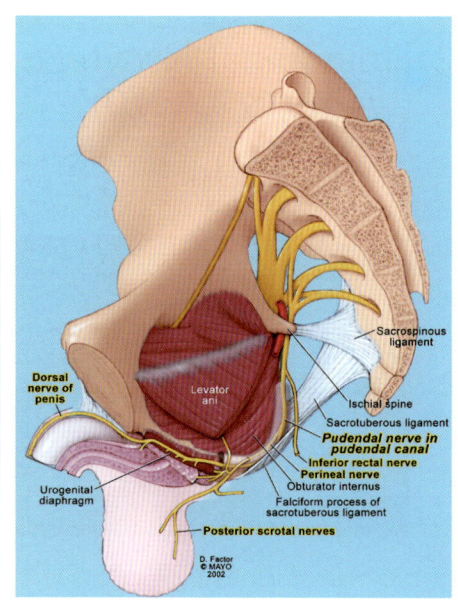

2-5-9 척수신경말초지차단술 - 대퇴신경(LA274)

Block of Peripheral Branch of Spinal Nerve - Femoral nerve

1) 대퇴신경차단(LA274)의 행위 정의

적응증

1. 서혜부에서 대퇴동맥의 외측부에 압통 - 고위의 요부추간판 hernia, femoral nere compression syndrome, 추간관절증, 고관절질환
2. 수술 시 마취
3. 수술이나 외상 후의 통증
4. 대퇴골골절에 의한 통증
5. 대상포진 및 포진 후 신경통
6. 변형성 고관절질환, 만성관절증
7. 수술 시 조작에 의한 신경손상, 신경염
8. 원인불명의 대퇴신경마비
9. 대퇴근의 강한 근연축에 의한 통증

실시 방법

1. 환자는 앙와위로 하고, 서혜인대와 대퇴동맥의 박동을 좌측 제2지로 확인한다.
2. 치골결합의 상연의 높이, 서혜인대에서부터 2.5 cm 하방에서 인대의 밑을 달리고 있는 대퇴동맥을 외쪽 제2지로 촉지해서 그 제2지의 외측을 바늘의 자입점으로 한다. 이때 가능한한 손가락으로 동맥을 내측으로 미는 것같이 한다.
3. 블록 침을 제2지의 두외측에 접해서 피부에 수직으로 자입하고 방산통이 얻어질 때까지 전진한다. 대퇴동맥까지의 깊이는 피하 약 1~2.5 cm이다.
4. 대퇴동맥을 천자했을 때는 조금 빼서 약간 외측으로 바늘의 방향을 바꾼다.
5. 천천히 바늘을 전진시키면 방산통이 얻어지기 전에 대퇴신경의 바로 위에 있는 장요근근막을 뚫는 감각이 느껴진다. 방산통은 대퇴 전면 슬, 하퇴, 발의 내측면에서 보여진다. 이 방산통이 얻어지면 바늘을 고정해서 혈액의 역류가 없는 것을 확인하고 국소마취제를 2~5 mL 천천히 주입한다. 방산통이 얻어지지 않을 때는 대퇴동맥 외측이라고 생각되는 부분으로부터 외측으로 향해서 부채꼴 모양으로 블록한다. 그러나 통증 치료의 경우에는 국소마취제의 침윤이 좋기 때문에 무리하게 방산통을

찾지 않아도 좋다.

2) 대퇴신경의 해부

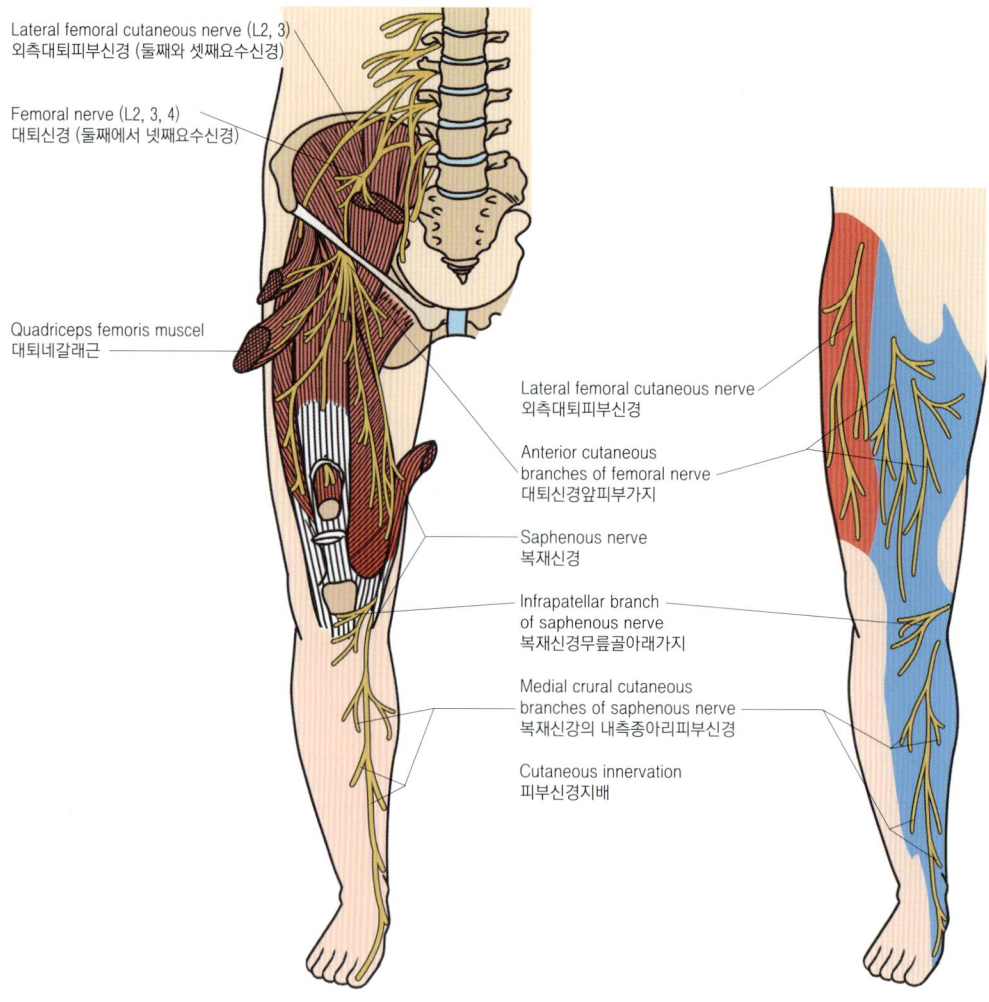

3) 대퇴신경차단(LA274)의 기초자료 등록

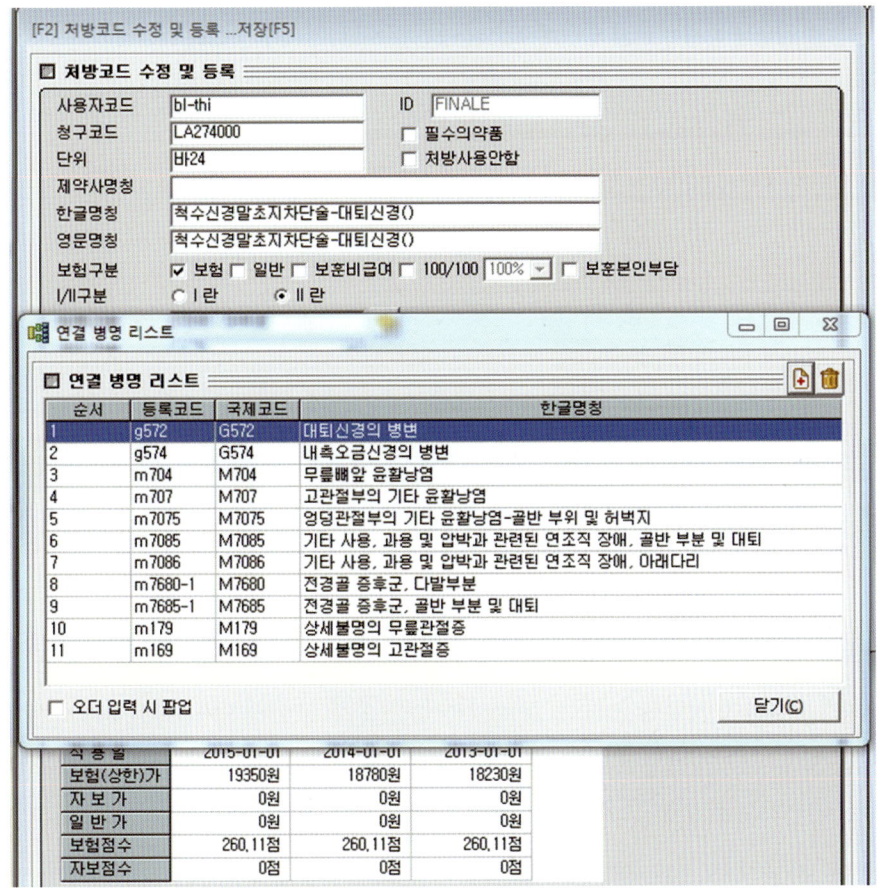

4) Saphenous Nerve Block의 수기료 산정

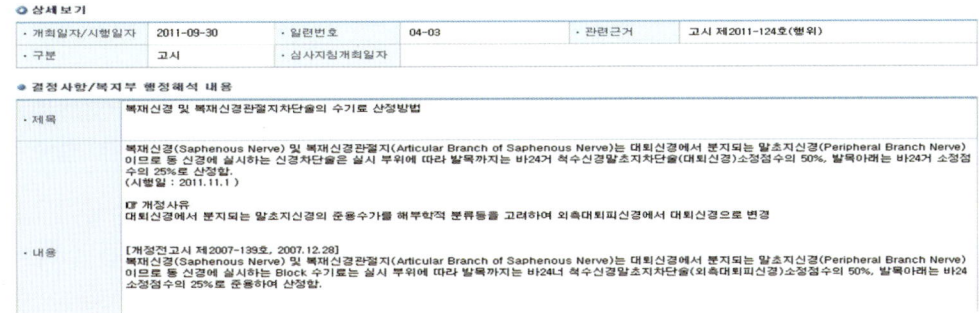

Saphenous Nerve Block은 대퇴신경차단술 × 0.5로 산정한다.

5) 무릎관절증 상병에 시행한 바24거 대퇴신경차단술(femoral nerve block)에 대하여

| 구분 | 공개사례 | 관련근거 | 개최일자/시행일자 | 2011-04-29 |

■ 심의배경
바24거 대퇴신경차단술이 무릎관절증 상병에 일률적으로 청구되어 이의 의학적 타당성에 대하여 심의함.

■ 참고
○ 건강보험 행위 급여·비급여 목록 및 급여 상대가치점수 (보건복지부 고시 제2009-235호)
○ 요양급여의 적용기준 및 방법에 관한 세부사항과 심사지침
○ 윤덕미, 차영덕(역). 통증크리닉 신경블록법(둘째판). 군자출판사. 2001
○ 대한통증학회. 통증의학(셋째판). 군자출판사. 2007

■ 심의내용
바24거 대퇴신경차단술(femoral nerve block)은 주로 수술시 마취목적이나 수술·외상 후 급성기의 통증 발생시 시행하는 시술로, 시술 후 motor weakness가 올 수도 있어 통상적으로 통증완화 목적으로는 잘 시행하지 않는 방법임.
동 요양기관은 무릎관절증 상병에 일률적으로 대퇴신경차단술을 실시하였고, 진료기록 상 환자의 증상, 진단 및 치료경과에 대한 기록도 미비하며 무릎관절증에 동 시술을 시술할만한 의학적 타당성이 확인되지 않아 무릎관절증 상병에 일률적으로 시행한 대퇴신경차단술은 인정하지 아니함.

[2011.4.11. 진료심사평가위원회]

증상·진단·치료경과 기록

일률적으로

심의내용

바24거 대퇴신경차단술(femoral nerve block)은 주로 수술시 마취 목적이나 수술·외상 후 급성기의 통증 발생시 시행하는 시술로, 시술 후 motor weakness가 올 수도 있어서 통상적으로 통증 완화 목적으로는 잘 시행하지 않는 방법이다.

동 요양기관은 무릎관절증 상병에 일률적으로 대퇴신경차단술을 실시하였고, 진료기록상 환자의 증상, 진단 및 치료 경과에 대한 기록도 미비하며 무릎관절증에 동 시술을 시술할 만한 의학적 타당성이 확인되지 않으므로 무릎관절증 상병에 일률적으로 시행한 대퇴신경차단술은 인정하지 아니한다.

상기 공개심의 사례는 무릎관절염 상병에 대하여 일률적으로 saphenous Nerve block을 시행한 것을 부정한 것으로 향후 타 신경차단술에 대하여도 확장될 가능성이 있다. 결국 복재신경블록이 만성슬관절통 치료 목적으로 적용이 되는가? 이것이 쟁점이 될 것이다. 복재신경차단의 적응증에 대한 문헌은 차영덕 등이 번역한 통증클리닉 신경블록법 제1판 190페이지를 참조할 수 있다.

복재신경블록이란?

복재신경이 통과하는 내전근관내와 대퇴내측과에서 통증이나 압통을 보이는 경우에 행하는 블록법이다. 블록하는 부위는 슬내측 상부와 하부, 족관절이다.

적응은 수술시의 국소마취, 복재신경 지배영역의 만성궤양의 통증, 변형성 관절병증 등 슬관절통, 복재신경의 entrapment neuropathy, 유통성 외경골 등이 있다.

Suprapatellar area - Saphenous area scan

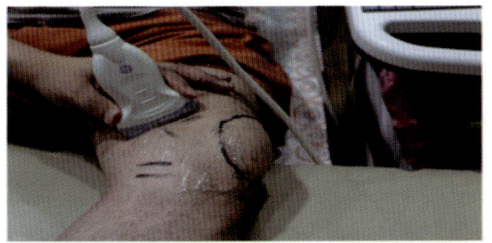
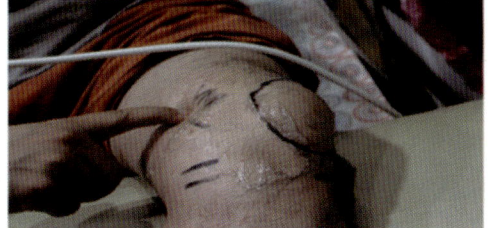
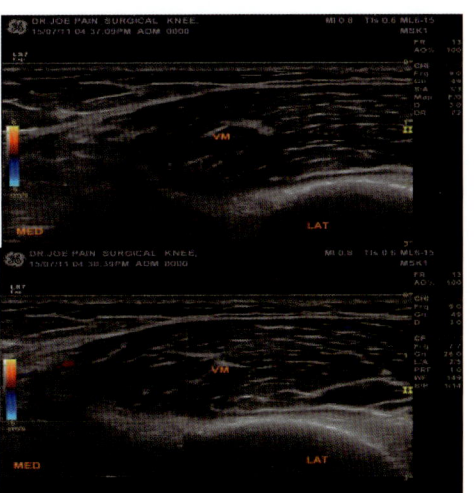

2-5-10 척수신경말초지차단술 - 외측대퇴피신경(LA275)

Block of Peripheral Branch of Spinal Nerve - lateral cutaneous femoral Nerve

1) 외측대퇴피신경차단(LA275)의 행위 정의

적응증

1. 서혜부나 대퇴 외측부에서의 통증이나 압통
2. 적응은 수술 시의 마취
3. 고관절 수술 후 등의 통증
4. 외상 후의 반흔부 통증
5. 대상포진 및 포진 후 신경통
6. 대퇴근막의 통증성 구축
7. Entrapment neuropathy (meralgia paresthetica) 등

실시 방법

1. 환자는 앙와위로 하고, 술자가 블록측에 서서 상전장골극과 서혜인대를 왼쪽 시지로 확인한다.

2. 다음은 상전장골극의 끝으로부터 2.5 cm~3 cm 내하방에서 서혜인대 직하의 최압통이 명료한 곳을 왼쪽 제2지로 찾아서 이 압통점으로부터 피부에 수직으로 바늘을 자입한다. 바늘은 대퇴근막의 저항에 부딪칠 때까지 천천히 전진하고, 그 후 바늘끝에 조금 힘을 넣어 더욱 자입하면 급히 저항이 없어진다. 그리고 대퇴근막을 뚫는 느낌이 얻어진다. 경우에 따라서는 방산통이 유발되는 수가 있다. 그러나 이 블록으로는 무리하게 방산통을 찾을 필요는 없고 침윤 블록이 좋다.

3. 대퇴근막의 바로 밑에서 1~2 mL의 국소마취제를 주입하고, 바늘을 뽑으면서 근막 바로 위에서 재차 1~2 mL를 주입한다. 바늘의 깊이는 거의 1~3 cm 전후이다. 이 경우 국소마취제 침윤 블록이기 때문에 바늘을 부채꼴 모양으로 움직여서 국소마취제를 확산 주입한다. 경우에 따라서는 서혜인대 상방, 상전장골극의 내측에서 외측 대퇴피신경이 골반으로부터 나오는 곳에서 블록한다. 이 때에도 똑같이 상전장골극으로부터 2~3 cm 내측의 압통점이 강한 곳에서 시행한다. 바늘의 자입 방법이나 국소마취제의 주입은 똑같이 시행한다.

2) 외측대퇴피신경차단(LA275)의 기초자료 등록

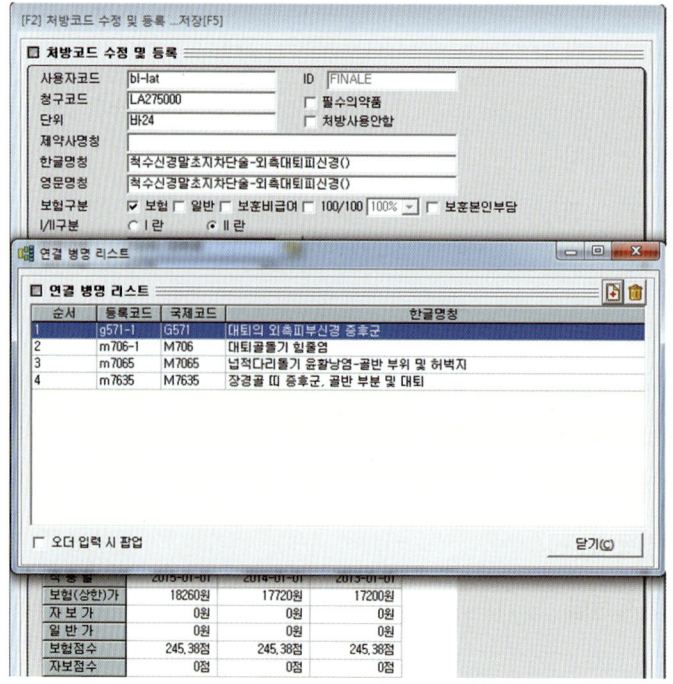

2-5-11 척수신경말초지차단술 - 좌골신경(LA272)

Block of Peripheral Branch of Spinal Nerve-sciatic nerve

1) 좌골신경차단(LA272)의 행위 정의

적응증

1. 이상근증후군의 진단과 치료
2. 좌골신경통
3. 수술의 마취
4. 말초혈행장애의 통증 등이 열거된다.

실시 방법

접근법에는 후방법과 전방법이 있지만 통증크리닉에서 사용되는 것은 후방법이다. 전방법은 수술시의 마취로서만 사용된다. 수술은 앙와위로 시행되기 때문에 블록 후에 체위 변환의 필요가 없는 전방법이 좋다.

[실시 방법 1 - 후방법]

1) 상후장골극-대전자선법

환지를 위로 한 측와위로 하고, 건측지는 신전시킨다. 한쪽의 고관절과 슬관절은 구부리게 해서 슬내측을 침대 위에 붙인 Sims's position을 취한다. 상후장골극과 대전자 상연을 연결한 선을 2등분한다. 이 가운데의 점에서부터 수직 하방으로 선을 그어 3 cm가 되는 곳이 자입점으로 된다. 자입점으로부터 바늘을 피부에 수직으로 자입하고, 깊이는 5~8 cm 전후로 하퇴로 퍼지는 방산통이 얻어지지 않은 채 좌골극에 닿는 수가 많다. 방산통이 얻어지면 바늘을 몇 mm 빼서 국소마취제 5~10 mL를 주입한다. 블록 효과의 발현까지 10~20분 정도를 필요로 한다. 이때 후대퇴피신경은 좌골신경과 근접해 있기 때문에 동시에 블록된다.

2) 천미관절-대전자선법

체위는 양 하지를 신전한 복와위로 하고, 경우에 따라서는 하복부에 베개를 넣는다. 천미관절과 대전자 상연을 연결한 선상의 중간점에서 압통점이 있는 곳에서부터 피부에 수직으로 바늘을 자입하고, 방산통이 얻어지면 바늘을 몇 mm 뽑고 국소마취제를 주입한다. 이 방법은 계측이 간단하기 때문에 장려된다.

3) 좌골결절-대전자선법

환측 상위의 측와위로 하고 슬관절을 구부려서 환측 고관절을 90도 이상 굴곡위로 하면 좌골신경은 피부로부터 가장 가깝게 되고, 좌골결절도 만지기 쉽게 된다. 좌골결절과 대전자를 확인하고, 이 두 점을 연결한 가운데 점에서 압통점이 있는 곳으로부터 피부에 수직으로 자입한다. 쇄석위(lithotomy position)에서 시행하는 수도 있다. 이하 똑같다.

4) 이상근 블록

체위는 양 다리를 신전한 복와위로 하고, 경우 따라서는 하복부에 베개를 넣는다. 상후장골극과 대전자를 연결한 선을 3등분해서 외측 1/3의 곳에서부터 하방으로 1 cm에 수직선을 긋고, 이 곳에서부터 바늘을 자입하여 장골에 닿는다. 그리고 1~2 cm 바늘을 뽑아 이상근이라고 생각되는 부위를 블록한다. 또는 후방법의 자입점으로부터 약간 외측의 자입점에서 시행해도 좋다. 국소마취제와 스테로이드를 섞어서 주입한다.

2) 좌골신경의 해부

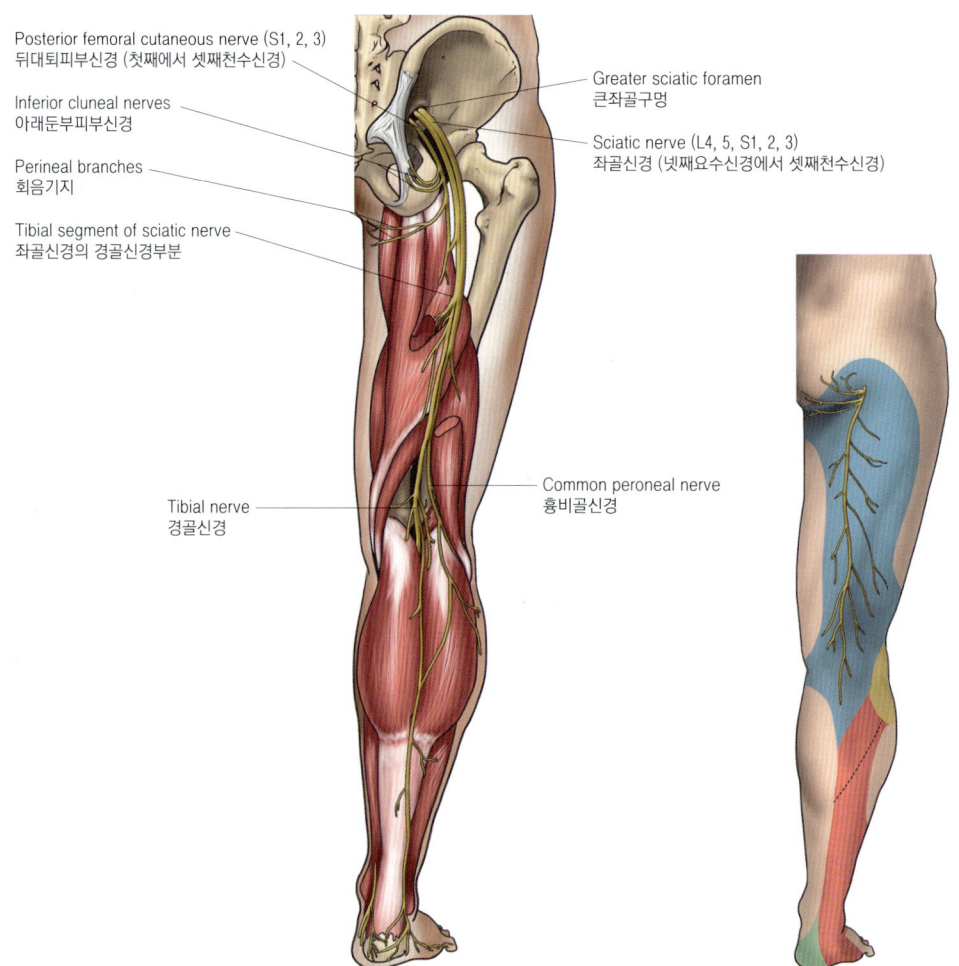

[실시 방법 2 - 전방법]

1) 체위는 앙와위로 하고, 양 하지를 신전시켜서 시행한다. 이 경우 대퇴에 분포하는 신경블록을 병용할 수 있는 점이 마취에서는 이점이지만 신경블록에서는 특별한 이점은 아니다.

2) 상전장골극과 치골결절을 연결하는 선의 내측 1/3에서부터 하방에 수직선을 긋는다. 다음에 대전자의 상연으로부터 서혜인대에 평행선을 긋고 내측 1/3에서부터의 수직선과의 교차점을 자입점으로 한다.

3) 자입점에 피부 팽지을 만들고 22 gauge 10 cm 바늘을 약간 외측으로 바늘끝을 향해서 자입하고, 대퇴골(소전자)에 닿을 때까지 바늘을 전진한다. 뼈에 닿은 후 바늘을 피하까지 뽑고, 바늘을 조금 내측으로 향해 재자입해서 대퇴골을 넘어서 피부에서 5 cm 정도까지 전진하여 방산통이 얻어진 부위에 국소마취제를 주입한다.

3) 좌골신경차단(LA272)의 기초자료 등록

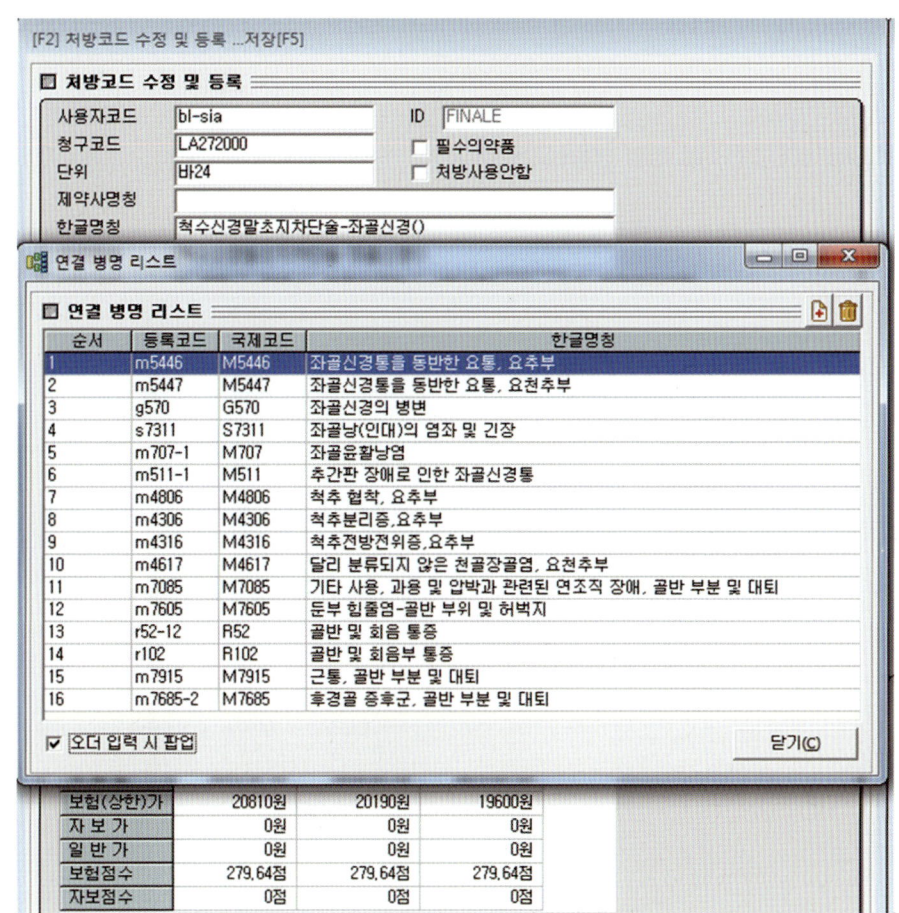

진료차트 작성 노하우

4) Cluneal & Gluteal NB에 대하여

해부학적 위치를 감안하여 산정

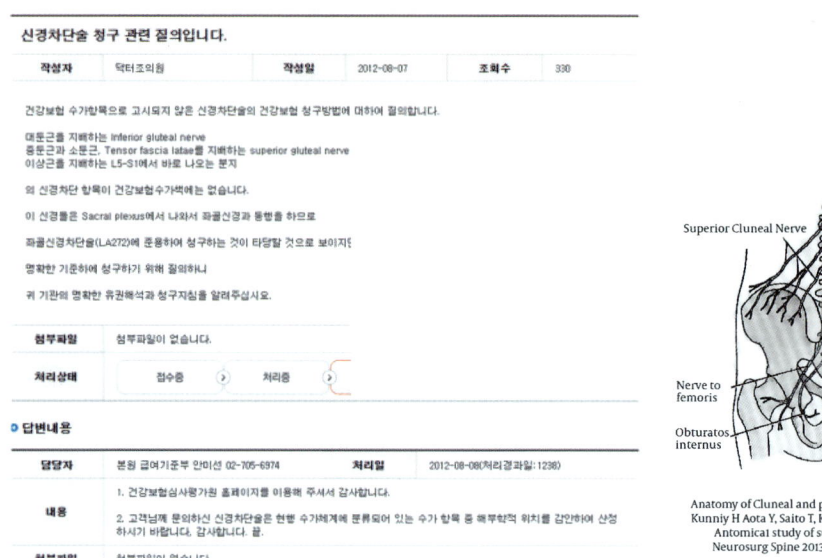

Anatomy of Cluneal and pelvic nerves.
Kunniy H Aota Y, Saito T, Kamiya Y, Funakoshi K, Terayma H, Itoh M, Antomical study of superior ciunel nerve entrapment. J Neurosurg Spine 2013 Jul:19(1):76-80

기준은 없다. 모른다. 사례 별로 심사한다.

질문은 구체적이고 끈질기게 해야 합니다.

Piriformis muscle injection

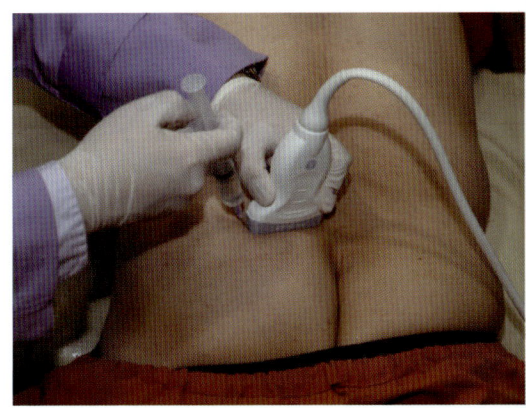
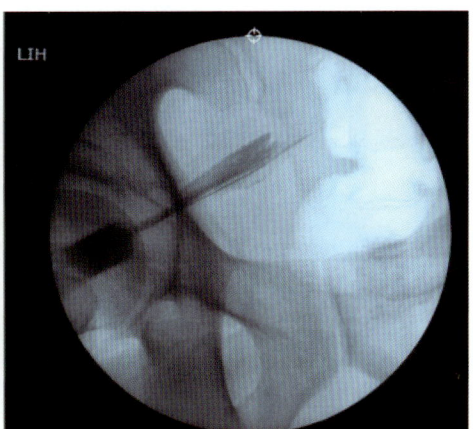

2-5-12 척수신경말초지차단술 - 폐쇄신경(LA273)

Block of Peripheral Branch of Spinal Nerve - obturator Nerve

1) 폐쇄신경차단(LA273)의 행위 정의

적응증

   1. 대퇴 내측의 통증과 압통

   2. 고관절통

   3. 뇌성마비의 근구축 등

실시 방법

1. 국소침윤법

이 방법에는 두 가지 방법이 있다. 제1 방법은 대퇴동정맥의 내측으로부터 두측으로 향해서 20~30 mL의 국소마취제를 주입하는 방법이다. 국소마취제는 대퇴신경초를 따라 퍼져서 요신경총을 블록한다. 제2 방법은 폐쇄관에서 블록하는 방법으로써 보통 이것이 쓰여지고 있다. 체위는 앙와위로서 블록측 하지를 약간 외전시킨다.

[실시 방법 1 - 폐쇄관 중추측에서의 블록]

자입점은 치골극에서부터 1~2 cm 하방으로 한다. 피부 소독을 한 후 피부에 수직으로 블록 바늘을 자입하고, 피하의 국소침윤마취를 시행하면서 치골 하지에 도달시킨다. 다음에는 바늘을 피하까지 빼고 바늘의 방향을 외측에서 약간 상후방으로 향해 치골 상지와 평행으로 치골 하지의 외연을 지나 빠져나가는 것처럼 폐쇄관의 가운데로 나아간다. 여기에서 더욱 바늘 끝을 2 cm 전진한다.

보통 피부에서부터 이 부위까지의 거리는 6 cm 전후이다. 이때 폐쇄신경의 방산통은 얻어지지 않는 수가 많다. 혈액의 역류가 없는 것을 확인하고 국소마취제 10 mL를 주입한다. 효과 판정은 내전근마비의 유무, 즉 하지의 교차가 가능한지와 어떤가를 본다.

[실시 방법 2 - 폐쇄관 말초측에서의 블록]

폐쇄관 출구에서 압통점이 강한 부위에 국소마취제를 주입한다.

2. 신경자극장치를 이용하는 방법

국소침윤법을 더욱 확실하게 하기 위해 시행하는 것이다. 자입점 및 폐쇄관에서의 바늘 도입법은 국소침윤법과 같다. Pole 바늘을 폐쇄관까지 도입한 후 pole 바늘의 전극측 creep을 신경자극 장치의 음극측과 접촉하고, 블록측의 서혜부 중앙 부근에 붙인 표면 전극을 creep이 붙은 cord로 양극측에 연결한다. 자극 빈도 1 Hz의 구형파 전류로 신경자극을 시행하고, 대퇴내 전극의 twitch(단수축)의 강도를 보아가면서 pole 바늘을 천천히 전진시킨다. 가장 강한 수축이 얻어지는 곳에서 pole 바늘의 diraf 주입구에서 부터 혈액 역류가 없는 것을 확인하고 국소마취제 8 mL 전후를 주입한다. 주입 후 1~2분에서 twitch의 감약과 소실을 본다. 그 후 바늘끝의 위치를 조금 바꾸어 twitch가 나오는가, 어떤가를 확인한다.

2) 폐쇄신경의 해부

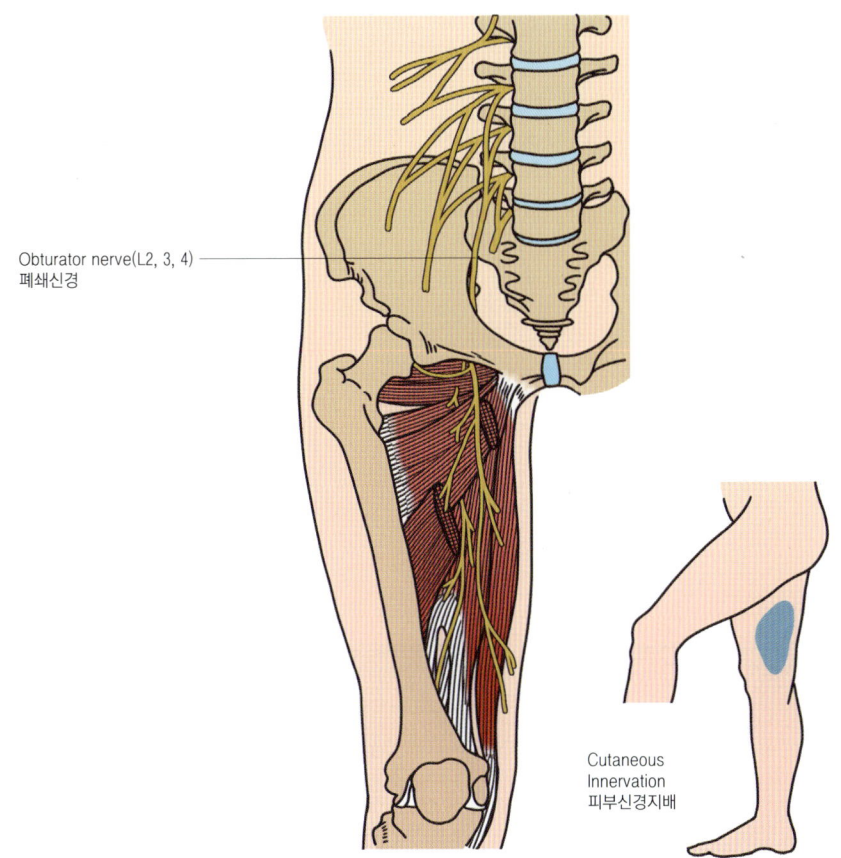

3) 폐쇄신경차단(LA273)의 기초자료 등록

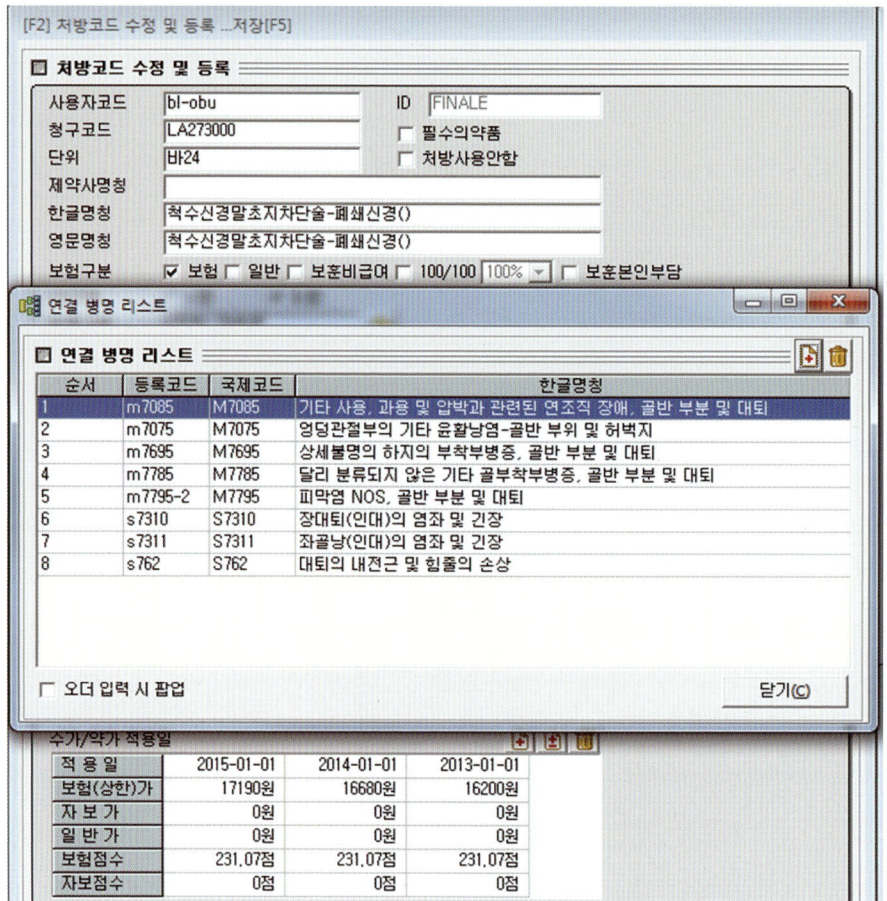

4) 폐쇄신경차단의 실제

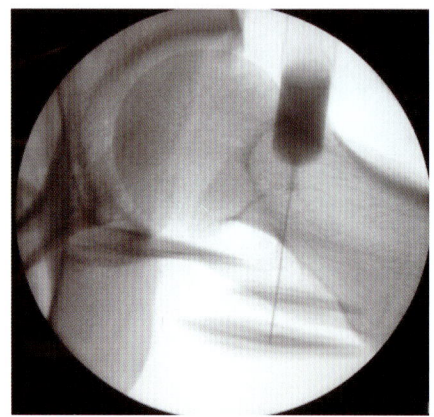 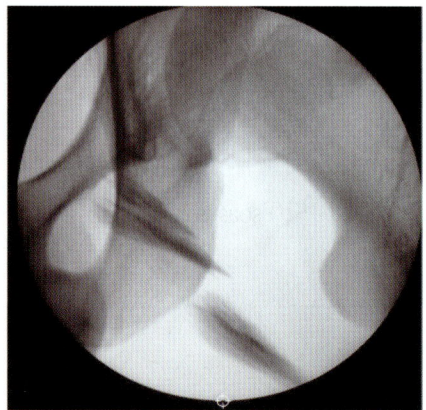

2.6 신경차단술 각론

2-6-1 Spine 영역의 신경차단술

1) C-arm 등 투시가 반드시 필요한 신경차단술에 대하여(고시 제2007-92호)

C-arm 등 투시가 반드시 필요한 신경차단술은 다음과 같으며, 동 신경차단술을 C-arm 등 투시 없이 실시한 경우에는 인정하지 아니한다.

- 다 음 -

가. 바22 관련 : 경추간공경막외신경차단술(Transforaminal epidural block)

나. 바23 관련 : 삼차신경절(trigeminal ganglion), 상악신경(Maxillary nerve), 하악신경(Mandibular nerve), 익구개신경절(Pterygopalatine ganglion)

다. 바24 관련 : 상박신경총신경차단술(Brachial plexus block) (supraclavicle approach 경우만)

라. 바25 관련 : 척추주위척추관절돌기신경(Facet joint), 천장관절(Sacro-iliac joint), 방척추신경근(Paravertebral spinal nerve root), 후근신경절신경차단술(Dorsal root ganglion block), 척추후지내측지신경차단술(Post. medial branch block) 척추신경근(Spinal root block) (Psoas compartment block : blind block도 가능)

마. 바26나 관련 : 흉요부교감신경절(thoracolumbar sympathetic ganglion), 복강신경총(celiac plexus), 하장간막신경총(Inferior mesenteric plexus), 상하복신경총(Superior hypogastric plexus)

(2007.11.1 시행)

2) C-arm이 없어도 가능한 Spine 영역 신경차단술은?

Epidural block (일회성) - LA322 관련

척수신경후지 차단 - LA357 관련

요천골신경총 차단(Psoas compartment block) - LA253 관련

2-6-2 경막외신경차단술 - 일회성 차단(요추 및 천추) (LA322)

Epidural nerve block - Single (Lumbar And / or Caudal)

1) 행위 정의

적응증

1. 요추추간판탈출증
2. 천추추간판탈출증

실시 방법

1. 환자를 왼쪽 혹은 오른쪽을 아래로 하여 옆으로 눕히고, 등을 구부리게 하거나 똑바로 앉아서 고개를 숙이게 한다
2. 시술자는 소독된 장갑을 끼우고 환자 몸의 자입이 되는 부위를 중심으로 소독된 겸자(forcep)를 이용하여 포비돈으로 소독한다.
3. 23-25 G의 자침을 이용하여 1% lidocaine으로 자입점을 피부 침윤하고, 연이어 22-20 G의 자침으로 피부 및 피하 결체조직 아래를 guiding한다.
4. C-arm을 이용하여 자침할 부위의 구조를 확인한다.
5. 20 G 이상의 Tuohy needle을 사용하여 척추의 극상돌기 사이로 정중선 혹은 측방선을 따라 경막외강을 향해 서서히 진입한다. 이때 경막외강의 확인은 생리식염수나 공기를 통한 저항소실법을 이용한다.
6. 피부로부터 3.0~6.0 cm(환자, 부위에 따라 다름) 깊이에서 저항 소실이 있고 난 후 주사기의 피스톤을 뒤로 잡아당겨서 혈액 및 뇌척수액이 새지 않는 것을 재확인한다.
7. 조영제를 주입하여 경막외강 내에서 조영제의 퍼짐을 확인한다.
8. 국소마취제 및 기타 필요한 약물 적정량을 경막외강으로 천천히 주입하며 1.0~2.0 mL 주입할 때마다 주사기의 피스톤을 뒤로 잡아당겨서 혈액 및 뇌척수액이 새지 않는 것을 확인하는 과정을 거친다.
9. 경막외강 내로 약물을 모두 주입하고 난 후 약 1~2시간 동안 앙와위 혹은 복와위로 절대안정을 취하도록 한다.
10. 약물 주입 후 첫 15~30분까지에 감각 및 운동신경 검사를 하여 신경차단의 정도 및 기타 부작용에 대한 평가를 한다.
11. 경막외차단의 부위에 따라 혹은 환자에 상태에 따라 생체징후 감시(혈압, 맥박산소포화도, 심전도 등) 및 산소흡입의 행위(비캐뉼라 혹은 마스크)가 주 술기에 필요할 수도 있다.

2) 경막외신경차단술과 천골신경차단술(일명 S2 Block) 동시 실시 시 수가 산정방법

· 개최일자/시행일자	2007-05-28	· 일련번호	01-56	· 관련근거	고시 제2007-46호(행위)
· 구분	고시	· 심사지침개최일자			

· 제목: 경막외신경차단술과 천골신경차단술(일명 S2 Block) 동시 실시시 수가 산정방법

S2 Foramen에 실시한 천골신경차단술(Transsacral Block ;일명 S2 Block)은 경막외신경차단술(Epidural Block)으로는 통증이 충분히 조절되지 않을 때 실시하게 되므로 Epidural Block과 S2 Block의 동시 실시는 타당하며 같은 날 Epidural Block(또는 경막외카테터 삽입)과 S2 Block를 같이 실시한 경우는 주된 신경차단술 소정점수의 100%, 제2 신경차단술 소정점수의 50%를 산정함.

(2007.6.1시행)

· 내용

3) C-arm guide caudal block + S2 block

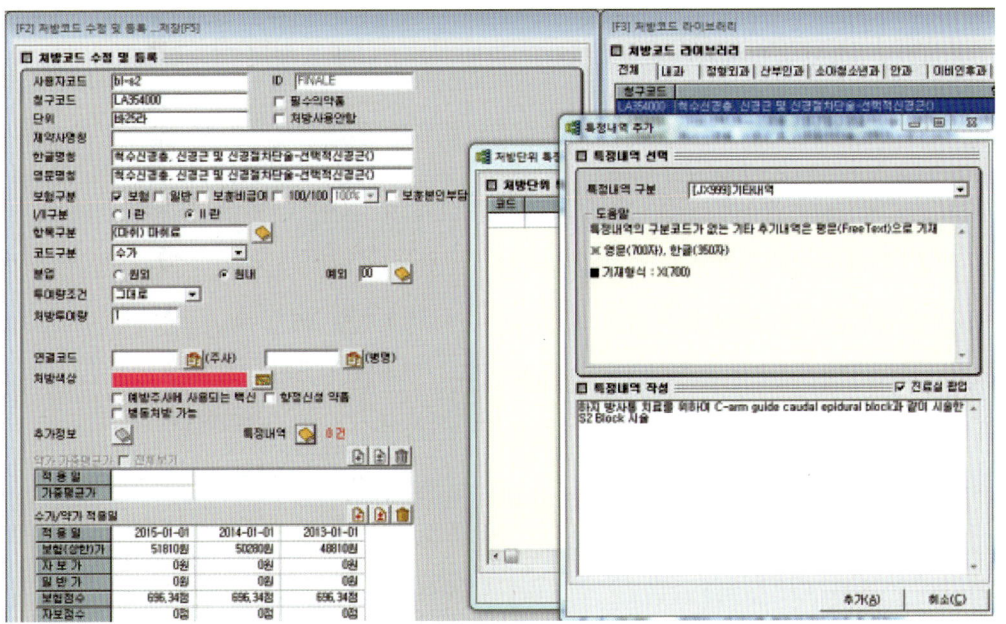

4) Lumbar Epidural Block(LA322) + S2 block(LA353)-(편법. 삭감 당해도 항변 불가합니다. C-arm 없는 분. 신사협정???)

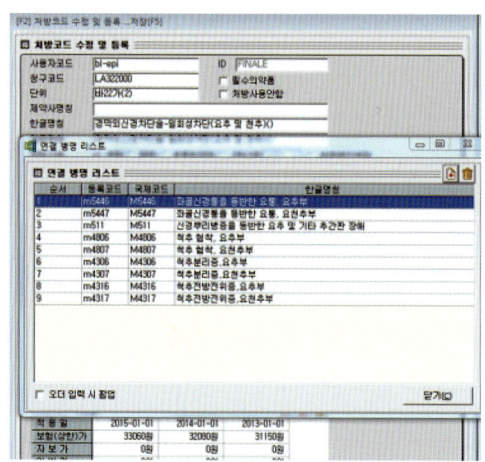 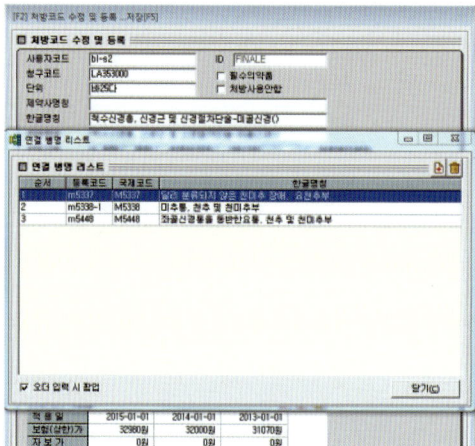

5) Lumbar Epidural block + 미골신경차단(편법. 삭감 당해도 항변 불가합니다.)

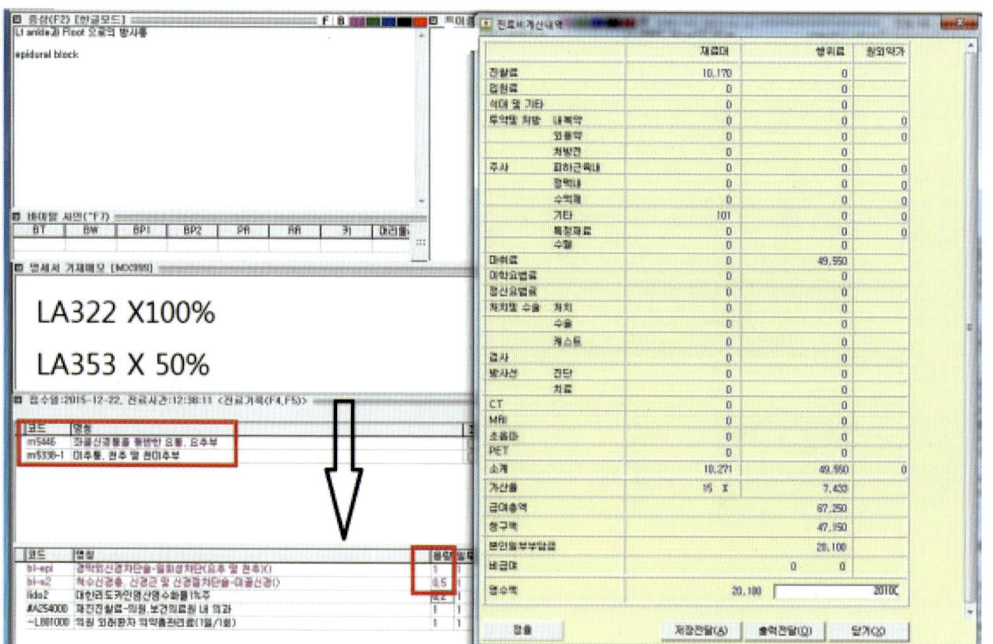

- LA322 X 100%
- LA353 X 50%
- 신사협정 상태?

- 언제 터질 지 모르는 폭탄.
- 현재까지는 건드리지 않습니다만…

Spine 영역에 사용된 스테로이드

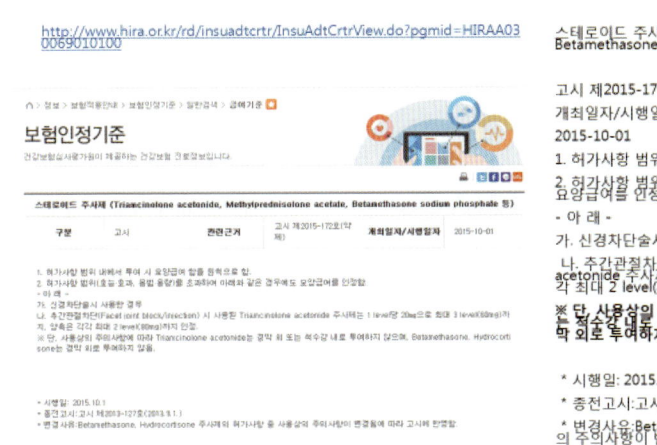

Ultrasound Guidance in Caudal Epidural Needle Placement[2)]

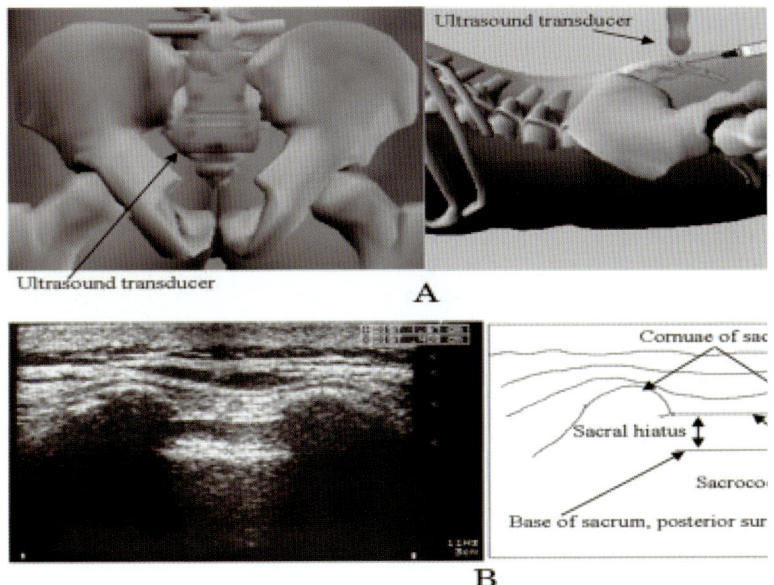

그림 4.6 (A) Transverse plane placement of the ultrasound transducer. (B) Sonographic transverse view of the sacral hiatus

---

2) http://anesthesiology.pubs.asahq.org/Article.aspx?articleid= 1942833

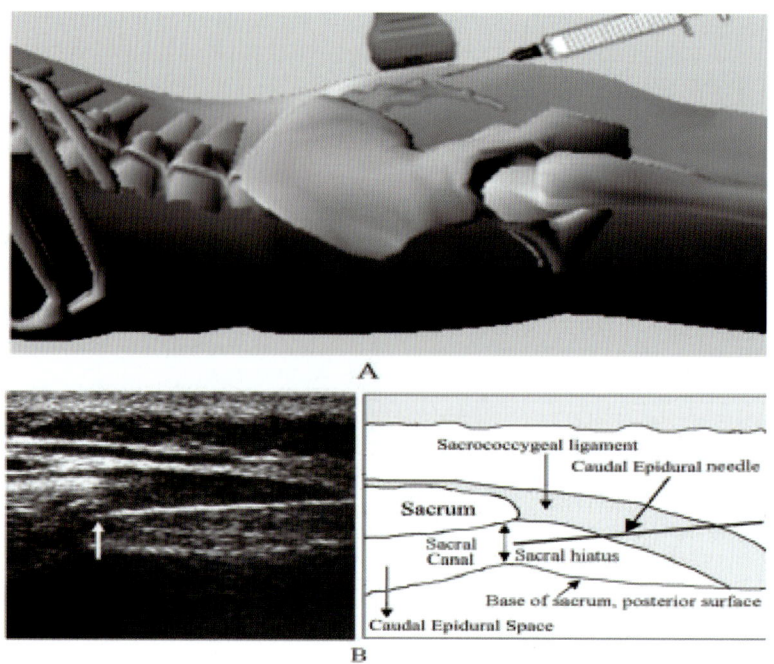

그림 4.7 (A) Longitudinal plane placement of the ultrasound transducer. (B) Caudal epidural needle is observed as a hyperechoic structure under sonography. The portion of the needle inside the caudal epidural space cannot be observed under ultrasonography.

6) Triamcinolone 주사제를 경막외 주사 시 조정되는 사유

스테로이드 주사제 투여 인정기준(고시 2013- 68호, 2013.05.01)

1. 허가사항 범위 내에서 환자의 증상 등에 따라 필요·적절하게 투여 시 요양급여함을 원칙으로 한다.
2. 허가사항 범위(효능·효과, 용법·용량)를 초과하여 아래와 같은 경우에도 요양급여를 인정한다.

○ 신경차단술 시 사용한 경우

다만, 추간관절차단(Facet joint block/injection) 시 사용된 Triamcinolone acetonide 주사제는 1 level당 20 mg으로 최대 3 level (60 mg)까지 인정하되, 양측은 각각 최대 2 level (80 mg)까지 인정한다.

※ 단, triamcinolone acetonide는 사용상의 주의사항에 따라 경막외 또는 척수강 내로 투여하지 않는다.

* 시 행 일 : 2013.5.1.
* 종전 고시 : 제 2007-132호(2008.1.1.)
* 변경 사유 : 식약처에서 '트리암시놀론 아세토니드'의 사용상의 주의사항 변경에 따라 투여금지로 추가된 사항을 고시에 반영한다.
* 관련 근거 : 식약처 허가사항

스테로이드 주사제

Triamcinolone acetonide, Methylprednisolone acetate, Betamethasone sodium phosphate 등

관련근거 : 고시 제2013-127호

개최일자/시행일자 : 2013-09-01

1. 허가사항 범위 내에서 투여 시 요양급여함을 원칙으로 한다.
2. 허가사항 범위(효능·효과, 용법·용량)를 초과하여 아래와 같은 경우에도 요양급여를 인정한다.

- 아 래 -

가. 신경차단술 시 사용한 경우

나. 추간관절차단(Facet joint block/injection) 시 사용된 Triamcinolone acetonide 주사제는 1 level당 20 mg으로 최대 3 level (60 mg)까지, 양측은 각각 최대 2 level (80 mg)까지 인정한다.

※ 단, Triamcinolone acetonide는 사용상의 주의사항에 따라 경막외 또는 척수강내로 투여하지 않는다.

* 시행일 : 2013.9.1.
* 종전 고시 : 고시 제2013-68호(2013.5.1.)
* 변경 사유 : 용어 정비

> 진료차트 작성 노하우

베타메타손도 epidural injection 금지입니다.

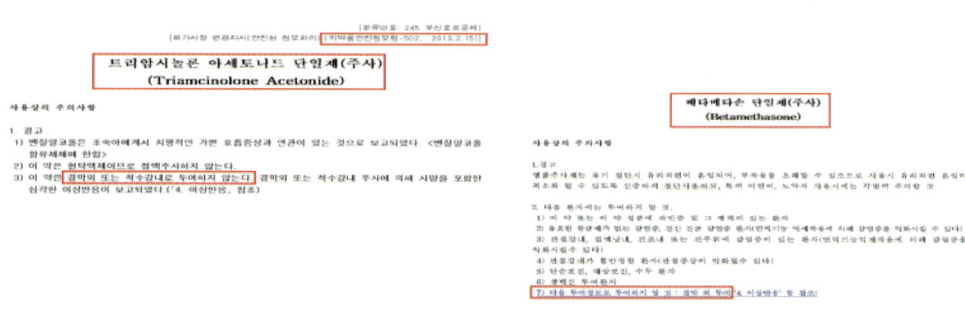

[식품의약품안전처 | 2015-08-13] 고시

2-6-3 척수신경총, 신경근 및 신경절 차단술 – 척수신경후지(LA357)3)

Spinal Nerve Plexus, Root or Ganglion Block – Posterior Division of Spinal Nerve

1) 척수신경후지차단 LA357의 행위 정의

적응증

1. 급성경부구축증, 급성배부통, 급성요통증, 척추분리증, 척추골전위증, 외상성경부증후군, 경견완증후군, 추체압박골절
2. 심부 척추 옆 근육의 경련 등

실시 방법

[실시 방법 1 – 경부에서의 블록]

1. 좌위를 취하도록 하고 고개는 앞으로 숙여서 목부위를 넓게 노출시킨다.
2. 소독 후 경추의 극돌기로부터 측방으로 약 2-3 cm 부위에서 압통이 있는 부분을 자입점으로 한다.
3. 25 G 2.5 cm나 27 G 1.9 cm의 1회용 바늘을 피부에 수직 또는 약간 미측을 향해서 천천히 전진시킨다.
4. 약 2 cm 깊이에서 관절이나 추궁판에 닿는다.
5. 이 부분에서 혈액 등의 역류가 없으면 국소마취제 0.5~2 mL를 주입한다. 경우에 따라서는 스테로이드를 섞는다.

---

3) http://www.hira.or.kr/rd/reval/revalueActDefview.do?pgmid=HIRAA030075000000

[실시 방법 2 – 흉부에서의 블록]

1. 환자는 복와위로 하고, 가슴 밑에 베개를 넣고, 흉추의 극돌기가 잘 만져지는 상태로 한다.
2. 소독 후 흉추극돌기의 측방 약 1.5 cm 부위에서 압통이 있는 부분을 자입점으로 한다.
3. 25 G 2.5 cm나 27 G 1.9 cm 일회용 바늘을 피부에 수직으로 전진하여 추궁판에 닿는다.
4. 이 부분에서 혈액의 역류가 없으면 국소마취제 0.5~3 mL를 주입한다. 경우에 따라서는 스테로이드를 섞는다.

[실시 방법 3 – 요부에서의 블록]

1. 복와위로 하고 복부에 베개를 대고 허리를 침대에 대해 수평으로 한다.
2. 먼저 요추의 극돌기로부터 4 cm 부위에 표시해둔다.
3. 소독 후 목적한 요추극돌기의 상연으로부터 0.5 cm 두측에서 외측 4 cm의 선과 교차점을 자입점으로 한다.
4. 23 G 6 cm 바늘을 피부에 수직으로 자입하면 횡돌기에 닿는다.
5. 혈액이 흡인되지 않는 것을 확인한 후 1~3 mL의 국소마취제를 주입한다. 경우에 따라서는 스테로이드를 섞는다.
6. 목적으로 하는 추체의 상하를 포함해 3개의 추체를 블록하면 효과가 크다.

2-6-4 Spinal Nerve Plexus, Root or Ganglion Block-Lumbar or Sacral Plexus

1) 요천골신경총차단술(LA253)의 행위 정의

적응증

1. 하지 수술
2. 요추신경총의 염증성 질환 상태에 의한 통증
3. 침윤성 암으로 인한 통증
4. 급성대상포진 통증
5. 하지골절로 인한 통증
6. 서혜부 통증
7. 하지통과 서혜부 통증의 감별진단 등

실시 방법

1. 환측을 위로 한 측와위를 취하고, 아래쪽 고관절은 굴곡, 위쪽 고관절은 신전시킨다.
2. 피부를 소독한다.
3. L4, L5 척추체의 중앙선에서 외측 4~5 cm 떨어진 점을 자입점으로 하여 피부마취를 한다.
4. 22 G 10 cm 바늘끝에 식염수를 채운 주사기를 꽂고, 주사기에 저항을 주면서 피부면에 수직으로 자입한다.
5. 저항이 소실되는 공간에 20 mL 국소마취제를 주입한다.
6. 저항 소실이 있는 곳에 필요 시 방사선투시하 조영제를 주입하여 정확한 바늘의 위치를 확인한다.

2) 요천골신경총차단(LA253)의 기초자료 등록

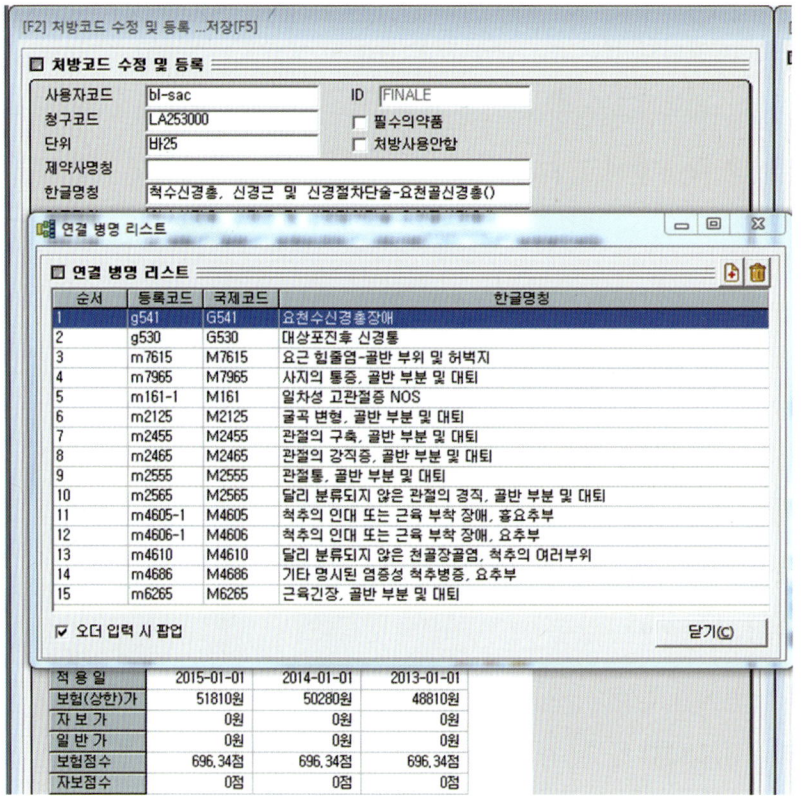

3) 요천골신경차단(LA253)의 실제 Psoas compartment block(LA253)

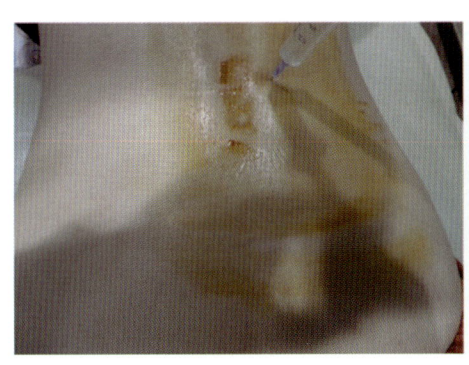
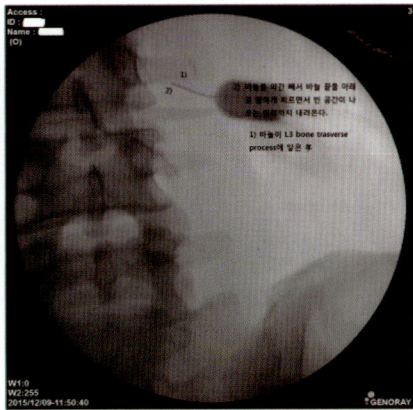

Psoas compartment block(LA253) 시술 진행 과정

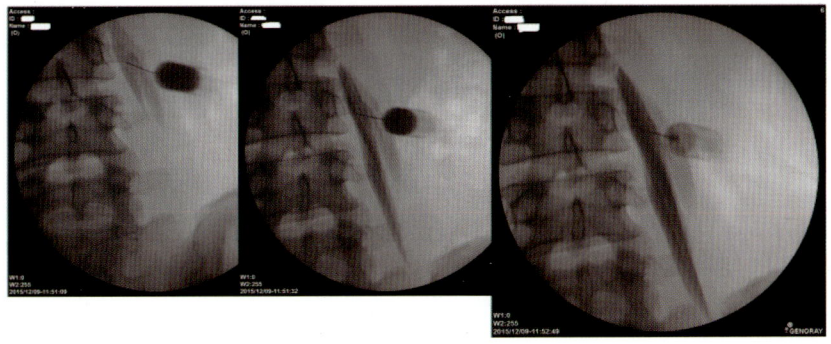

4) PDNB & Psoas 관련 민원 공방 · 권리는 주장하는 자의 몫입니다.

> 진료차트 작성 노하우

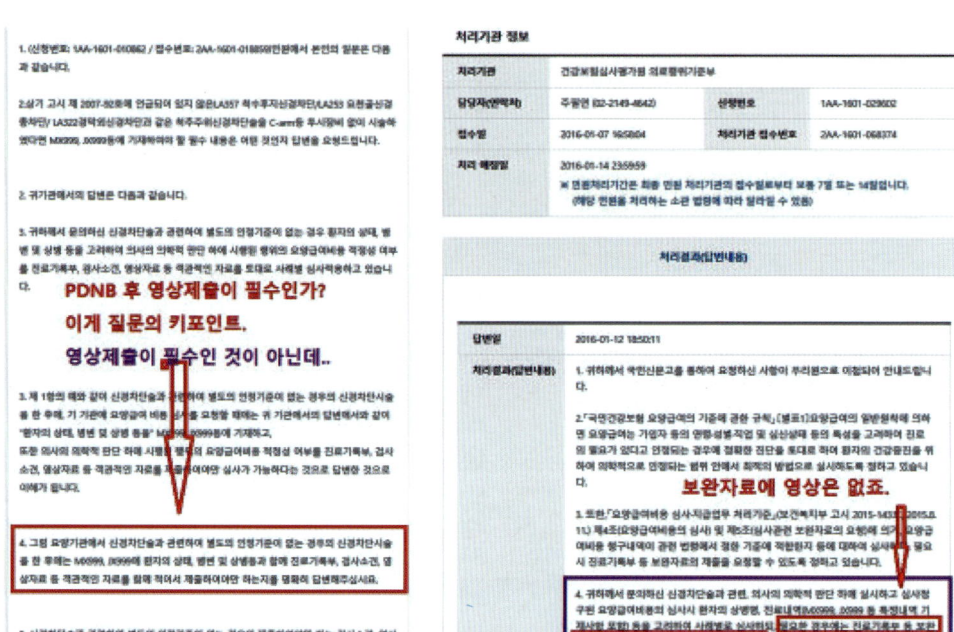

2-6-5 C-arm이 반드시 있어야만 하는 spine 영역 신경차단술들

Spinal Nerve Plexus, Root Or Ganglion Block-Posterior Medial Branch

1) MBB (LA358)의 행위 정의

적응증

경추척추관절증후군 등

실시 방법

1. 환부를 위로 하여 측와위 자세를 취한다.

2. 머리 밑에 베개를 놓고, 경추가 투시대와 평행하게 한다.

3. 피부 소독 및 피부 침윤마취를 한다.

4. 투시 장치를 움직여서 차단하고자 하는 관절 기둥이 정면에 보이게 한다.

5. 관절 기둥의 중앙을 목표점으로 한다.

6. 통증이 있는 쪽에서 상외측 접근법이 가장 쉽고 안전한 방법이다.

7. 22 G 10 cm 바늘을 사용하여 차단하고자 하는 부위의 극상돌기 위의 피부에 자입하여 관절 기둥에 닿는다.

8. 투시 장치를 10-15도 경사지게 돌려서 바늘의 위치가 정확한지 확인한다.

9. 국소마취제 0.5 mL를 주입한다.

10. 피부 압박 후 바늘을 제거한다.

2-6-6 척수신경총, 신경근 및 신경절 차단술 - 추간관절(LA359)

Spinal Nerve Plexus, Root or Ganglion Block Facet Joint

1) 추간관절차단(LA359)의 행위 정의

적응증

추간관절증후군 등

실시 방법

1. 환측을 위로 한 측와위를 취하고, 머리 밑에 베개를 넣어 경추가 투시대와 평행하게 한다.

2. 측면상에서 척추 모양이 하나의 선으로 나타나도록 투시 장치를 조정한다.

3. 피부를 소독한다.

4. 25 G 10 cm 바늘을 사용하여 상, 하 관절돌기 아래면에 닿는다.

5. 추간관절낭 안으로 바늘을 진입시키면서 낭을 뚫거나 척수를 찌르는 것을 방지하기 위해 전후면, 측면을 자주 투시한다.

6. 0.1~0.3 mL 조영제를 주입하여 바늘의 위치 및 관절 병변을 확인한다.

7. 국소마취제 및 스테로이드 1.0~1.5 mL를 주입한다.

8. 피부 압박 후 바늘을 제거한다.

2) 고시 제 2016-190호(행위) 척수신경총, 신경근 및 신경절차단술 수가 산정방법

바25 척수신경총, 신경근 및 신경절차단술의 수가 산정방법은 다음과 같이 산정하되, 경추(Cervical)와 요추(Lumbar)는 별개의 부위이므로 각각 산정한다.

- 다 음 -

가. 분절(level) 적용 차단술

    1) 해당 항목 : 선택적 신경근, 척추후근신경절, 척수회백신경교통지, 후지내측지, 추간관절 차단

    2) 수가 산정방법

        ㉠ 편측 실시 시

        제1 분절(level)은 소정 점수의 100%를 산정하고, 제2 분절(level)부터는 소정 점수의 50%를 산정하되, 최대 3분절(level)까지 산정한다(최대 200%).

        ㉡ 양측 실시 시(또는 편측과 양측 동시 실시 시)

        제1 분절(level)은 소정 점수의 150%(100%+50%), 제2 분절(level)부터는 좌, 우 각 50%를 산정하되, 3분절을 초과하여 시술하더라도 3분절 이내에서 최대 300%까지 산정한다.

나. 분절(level) 미적용 차단술

    1) 해당 항목 : 경신경총, 방척추신경, 미골신경, 요천골신경총(Psoas compartment block 포함), 천장관절(Sacro-iliac joint), 척수신경후지

    2) 수가 산정방법

        ㉠ 편측 실시 시 : 소정 점수의 100% 산정

        ㉡ 양측 실시 시 : 소정 점수의 150%(100%+50%) 산정

(고시 제2016-190호, 2016.10.1. 시행)

고시 개정 사유: 급여기준 일제정비 관련 수가 산정방법 명확화

변경 전: 고시 제2008-40호(2008.6.1 시행)

바25 척수신경총, 신경근 및 신경절 차단술의 수가 산정방법은 다음과 같이 산정하되, 경추(Cervical)와 요추(Lumbar)는 별개의 부위이므로 각각 산정한다.

- 다 음 -

가. 편측 실시 시

    제1 분절(level)은 소정점수의 100%를 산정하고, 제2 분절(level)부터는 소정 점수의 50%를 산정하되, 최대 3분절(level)까지 산정한다(최대 200%).

나. 양측 실시 시 (또는 편측과 양측 동시 실시 시)

제1 분절(level)은 소정 점수의 150%(100%+50%), 제2 분절(level)부터는 좌,우 각 50%를 산정하되, 3분절을 초과하여 시술하더라도 3분절 이내에서 최대 300%까지 산정한다.

고시 제 2016-190호의 핵심포인트는

나. 분절(level) 미적용 차단술이다.

1) 해당 항목 : 경신경총, 방척추신경, 미골신경, 요천골신경총(Psoas compartment block 포함), 천장관절(Sacro-iliac joint), 척수신경후지

2) 수가 산정방법

㉠ 편측 실시 시 : 소정 점수의 100% 산정

㉡ 양측 실시 시 : 소정 점수의 150%(100%+50%) 산정

개원가에서 흔히 시술하는 신경차단 시술 중 경신경총차단(LA251), 요천골신경총차단(LA253)), 천장관절블록(LA359로 청구), 척수신경후지차단(LA357)은 편측으로 시행하면 무조건 100%, 양측으로 시행하면 150%로 인정한다는 고시이다.

관행적으로 심사조정하던 것을 고시로 확정한 것이다.

국소마취제만 주입하며 일주일 이상의 간격으로 2~3회 이상 실시하고 있는 바25자 후지내측지 및 바25차 추간관절차단술의 인정 여부

2016-8-31 공개심의 사례

심의 결과

○ A 사례(여/41세)

좌골신경통을 동반한 요통, 요추부 등의 상병으로 121 휴온스리도카인염산염수화물 주사 0.2 cc를 이용하여 바25자 척수신경총, 신경근 및 신경절 차단술 - 후지내측지(LA358) 250%를 3회 이상 시행한 환자임. 진료기록부 검토 결과 환자가 호소하는 주증상은 신경근통으로 바25자 척수신경총, 신경근 및 신경절 차단술 - 후지내측지(LA358)를 시행할 만한 증상에 해당하지 않고, 의학적 타당성이 없으므로 인정하지 아

니함.

○ B 사례(여/55세)

신경뿌리병증, 경추 등의 상병으로 121 휴온스리도카인염산염수화물 주사 2 cc를 이용하여 바25자 척수신경총, 신경근 및 신경절 차단술 - 추간관절차단술(LA359) 250%를 3회 이상 시행한 환자임. 진료기록부 등 검토 결과 환자가 호소하는 주증상은 바25자 척수신경총, 신경근 및 신경절 차단술 - 추간관절차단(LA359)을 시행할 만한 임상 증상에 해당하지 않고, 시술을 시행할 만한 의학적 타당성이 없으므로 인정하지 아니함.

심의 내용

○ 동 기관은 국소마취제만을 사용하여 바25자 후지내측지 및 바25차 추간관절차단술을 3회 이상 지속적으로 실시하고 있는 경향으로, 환자마다 호소하는 증상이 다르고, 치료 효과 등에 대해 명확히 규정할 수 없는 바, 국소마취제만 사용하여 실시한 바25자 후지내측지 및 바25차 추간관절차단술의 경우 진단 목적으로 몇 회만 실시하는 것이 타당한지 일률적으로 정하기는 어렵다고 판단됨. 따라서 진료기록부 및 영상 자료 등을 참조하여 사례별로 다음과 같이 결정함.

- 다 음 -

○ A 사례(여/41세)

좌골신경통을 동반한 요통, 요추부 등의 상병으로 121 휴온스리도카인염산염수화물 주사 0.2 cc를 이용하여 바25자 척수신경총, 신경근 및 신경절 차단술 - 후지내측지(LA358) 250%를 3회 이상 시행한 환자임.

진료기록부 검토 결과, 환자가 호소하는 주증상은 신경근통으로 바25자 척수신경총, 신경근 및 신경절 차단술 - 후지내측지(LA358)를 시행할 만한 증상에 해당하지 않고, 의학적 타당성이 없으므로 인정하지 아니함.

○ B 사례(여/55세)

신경뿌리병증, 경추 등의 상병으로 121 휴온스리도카인염산염수화물 주사 2 cc를 이용하여 바25자 척수신경총, 신경근 및 신경절 차단술 - 추간관절차단(LA359) 250%를 3회 이상 시행한 환자임.

진료기록부 등 검토 결과 환자가 호소하는 주증상은 바25자 척수신경총, 신경근 및 신경절 차단술 - 추간관절차단(LA359)을 시행할 만한 임상 증상에 해당하지 않고, 시술을 시행할 만한 의학적 타당성이 없으므로 인정하지 아니함.

참고 문헌
○ 대한척추신경외과학회. 척추학. 군자출판사. 2008.

○ 대한통증학회. 통증의학. 셋째판. 군자출판사. 2007.

○ 대한정위기능신경외과학회. 통증의 중재적 및 수술적 치료. 영창의학서적. 2005.
[2016.4.21. 진료심사평가위원회(지역심사평가위원회)]

이 사례를 분석해봅시다.
1) MBB & Facet joint block 250%를 지속적으로 청구했습니다. 한마디로 미운털 박힌 상황입니다. 과유불급입니다.
2) 환자가 호소하는 주증상은 바25자 척수신경총, 신경근 및 신경절 차단술 - 추간관절차단(LA359)을 시행할 만한 임상 증상에 해당하지 않고. 즉 차트를 꼼꼼하고 정확하게 적지 않아서 심사조정의 빌미를 제공했습니다. 더 많이 청구하려면 더 많이, 그리고 더 정확하게 기록해야 합니다.
3) 시술을 시행할 만한 의학적 타당성이 없으므로 인정하지 아니함. 즉 시술의 Indication과 정확한 병명, 그리고 그 병명이 일률적이지 않아야 하고, 시술 전, 후의 상황이 시술 결과 환자의 증상을 현저하게 개선하는 등 의학적 타당성을 명확히 입증하여야만 한다는 것입니다.

부신피질호르몬제를 사용하며 일주일 간격으로 실시한 바25자 후지내측지 및 바25차 추간관절차단술의 인정 여부

2016-8-31 공개심의 사례

심의 결과
○ A 사례(남/69세)

기타 명시된 추간판 전위 등의 상병으로 245 휴메딕스덱사메타손포스페이트이나트륨주사 5 mg을 사용하여 바25자 척수신경총, 신경근 및 신경절 차단술 - 후지내측지 150%를 7일 간격으로 시행한 환자임.

진료기록부 및 영상 자료 검토 결과 부신피질호르몬제를 사용하며 7일 간격으로 신경차단술을 실시하였을 뿐 아니라, 경막외신경차단술-천추(LA322)와 하위 신경에 바25자 척수신경총, 신경근 및 신경절 차단술 - 후지내측지(LA358)를 동시에 실시한 것으로 확인되는 바 상위 신경에 시행된 epidural block만으로도 그 효과가 있다고 판단됨에 따라 하위 신경에 시행된 바25자 척수신경총, 신경근 및 신경절 차단술 - 후지내측지(LA358)는 인정하지 아니함.

○ B 사례(여/55세)

기타 명시된 추간판 전위 등의 상병으로 245 휴메딕스덱사메타손포스페이트이나트륨주사 5 mg을 사용하여 바25자 척수신경총, 신경근 및 신경절 차단술 - 추간관절차단 100%를 7일 간격으로 시행한 환자로서 부신피질호르몬제의 부작용 및 후유증 등을 고려하여 부신피질호르몬제를 사용하며 7일 간격으로 실시한 바25자 척수신경총, 신경근 및 신경절 차단술 - 추간관절차단(LA359)은 인정하지 아니함.

심의 내용

○ 국민건강보험 요양급여의 기준에 관한 규칙【별표1】요양급여의 적용기준 및 방법 요양급여의 일반 원칙에서 요양급여는 가입자 등이 연령·성별·직업 및 심신 상태 등의 특성을 고려하여 진료의 필요가 있다고 인정되는 경우에 정확한 진단을 토대로 하여 환자의 건강증진을 위하여 의학적으로 인정되는 범위 안에서 최적의 방법으로 실시하여야 하고, 요양급여는 경제적으로 비용 효과적인 방법으로 시행해야 한다고 규정하고 있음.

○ 바25 척수신경총, 신경근 및 신경절 차단술 - 후지내측지 및 추간관절차단술에 부신피질호르몬제를 단기간 반복해서 사용하는 것은 부작용과 후유증을 유발할 수 있으므로 최소 2주 이상의 간격을 두고 신경차단술을 시행하는 것이 타당하다고 판단됨.

○ 이에 부신피질호르몬제를 사용하며 7일 간격으로 시행한 바25 척수신경총, 신경근 및 신경절 차단술 - 후지내측지 및 추간관절차단술은 불인정하기로 결정함.

참고 문헌

○ 국민건강보험 요양급여의 기준에 관한 규칙【별표1】요양급여의 적용기준 및 방법

○ 대한통증학회. 통증의학. 셋째판. 군자출판사. 2007.

○ 대한정위기능신경외과학회. 통증의 중재적 및 수술적 치료. 영창의학서적. 2005.

[2016.4.21. 진료심사평가위원회(지역심사평가위원회)]

이 사례를 분석해 봅시다.

1) 동일한 상병명으로 Epidural block과 MBB/Facet joint block을 시행하고 건강보험 청구를 한 사례입니다. 당연히 저렴한 Epidural block만 인정합니다. 더 정교하게 청구했어야 합니다.

2) 스테로이드 주사는 2주 이상 간격으로 주사해야 한다는 전가의 보도를 휘두른 사례입니다.

Facet Joint block 시 추간관절내로 조영제를 주입하는 행위의 별도 인정 여부에 대하여

2011-4-29 공개심의 사례

심의 배경

신경뿌리병증을 동반한 허리척추뼈 및 요추, 기타 추간판장애 상병에 추간관절내로 조영제 주입 후 국소마취제 등을 주입한 시술을 '다228 관절조영'으로 청구한 사례가 발생하여 이의 수가 산정방법에 대하여 심의함.

참고 문헌

○ 건강보험 행위 급여·비급여 목록 및 급여 상대가치점수(보건복지부 고시 제2009-235호)
○ 요양급여의 적용기준 및 방법에 관한 세부사항과 심사지침
○ 윤덕미, 차영덕(역). 통증크리닉 신경블록법(둘째판). 군자출판사. 2001
○ 대한통증학회. 통증의학(셋째판). 군자출판사. 2007

심의 내용

동 건은 신경뿌리병증을 동반한 허리척추뼈 및 요추, 기타 추간판장애 상병에 추간관절(Facet Joint) 내로 조영제를 주입 후 국소마취제 등을 주입하여 신경차단술을 시행하고 다228 관절조영술을 산정한 사례로 동 수가 산정방법의 적정성에 대하여 심의한 결과에서는 영상 자료 및 시술 기록 등을 검토한 결과 추간관절낭 안으로 바늘을 넣고 조영제를 주입하여 바늘의 위치와 관절영상을 확인 후 통증치료 목적으로 국소마취제 등을 주입한 것으로 확인되는 바, 이는 <u>추간관절차단술(Facet Joint block)로 판단되므로 바25차 추간관절차단술(Facet Joint block)로 인정하되, 조영제를 주입하여 관절강 내를 확인하는 행위는 바25차 추간관절차단술의 일련의 과정이므로 별도로 인정하지 아니함</u>.

[2011.4.11. 진료심사평가위원회]

Facet joint block에 조영제를 넣어 arthrogram을 한 것은 Facet joint block이고, 관절조영술은 별도로 산정하지 말라는 공개심의 사례입니다.

장기간 실시된 신경차단술 인정 여부

2016-01-22 공개심의 사례

심의 결과

○ 동 기관은 의료급여 환자에게 신경차단술을 장기간 실시하는 경향이 있으며, 진료기록부 검토 결과 신경차단술 시술 전 환자의 상태를 확인할 수 있는 증상 및 이학적 검사에 관한 기록이 미비한 상태로 시술 후 환자 상태에 대한 평가 없이 동일한 신경차단술을 반복 실시하고 있어, 동 신경차단술의 타당성 여부에 대해 진료기록부를 참조하여 아래와 같이 사례 결정함.

- 아 래 -

○ A 사례(여/71세)

동 건의 경우 12/4, 12/7, 12/18, 12/30 시술 내용은 인정하고, 12/11 시행된 시술 중 좌골신경통 증상에 대한 바24파 척수신경말초지차단술-좌골신경만 인정하고, 그 외는 진료기록이 미비하고 증상 및 이학적 검사에 대한 기술이 없어서 신경차단술을 인정하지 아니함.

○ B 사례(남/59세)

동 건의 경우 12/18, 12/22 시술만 인정하고, 그 외는 진료기록이 미비하고 증상 및 이학적 검사에 대한 기술이 없어서 신경차단술을 인정하지 아니함.

심의 내용

○ 동 기관은 의료급여 환자에게 신경차단술을 장기간 실시하는 경향이 있으며, 진료기록부 검토 결과 신경차단술 시술 전 환자의 상태를 확인할 수 있는 증상 및 이학적 검사에 대한 기록이 미비한 상태로 시술 후 환자 상태에 대한 평가 없이 동일한 신경차단술을 반복 실시하고 있어서 동 신경차단술의 타당성 여부에 대해 진료기록부를 참조하여 아래와 같이 사례 결정함.

- 아 래 -

○ A 사례 (여/71세)

척추협착, 경추부신경뿌리병증, 무릎관절증 등으로 16일 내원하여 12/4 바-24아 척수신경말초지차단술-견갑신경 100%, 바24-사 액와하부신경 100%, 12/7 바-25사 요천골신경총 100%, 12/11 바-24파 좌골신경차단술, 바-24너 외측대퇴피신경 50%, 12/14 바-25사 요천골신경총 100%, 12/18 바-24파 좌골신경차단술 100%, 바-24거 대퇴신경 100%, 12/21 바-24파 좌골신경차단술 100%, 바-24너 외측대퇴피신경 100%, 12/30 바-24파 좌골신경차단술 50%, 바-24거 대퇴신경 50% 산정한 건으로 12/4, 12/7, 12/18, 12/30 시술 내용은 인정하고, 12/11 시행된 시술 중 좌골신경통 증상에 대한 바24-파 척수신경말초지차단술-좌골신경만 인정하고, 그 외는 기록이 미비하고 증상 및 이학적 검사에 대한 기술이 없어서 인정하지 아니함.

○ B 사례 (남/59세)

경추부신경뿌리병증, 추간판장애, 척추협착 등으로 6일 내원하여 12/4 바-24마 척추부신경 200%, 12/11 바-24파 좌골신경차단술 100%, 바-24너 외측대퇴피신경 50%, 12/18 바-24마 척추부신경 200%, 12/22 바-25사 요천골신경총 200%, 12/26 바-24마 척추부신경 100%, 바-24파 좌골신경차단술 100%, 12/30 바-24마 척추부신경 100%, 바-24파 좌골신경차단술 100% 산정한 건으로 12/18, 12/22 시술만 인정하고, 그 외는 진료기록이 미비하고 증상 및 이학적 검사에 대한 기술이 없어서 인정하지 아니함.

참고 문헌

○ 신경차단술의 산정기준(보건복지부 고시 제2009-180호, 2009.10.1. 시행)

○ 이상철 외, 마취통증의학, 대한마취과학회, 여문각.2010

○ 오흥근 외. 통증클리닉 신경블록법, 둘째판, 군자출판사, 2001.

[2016.1.22. 진료심사평가위원회(지역심사평가위원회)]

이 사례를 분석해 봅시다. 핵심은 세 가지로 정리됩니다.

1) 의료급여 환자에게 신경차단술을 장기간 실시하는 경향이 있으며,

2) 진료기록부 검토 결과 신경차단술 시술 전 환자의 상태를 확인할 수 있는 증상 및 이학적 검사에 관한 기록이 미비한 상태로

3) 시술 후 환자 상태에 대한 평가 없이 동일한 신경차단술을 반복 실시하고 있어서 의

료급여 환자들이 많이 오는 의료기관에서 무차별 신경차단술을 시행하는 것을 심평원의 경고 메시지입니다.

신경차단술을 하려면 증상 및 이학적 검사에 대한 기록을 충실하게 해야 합니다.

결국 기본에 충실해야 합니다.

2-6-7 척수신경총, 신경근 및 신경절 차단술 - 선택적 신경근(LA354)

Spinal Nerve Plexus, Root or Ganglion Block - Selective Spinal Nerve Block

적응증

<u>특정 신경근이 그 질환에 관여한다고 의심될 때 진단 목적으로 시행한다.</u>

실시 방법

1. 환자를 투시대에 앙와위 또는 측와위로 눕힌다.
2. 추간공 직경이 가장 크게 보이도록 투시 장치를 조정한다.
3. 피부 소독을 한 후 추간공에서 상관절돌기의 후면을 자입점으로 하여 피부마취를 한다.
4. 25 G, 10 cm 바늘로 자입하여 상관절돌기 rest(받침대)에 닿게 한다(바늘 끝이 상관절돌기에 닿지 않으면 바늘이 추간공을 뚫거나, 신경관에 들어가거나, 척수를 찌르는 등의 심각한 합병증을 유발할 수 있다).
5. 바늘 끝을 조금씩 움직여서 추간공에서 빠져나온 신경근에 닿도록 한다.
6. 환자에게는 이상감각을 느낄 수 있음을 미리 알려주어 이상감각을 느끼면 즉시 말하도록 한다.
7. 바늘의 사면이 외측을 향하게 한다.
8. 투시화면상 바늘 끝이 외측과의 외연에 있음을 확인한다.
9. 조영제 0.3 mL를 주입하여 신경근을 따라 <u>흐르되</u>, 경막외, 지주막하, 경막하로 퍼지지 않음을 확인한다.
10. 4% 리도카인 0.5 mL를 주입한다.
11. 피부 자입부 압박 후 바늘을 제거한다.

척수신경총, 신경근 및 신경절 차단술 - 선택적 신경근(LA354)은 심평원의 행위 정의에 특정 신경근이 그 질환에 관여한다고 의심될 때 진단 목적으로 시행한다고 적응증이 나와 있어서 치료 목적으로 수회 시행 및 건강보험 청구를 하면 심사조정의 대상이 될 수 있는 위험성이 있다.

선택적 경추간공경막외조영술/신경차단술(Selective Transforaminal Epidurography /Block) 또는 경추간공경막외 주사/신경차단술(Transforaminal Epidural Injection/Block) 시 영상 자료의 세부 적용기준

선택적 경추간공경막외조영술/신경차단술(Selective Transforaminal Epidurography/Block) 또는 경추간공경막외 주사/신경차단술(Transforaminal Epidural Injection/Block) 시에는 영상 자료에서 다음 소견이 확인되어야 한다.

- 다 음 -

가. 주사바늘 끝(Needle tip)은 정면상에서 추간공 안쪽에, 측면상에서 전경막외강(anterior epidural space)에 위치해야 한다.

나. 조영제는 정면상에서 시술부위(level) 주위의 경막외강에, 측면상에서 전경막외강(anterior epidural space) 내에 퍼짐이 확인되어야 한다.

다. 상기 가 또는 나의 조건을 충족하기 어려운 경우에는 그 사유를 기재 시에 사례별로 인정한다.

적용일 : 2013.9.1 진료분부터

2.7 비급여 치료 1. MZ007 신장분사 치료

MZ007 신장분사치료는 이학요법료로 분류되어 있는 치료 행위이다.

신장분사치료는 Trigger point injection Tx.와 함께 소개된 관계로 TPI 의료행위와 함께 수행될 때는 심사조정의 가능성이 있으므로 조심스러운 접근이 필요하다.

실제로 2014-12-17 자동차보험 공개심의 사례에서 이 사례가 발표되었다.

제목 : 진료 내역 참조 TPI와 동시 시행된 기타 물리치료요법 인정 여부

> 진료차트 작성 노하우

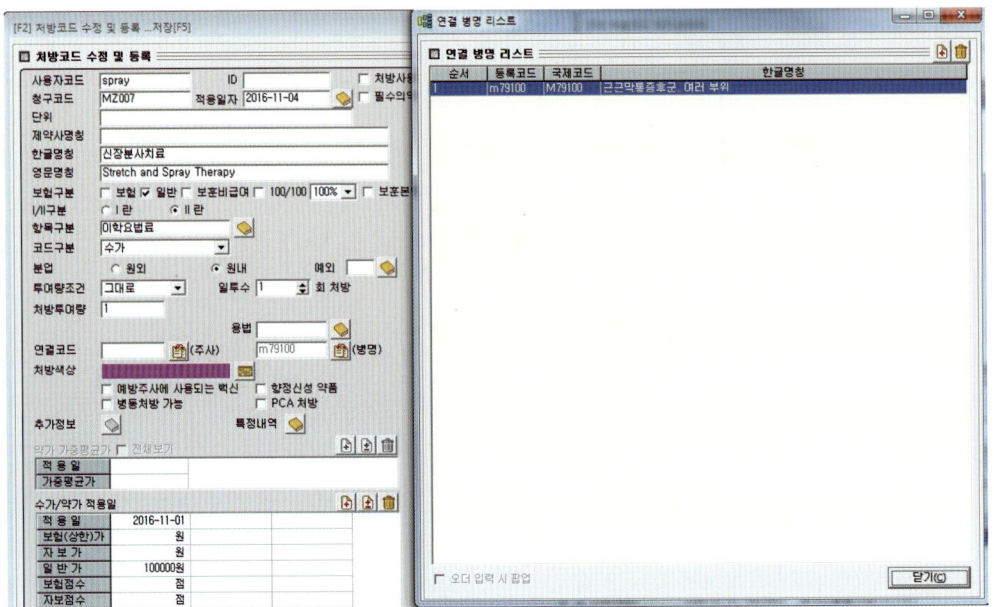

심의 내용

보건복지부 고시 제2008-125호(행위)「사127 근막동통주사자극치료의 진료 수가 산정방법 및 다른 물리치료요법을 병행 실시하는 경우의 인정기준」에 따르면, 근막동통유발점 주사자극치료(TPI) 시 시행하는 단순 운동치료는 일련의 과정으로 별도 산정할 수 없으며, 실시 횟수는 15회를 초과하여 산정할 수 없음. 동 건은 같은 날 동일 부위에 근막동통유발점 주사자극치료(TPI)와 신장분사치료(Stretch and Spray therapy)를 누적하여 18회씩 시행한 사례로, 15회를 초과하여 시행한 TPI는 심사조정함. 또한 **신장분사치료 시 시행하는 Stretch는 TPI 행위료에 포함되어 있어 별도 산정할 수 없으므로 같은 날 동일부위에 TPI와 동시에 시행한 신장분사치료도 심사조정함.**

<u>신장분사치료 시 시행하는 Stretch는 TPI 행위료에 포함되어 있어 별도 산정할 수 없으므로 같은 날 동일부위에 TPI와 동시 시행한 신장분사치료도 심사조정함.</u>

신장분사치료가 건강보험 비급여 항목이라 건강보험에서는 특별히 주목하지는 않지만, 자동차보험에서 이러한 심의 결과가 나왔다는 것은 향후 실손보험을 운영하는 민간보험사들도 바로 활용할 가능성이 크다고 봐야 한다.

따라서 신장분사치료와 TPI는 함께 붙이지 않는 것이 현명할 것이다.

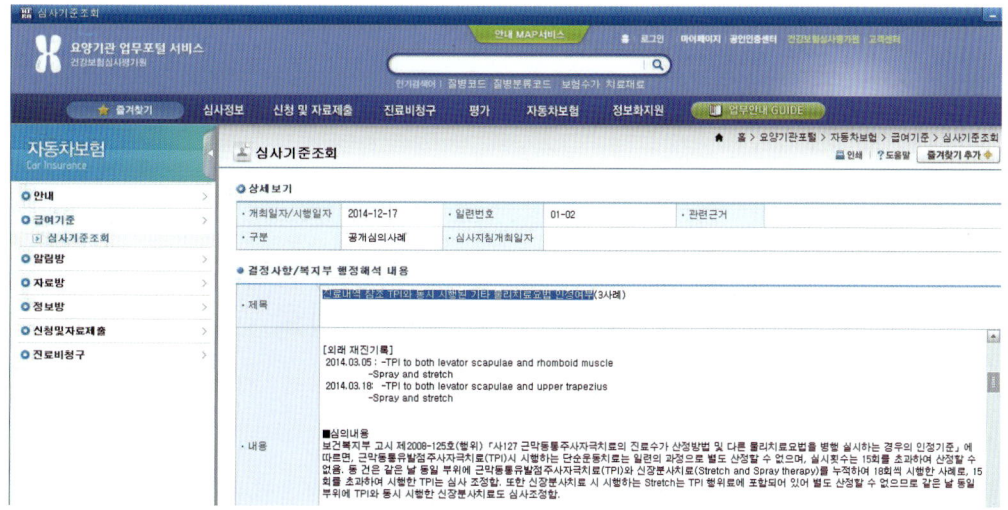

신장분사치료(MZ007)를 시술하고 환자에게 시술료를 수납하고, 이에 대한 서류를 발급하려면 반드시 이 시술에 필요한 의료기계를 보유하거나, 에틸클로라이드 구매 내역에 대한 서류를 가지고 있어야 한다.

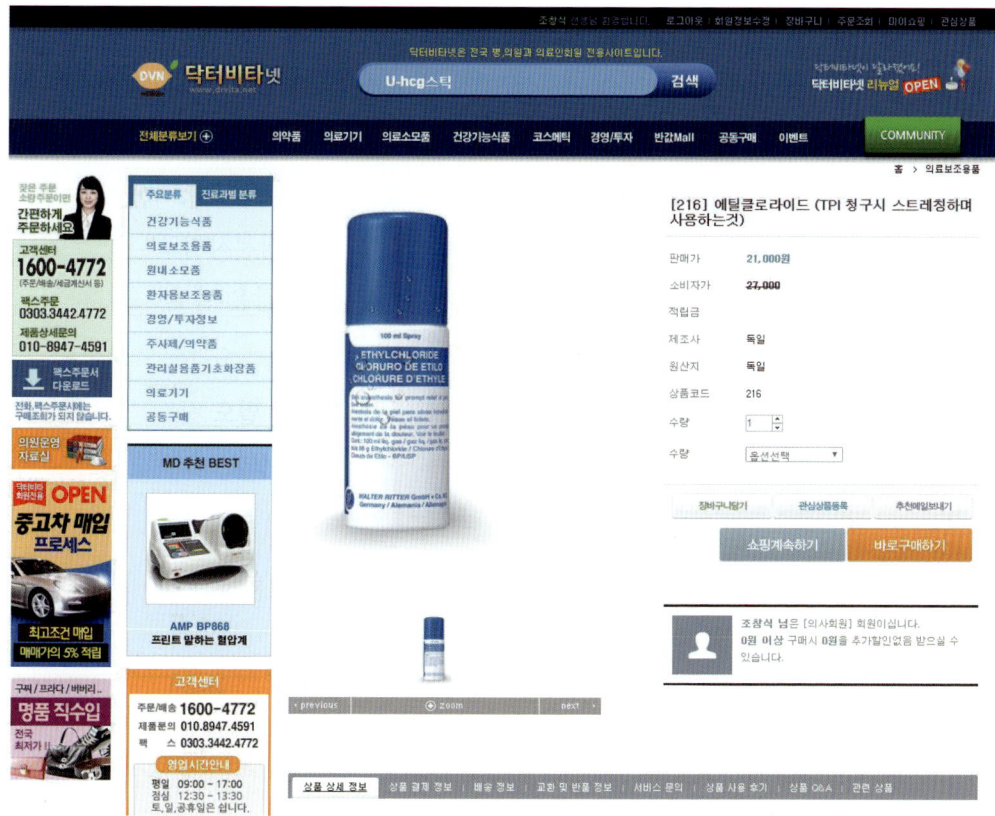

에틸클로라이드는 닥터비타넷 등 의료기기 취급 업소에서 정품으로 구매하여야 한다.

모든 의료행위에 사용되는 기기들과 약제들은 반드시 의약품 또는 의료기기로 허가된 제품을 사용해야만 한다.

2.8 비급여 치료 2. SZO84 체외충격파 치료

2-8-1 체외충격파 치료의 목적

통증 감소와 기능 개선을 목적으로 체외에서 고압력 충격파를 발생시키는 장비로써 주로 근골격계 질환에 이용된다.

1) 체외충격파치료기의 식약처 등록 장비 기본정보

Extracorporeal lithotripsy system, electrohydraulic 통증 완화 등의 목적으로 고속 수중 방전 동력(electrohydraulic) 등을 이용하고, 충격파를 발생하여 체내에 기계적인 자극을 가하는 기구이다.

2) 보건의료자원 통합 신고포털

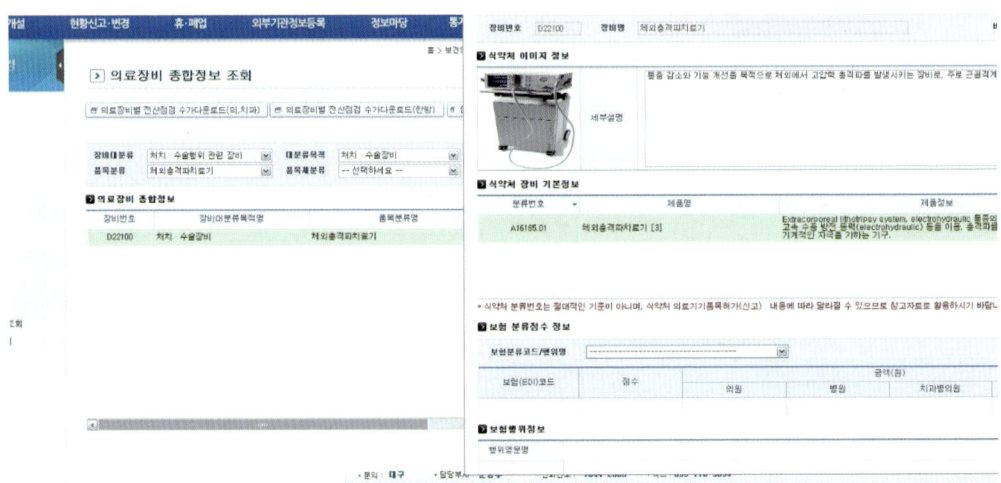

3) 체외충격파 문제 - 시술 주체는?

문의하신 조-84 체외충격파치료[근골격계질환]는 보건복지부 고시 제 2005-89호(2006.1.1 시행)에 의거 신의료기술로 신청되어 비급여로 고시된 항목으로서 견관절석회화건염 및 골절지연유합 등에 체외에서 충격파를 병변에 가해 혈관재형성을 돕고, 건 및 그 주위조직과 뼈의 치유 과정을 자극하거나 재활성화시켜서, 통증 감소의 기능개선 위한 치료법으로 정의되어 있습니다. 또한 비급여 결정 당시 관련 학회 등에서 제출한 자료에 의하면 시술 인력을 의사로 제출하였고, 이학요법료가 아닌 '처치 및 수술료'로 분류되어 있는 점 등을 고려하였을 때, 동 시술은 의사가 실시해야 한다고 사료됩니다(참고로 의료법 제2조에 의거 물리치료사는 의료인에 해당하지 않음).

답변내용

담당자	본원 수가등재부 이지은 02-705-6483	처리일	2015-03-24
내용	1. 건강보험심사평가원 홈페이지를 이용해주셔서 감사합니다. 2. 문의하신 조-84 체외충격파치료[근골격계질환]는 보건복지부 고시 제 2005-89호(2006.1.1 시행)에 의거 신의료기술로 신청되어 비급여로 고시된 항목으로서 견관절석회화건염 및 골절지연유합 등에 체외에서 충격파를 병변에 가해 혈관재형성을 돕고 건 및 그 주위조직과 뼈의 치유 과정을 자극하거나 재활성화시켜, 통증 감소의 기능개선 위한 치료법으로 정의되어 있습니다. 또한 비급여 결정 당시 관련 학회 등에서 제출한 자료에 의하면 시술 인력을 의사로 제출하였고, 이학요법료가 아닌 '처치 및 수술료'로 분류되어 있는 점 등을 고려하였을 때, 동 시술은 의사가 실시해야 한다고 사료됩니다. (참고로 의료법 제2조에 의거 물리치료사는 의료인에 해당하지 않음) 3. 현행 건강보험 행위 급여 비급여 목록 및 급여 상대가치점수에 의거, 비급여 항목에 대하여는 보건복지부 장관 고시에 의하여 항목 고시만 이루어지고, 교육 및 치료의 내용, 인정기준이나 자격 기준 등 별도 세부 인정기준을 정하여 운영하고 있지는 않으나, 의료행위를 함에 있어 의료법(의료기술 등에 대한 보호 등), 의료기사 등에 관한 법률(업무 범위와 한계 등), 약사법(제조업 허가 등) 등 관계 법령에서 규정한 범위 내에서 실시되어져야 함을 알려드립니다. 감사합니다. 끝.		

> 진료차트 작성 노하우

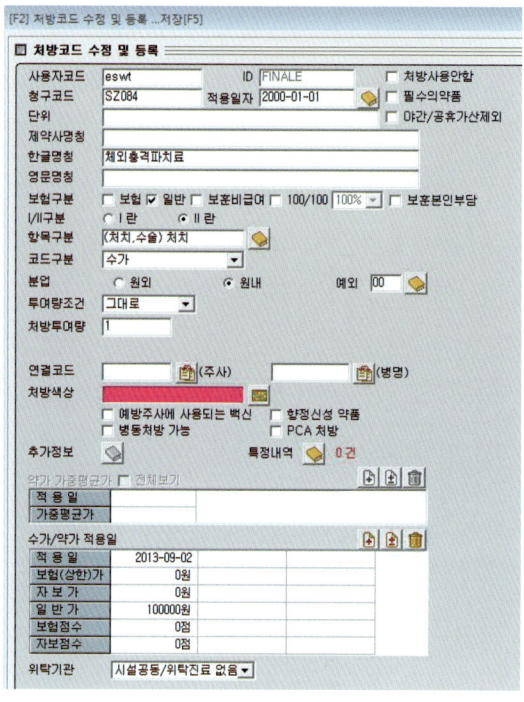

체외충격파치료는 "처치·수술료"로 분류되어 있다. 따라서 의사가 실시해야 한다. 매우 중요한 언급이다. 체외충격파치료가 도수치료와 같이 이학요법료로 분류되어 있다면 물리치료사가 의사의 지시에 따라 수행하여도 무방하나, "처치 및 수술"을 물리치료사가 해서는 안 된다. 향후 민간보험사와의 관계에서 분쟁의 여지가 크다. 조심해야 할 것이다.

체외충격파치료는 SZ084로 청구코드를 잡고, 비급여로 등록하면 된다.

2.9 실제 임상 사례들의 분석

하지불안증

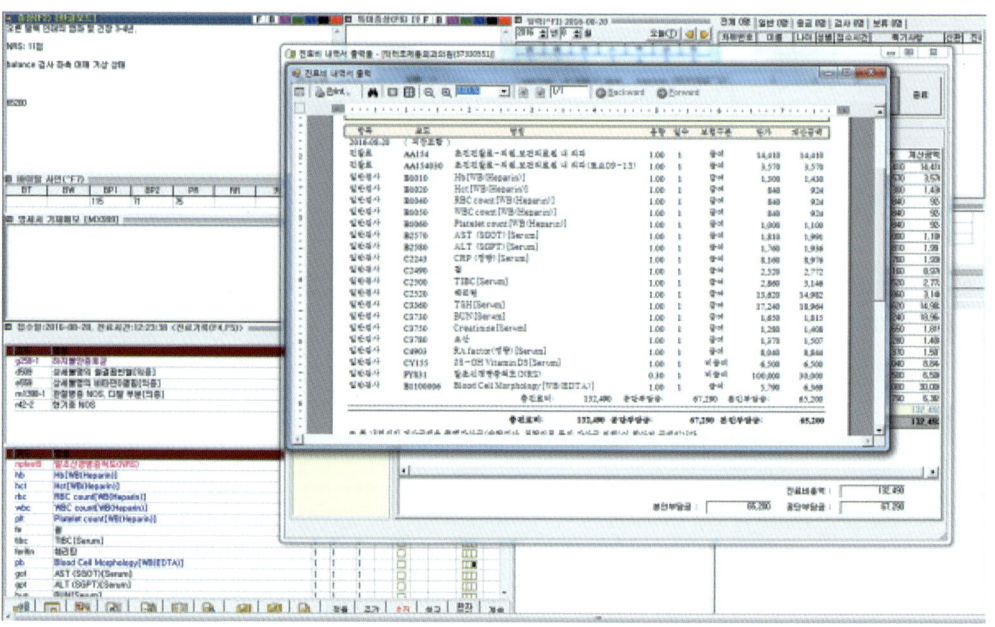

두통과 어지럼증을 주소로 내원한 환자

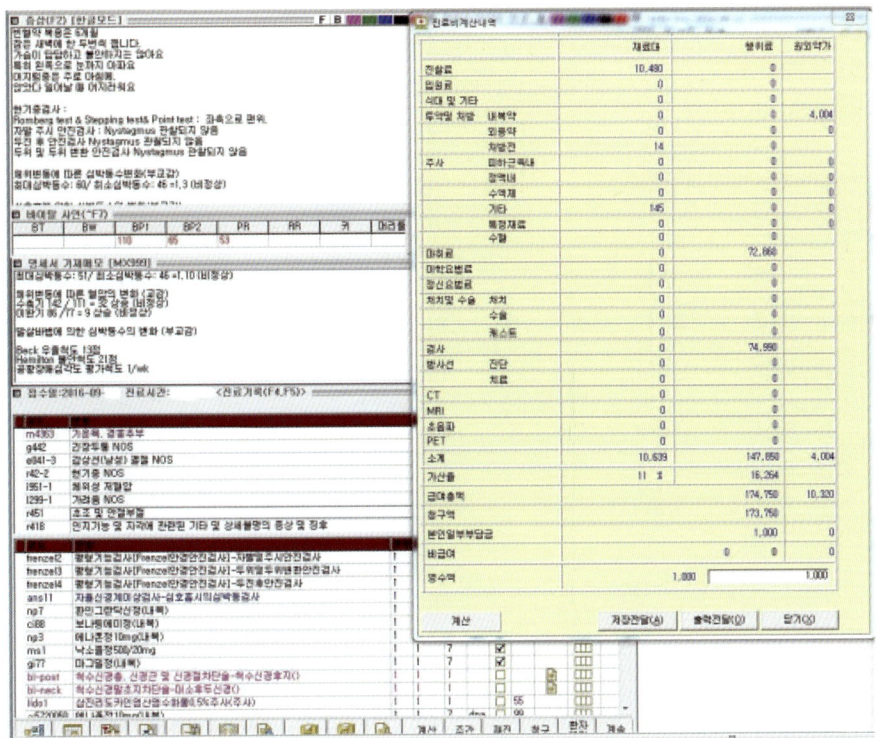

감기로 내원한 환자입니다. 의사는 적극적인 검사로 질병을 찾아내야 합니다.

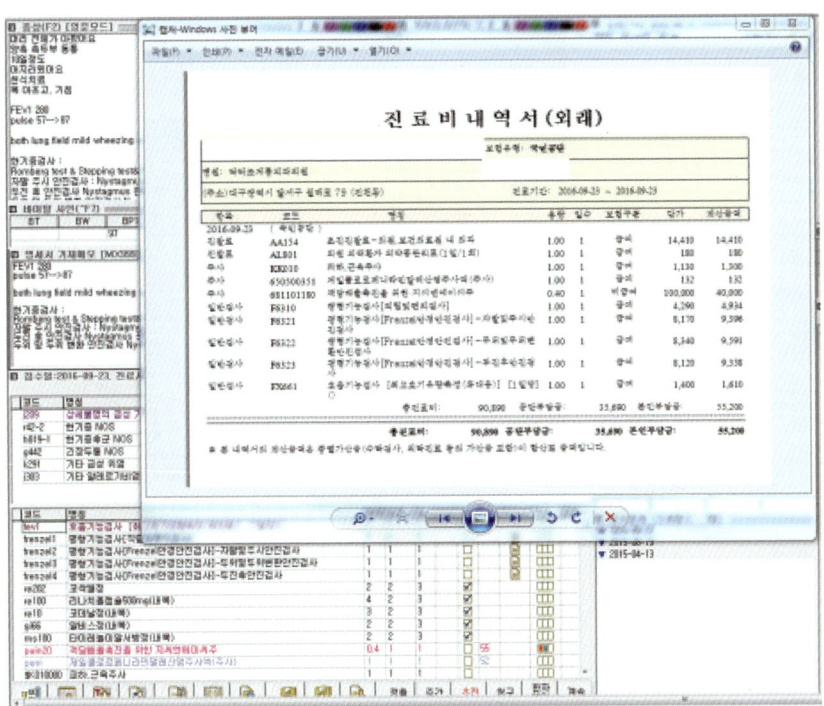

> 진료차트 작성 노하우

조기에 적극적 검사 권유

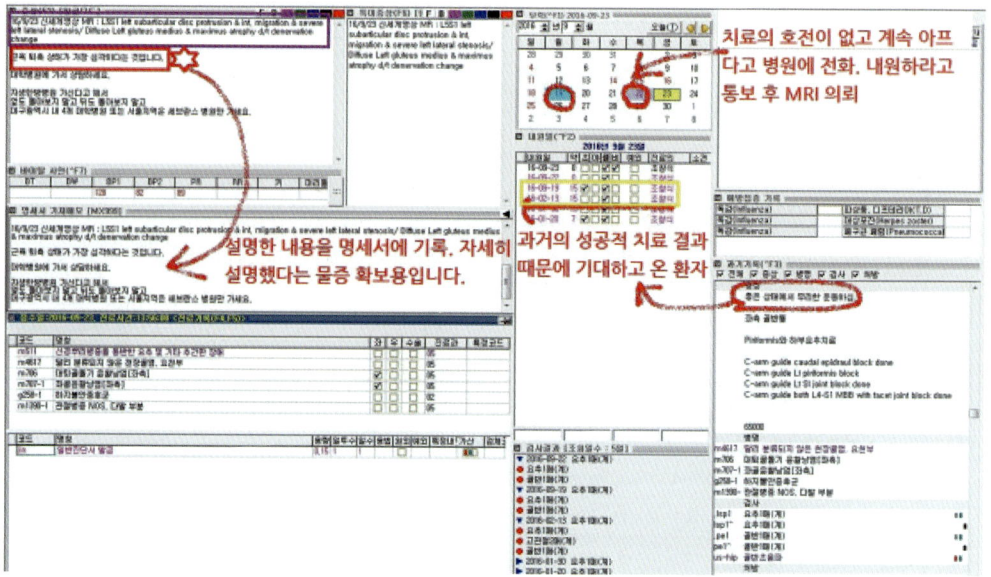

이 분은 뭔가 있습니다.

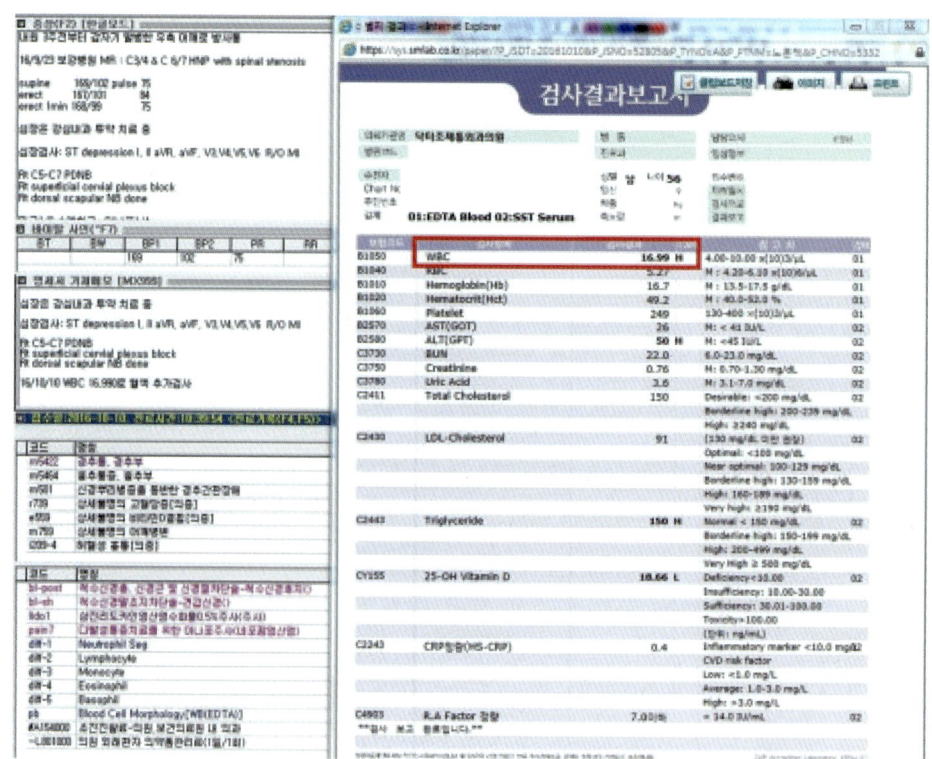

3주 전부터 우측 어깨부터 상지까지 빠질 것같이 아프다는 56세 남자 환자. 유명한 병원 의원 투어를 하셨습니다만, 치료에 효과가 없었다고 합니다. 혈액검사를 권하니 그동안 다녀왔던 유명 병원들 어디에서도 혈액검사를 권하지 않았다고 하네요.

그냥 단순 혈압만 측정할 것인가?

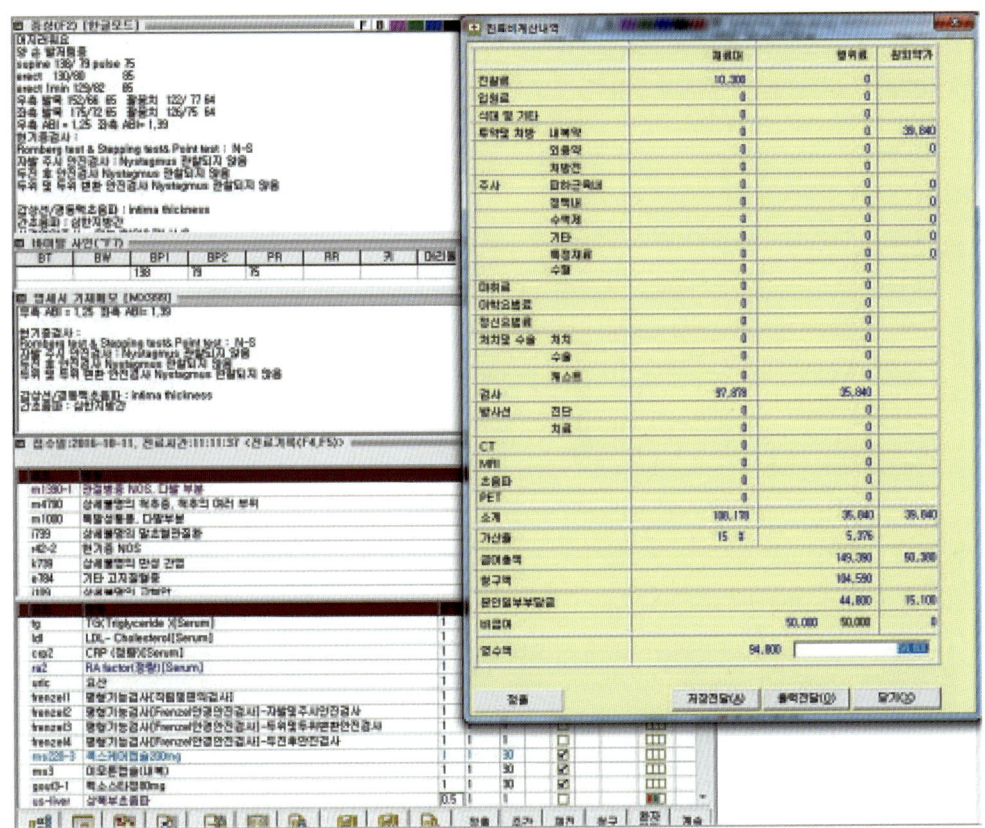

ABI 기립시 혈압과 맥박검사, 안진검사, 혈액검사, 혈관 초음파

허리 아프다고 모두 다 통증 환자?

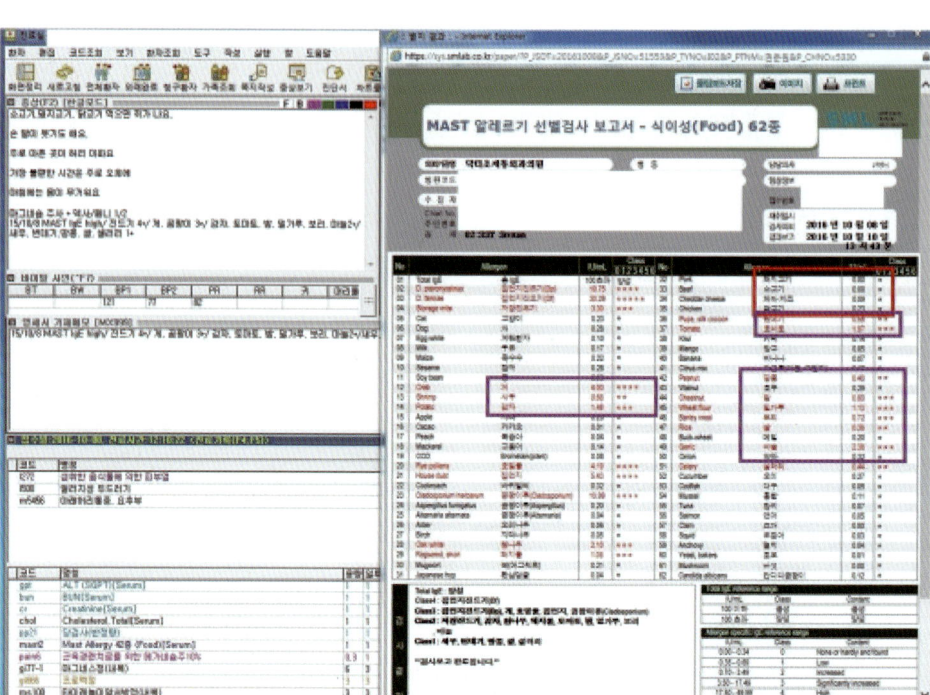

차팅과 JX999용 메모 TXT

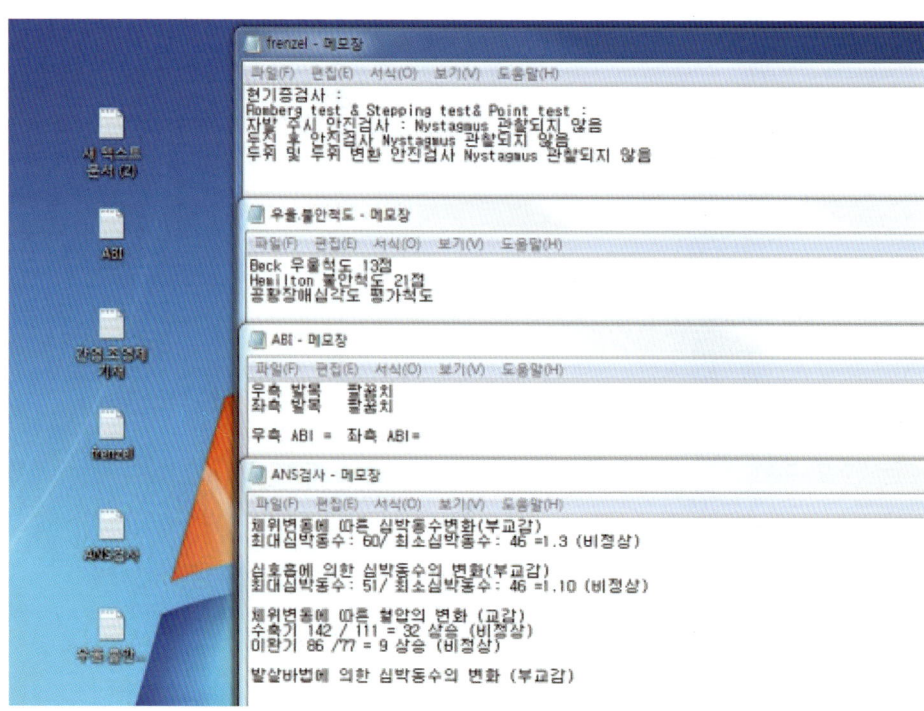

CHAPTER 05

진료기록 작성의 중요성

01 이 환자 사건은 질병일까요? 상해일까요?

Know-How To Create Medical Record

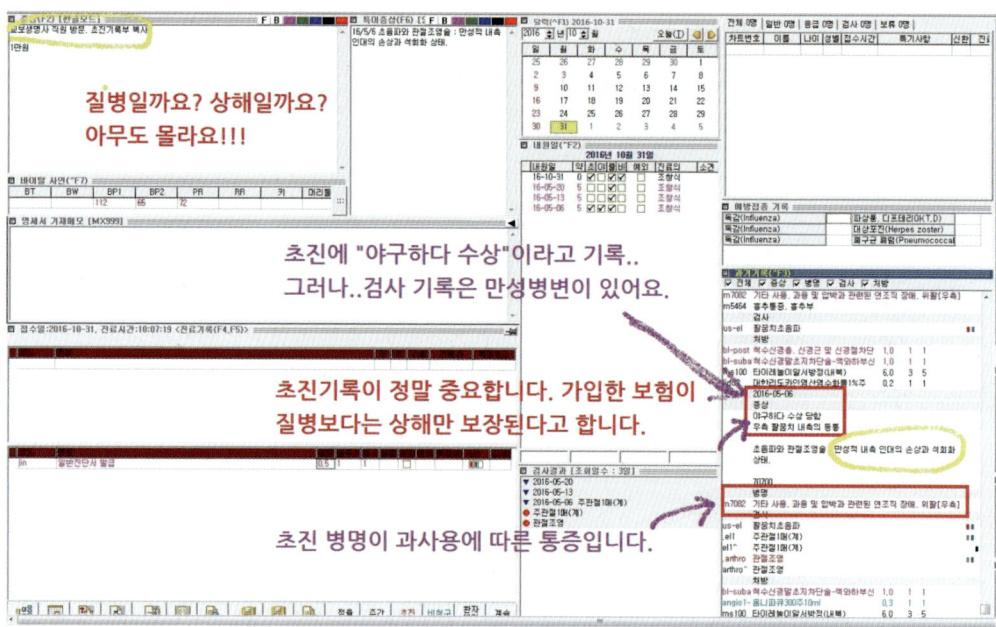

이런 경우는 근골격계 질병을 보는 병원에서 흔히 발생되고 있는 문제입니다. 처음 내원 시 통증의 발병 이유에 대하여 꼬치꼬치 캐물어야 합니다.

병명은 "M7082 기타 사용, 과용 및 압박과 관련된 연조직장애, 위팔"이고, 초음파와 영상 소견도 "만성적 내측 인대의 손상과 석회화 상태"라고 기록이 되어 있어, 이것만 보면 누가 뭐라고 해도 질병으로 분류됩니다. 그리고 병원에 내원한 것은 5월인데, 10월에 보험금을 청구한 건이고, 가입한 보험이 "상해"만 보장되는 보험이라고 합니다. 이 환자의 병변이 "상해"일까요? 아무도 모릅니다. 환자를 위하여 차트를 수정해줄까요? 대한민국 형법에 "문서에 관한 죄" 항목을 한번 봅시다.

형법 제231조(사문서 등의 위조·변조) 행사할 목적으로 권리·의무 또는 사실 증명에 관한 타인의 문서 또는 도화를 위조 또는 변조한 자는 <u>5년 이하의 징역 또는 1천만 원 이하의 벌금</u>에 처한다.

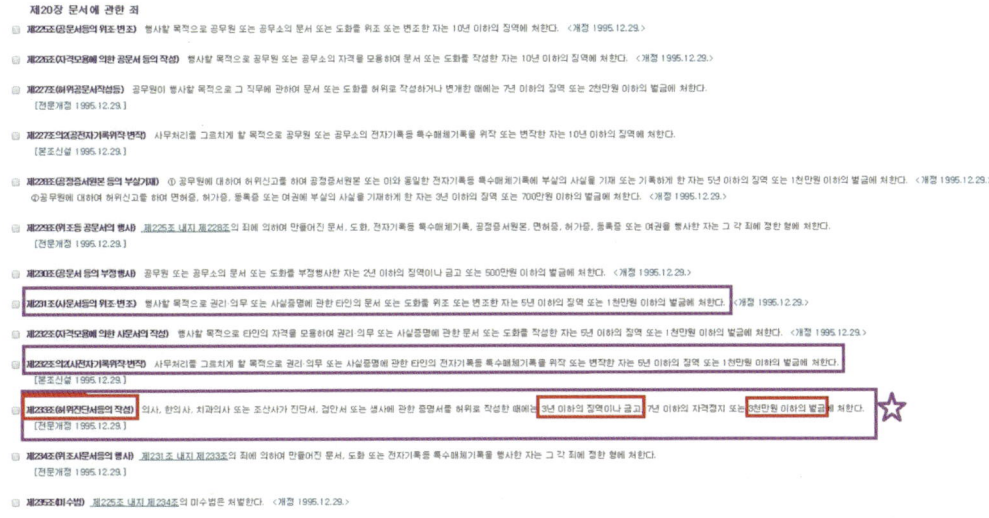

제232조의 2 (사전자기록 위작·변작) 사무처리를 그르치게 할 목적으로 권리·의무 또는 사실 증명에 관한 타인의 전자기록 등 특수매체 기록을 위작 또는 변작한 자는 **5년 이하의 징역 또는 1천만 원 이하의 벌금**에 처한다.

제233조 (허위진단서 등의 작성) 의사, 한의사, 치과의사 또는 조산사가 진단서, 검안서 또는 생사에 관한 증명서를 허위로 작성한 때에는 **3년 이하의 징역이나 금고, 7년 이하의 자격정지 또는 3천만 원 이하의 벌금**에 처한다.

제234조 (위조사문서 등의 행사) 제231조 내지 제233조의 죄에 의하여 만들어진 문서, 도화 또는 전자기록 등 특수매체 기록을 행사한 자는 그 각 죄에 정한 형에 처한다.

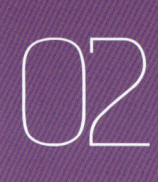

의료법 제45조에 따른 비급여 진료비용 고지

Know-How To Create Medical Record

의료법 제45조에 따른 비급여 진료비용 고지

제45조 (비급여 진료비용 등의 고지)

① 의료기관 개설자는「국민건강보험법」제41조 제4항에 따라 요양급여의 대상에서 제외되는 사항 또는「의료급여법」제7조 제3항에 따라 의료급여의 대상에서 제외되는 사항의 비용(이하 "비급여 진료비용"이라 한다)을 환자 또는 환자의 보호자가 쉽게 알 수 있도록 보건복지부령으로 정하는 바에 따라 고지하여야 한다. [개정 2010.1.18 제9932호(정부조직법), 2011.12.31 제11141호(국민건강보험법), 2016.3.22 제14084호(국민건강보험법)] [[시행일 2016.8.4]]

② 의료기관 개설자는 보건복지부령으로 정하는 바에 따라 의료기관이 환자로부터 징수하는 제증명 수수료의 비용을 게시하여야 한다.[개정 2010.1.18 제9932호(정부조직법)] [[시행일 2010.3.19]]

③ 의료기관 개설자는 제1항 및 제2항에서 고지·게시한 금액을 초과하여 징수할 수 없다.

[전문개정 2009.1.30] [[시행일 2010.1.31]]

제42조의 2(비급여 진료비용 등의 고지) ① 법 제45조 제1항에 따라 의료기관 **개설자는 비급여 대상의 항목과 그 가격을 적은 책자 등을 접수창구 등 환자 또는 환자의 보호자가 쉽게 볼 수 있는 장소에 갖추어 두어야 한다. 이 경우 비급여 대상의 항목을 묶어 1회 비용으로 정하여 총액을 표기할 수 있다.** 〈개정 2016.10.6.〉

② 법 제45조 제2항에 따라 의료기관 개설자는 **진료기록부 사본·진단서 등 제증명 수수료의 비용을 접수창구 등 환자 및 환자의 보호자가 쉽게 볼 수 있는 장소에 게시하여야 한다.**

③ 인터넷 홈페이지를 운영하는 의료기관은 제1항 및 제2항의 사항을 제1항 및 제2항의 방법 외에 이용자가 알아보기 쉽도록 인터넷 홈페이지에 따로 표시하여야 한다. 〈개정 2015.5.29.〉

④ 제1항부터 제3항까지에서 규정한 사항 외에 비급여 진료비용 등의 고지방법의 세부적인 사항은 보건복지부 장관이 정하여 고시한다. 〈신설 2015.5.29.〉

닥터조제통외과의원 비급여 진료비용 고지

진료 내용	진료비 상한가(원)
일반진단서 발급	20,000
일반진단서 발급비용	20,000
심한 육체노동 후 근육재생을 위한 메가그린주 20 ㎖	100,000
심한 육체노동 후 근육재생을 위한 오코빅주 20 ㎖	100,000
격심한 운동 후 티옥트산 보급을 위한 리릭스주	100,000
신경통. 근육통. 관절통 치료를 위한 푸르설타민주	100,000
다발성신경통 치료를 위한 지씨비타일이주	100,000
다발성통증 치료를 위한 아나포주사(네포팜염산염)	30,000
다발성신경통 치료를 위한 히코발주	100,000
외상 후 연부조직종창 완화를 위한 네스비론주	100,000
조직내 체액의 재흡수 촉진을 위한 말린다주	100,000
신경통. 근육통. 관절통 치료를 위한 알리마주	100,000
근육경련 치료를 위한 메가네슘주10%	100,000
다발성급성통증 치료를 위한 아나포주사(네포팜염산염)	100,000
만성간질환과 알레르기 치료를 위한 히시파겐주	100,000
다발성통증 치료를 위한 아나포주사(네포팜염산염)	50,000
다발성통증 치료를 위한 아나포주사(네포팜염산염)	100,000
말초동맥순환장애 개선을 위한 징스주	100,000
뇌기능 개선을 위한 에스콜린주	100,000
객담 배출촉진을 위한 지씨엔에이씨주	100,000
만성간질환과 알레르기 치료를 위한 글루콜린에스주	100,000
히루안엠주	20,000
비타민D 결핍증 치료를 위한 비타민 D 비오엔주	50,000
만성간질환 간기능 개선을 위한 지씨제이피 라이넥주	100,000
비타민D결핍증 치료를 위한 지씨비타디주	60,000
아피톡신주	100,000
비타민D결핍증 치료를 위한 본디업주	60,000
콜라겐 사용 조직보충을 위한 리젠씰	300,000
신장분사치료	100,000

진료 내용	진료비 상한가(원)
FIMS (Functional Intramuscular Stimulation)	100,000
도수정복치료-요추	50,000
도수정복치료-어깨. 상완	50,000
도수정복치료-흉추	50,000
도수정복치료-복부	50,000
도수정복치료-경추	50,000
도수정복치료-골반	50,000
도수정복치료-하지	50,000
도수정복치료-흉곽	50,000
증식치료 – 가. 사지관절부위	50,000
증식치료 – 나. 척추부위	100,000
체외충격파 치료	100,000
유착방지 주사 치료	10,000
자율신경계이상검사-기립성 혈압검사	100,000
자율신경계이상검사-발살바법	100,000
자율신경계이상검사-지속적 근긴장에 따른 혈압검사	100,000
자율신경계이상검사-HRV/심박변이검사	100,000
자율신경계이상검사-피부전도반응검사	100,000
동맥경화도검사(맥파전달속도 측정)	100,000
동적족저압 측정	100,000
동작분석운동역학	100,000
동작분석(생역학검사)	100,000
말초신경척도	30,000
우울척도검사	100,000
불안민감척도	100,000
신경증우울평가	100,000
체온열검사	100,000
동적족저압 측정	100,000
동작분석(생역학검사)	100,000
관절계를 이용한 무릎관절인대검사	100,000
말초신경병증 척도(NRS)	100,000
맥파전달속도(PWV)	100,000
초음파검사-근골격, 연부-사지관절[편측]-수부관절, 족부관절	20,000
초음파검사-두경부-경부	40,000

진료 내용	진료비 상한가(원)
초음파검사-두경부-경동맥혈관	50,000
초음파검사-복부, 골반-복부-신장·부신·방광	50,000
초음파검사-복부, 골반-복부-충수돌기	50,000
팔꿈치초음파	100,000
어깨초음파	100,000
골반초음파	100,000
갑상선초음파	100,000
하복부초음파	100,000
족부초음파	100,000
수부초음파	100,000
무릎초음파	100,000
경동맥초음파	100,000
사지혈관초음파	100,000
발목초음파	100,000
상복부초음파	100,000
하퇴부초음파	100,000
척추초음파	100,000
대퇴부초음파	100,000
상완부초음파	100,000
손목초음파	100,000

환자의 권리와 의무 게시 - 의료법 시행규칙 제1조 3항

제1조의 3(환자의 권리 등의 게시) ① 「의료법」(이하 "법"이라 한다) 제4조 제3항 전단에서 "「보건의료기본법」 제6조·제12조 및 제13조에 따른 환자의 권리 등 보건복지부령으로 정하는 사항"이란 별표 1과 같다.

② 의료기관의 장은 법 제4조 제3항 후단에 따라 제1항에 따른 사항을 **접수창구나 대기실 등 환자 또는 환자의 보호자가 쉽게 볼 수 있는 장소에 게시하여야 한다.**

환자의 권리와 의무(제1조의 3 제1항 관련)

1. 환자의 권리

    가. 진료받을 권리

    환자는 자신의 건강보호와 증진을 위하여 적절한 보건의료서비스를 받을 권리를 갖고, 성별·나이·종교·신분 및 경제적 사정 등을 이유로 건강에 관한 권리를 침해받지 아니하며, 의료인은 정당한 사유 없이 진료를 거부하지 못한다.

    나. 알 권리 및 자기결정권

    환자는 담당 의사·간호사 등으로부터 질병 상태, 치료 방법, 의학적 연구 대상 여부, 장기이식 여부, 부작용 등 예상 결과 및 진료 비용에 관하여 충분한 설명을 듣고 자세히 물어볼 수 있으며, 이에 관한 동의 여부를 결정할 권리를 가진다.

    다. 비밀을 보호받을 권리

    환자는 진료와 관련된 신체상·건강상의 비밀과 사생활의 비밀을 침해받지 아니하며, 의료인과 의료기관은 환자의 동의를 받거나 범죄 수사 등 법률에서 정한 경우 외에는 비밀을 누설·발표하지 못한다.

    라. 상담·조정을 신청할 권리

    환자는 의료서비스 관련 분쟁이 발생한 경우, 한국의료분쟁조정중재원 등에 상담 및 조정 신청을 할 수 있다.

2. 환자의 의무

    가. 의료인에 대한 신뢰·존중 의무

    환자는 자신의 건강 관련 정보를 의료인에게 정확히 알리고, 의료인의 치료계획을 신뢰하고 존중하여야 한다.

    나. 부정한 방법으로 진료를 받지 않을 의무

    환자는 진료 전에 본인의 신분을 밝혀야 하고, 다른 사람의 명의로 진료를 받는 등 거짓이나 부정한 방법으로 진료를 받지 아니한다.

진료기록부 등의 서류 보존기간

제15조(진료기록부 등의 보존) ① 의료인이나 의료기관 개설자는 법 제22조 제2항에 따른 진료기록부 등을 다음 각 호에 정하는 기간 동안 보존하여야 한다. 다만, 계속적인 진료를

위하여 필요한 경우에는 1회에 한정하여 다음 각 호에 정하는 기간의 범위에서 그 기간을 연장하여 보존할 수 있다. 〈개정 2015.5.29., 2016.10.6.〉

    1. 환자 명부 : 5년

    2. 진료기록부 : 10년

    3. 처방전 : 2년

    4. 수술기록 : 10년

    5. 검사소견기록 : 5년

    6. 방사선 사진(영상물을 포함한다) 및 그 소견서 : 5년

    7. 간호기록부 : 5년

    8. 조산기록부 : 5년

    9. 진단서 등의 부본(진단서 · 사망진단서 및 시체검안서 등을 따로 구분하여 보존할 것) : 3년

② 제1항의 진료에 관한 기록은 마이크로필름이나 광디스크 등(이하 이 조에서 "필름"이라 한다)에 법으로 진료에 관한 기록을 보존하는 경우에는 필름촬영 책임자가 필름의 표지에 촬영 일시와 본인의 성명을 적고, 서명 또는 날인하여야 한다.

진료기록부 필수 기재사항

제14조(진료기록부 등의 기재 사항) ① 법 제22조 제1항에 따라 진료기록부 · 조산기록부와 간호기록부(이하 "진료기록부 등"이라 한다)에 기록해야 할 의료행위에 관한 사항과 의견은 다음 각 호와 같다. 〈개정 2013.10.4.〉

1. 진료기록부

    가. 진료를 받은 사람의 주소 · 성명 · 연락처 · 주민등록번호 등 인적사항

        나. 주된 증상. 이 경우 의사가 필요하다고 인정하면 주된 증상과 관련한 병력(病歷) · 가족력(家族歷)을 추가로 기록할 수 있다.

        다. 진단 결과 또는 진단명

        라. 진료 경과(외래 환자는 재진 환자로서 증상 · 상태, 치료 내용이 변동되어 의사가 그 변동을 기록할 필요가 있다고 인정하는 환자만 해당한다)

마. 치료 내용(주사 · 투약 · 처치 등)

바. 진료 일시(日時)

의료법 제22조, 제18조 국민건강보험법 제47조에 근거하여 병원에서는 환자분들의 주소, 성명, 연락처, 주민등록번호 등 인적사항을 진료기록부에 기록하여야만 한다.

본원에서는 접수 시 주민등록번호 등 개인정보 수집 안내를 하고 있다.

사보험(실손보험) 안내

접수 할 때 미리 사보험 가입을 알려주세요.

발급된 서류에 적힌 진단명은 수정 불가합니다.

(반드시 확인 후 수령하세요)

본원에서는 본원에서 진단하고, 치료한 사실만을 서류에 적어 드립니다.

치료 내용 가감해 달라는 요청은 사절합니다.

실손보험 가입 유무를 물어보거나, 실손보험이 적용된다고 하는 것은 대단히 위험하다.

그러나, 그 보다 더 큰 문제는 진단명 수정이다.

대한민국 형법에서 문서에 대한 처벌 규정을 숙지해 보자.

제231조(사문서 등의 위조 · 변조) 행사할 목적으로 권리 · 의무 또는 사실 증명에 관한 타인의 문서 또는 도화를 위조 또는 변조한 자는 5년 이하의 징역 또는 1천만 원 이하의 벌금에 처한다

제232조의 2(사전자기록 위작 · 변작) 사무처리를 그르치게 할 목적으로 권리 · 의무 또는 사실 증명에 관한 타인의 전자기록 등 특수 매체 기록을 위작 또는 변작한 자는 5년 이하의 징역 또는 1천만 원 이하의 벌금에 처한다.

제233조(허위진단서 등의 작성) 의사, 한의사, 치과의사 또는 조산사가 진단서, 검안서 또는 생사에 관한 증명서를 허위로 작성한 때에는 3년 이하의 징역이나 금고, 7년 이하의 자격정지 또는 3천만 원 이하의 벌금에 처한다.

제234조(위조사문서 등의 행사) 제231조 내지 제233조의 죄에 의하여 만들어진 문서, 도화 또는 전자기록 등 특수 매체 기록을 행사한 자는 그 각 죄에 정한 형에 처한다.

의료기사에게 업무 이외의 일을 시키면?

의료기사·의무기록사 및 안경사(이하 이 표에서 "의료기사등"이라 한다)가 「의료기사 등에 관한 법률」(이하 이 표에서 "법"이라 한다) 및 「의료기사 등에 관한 법률 시행령」(이하 이 표에서 "영"이라 한다)을 위반한 경우

위반사항	근거법령	행정처분기준
1) 의료기사 등의 업무 범위를 벗어나는 행위를 한 경우 가) 의사 또는 치과의사의 지시에 따라 업무 범위를 벗어나는 행위를 한 경우 나) 의사 또는 치과의사의 지시에 따르지 아니하고 업무 범위를 벗어나는 행위를 한 경우	법 제22조 제1항 제1조 및 영 제13조 제1호	자격정지 15일 자격정지 3개월

조무사에게 의료기사의 일을 시키면?

위반사항	근거법령	행정처분기준
37) 의료기사가 아닌 자에게 의료기사의 업무를 하게 하거나 의료기사에게 그 업무의 범위를 벗어나게 한 경우	법 제66조 제1항 제6호	자격정치 15일

진단서-허위는 3개월/거절은 1개월

위반사항	근거법령	행정처분기준
5) 법 제17조 제1항 또는 제2항에 따른 진단서·검안서 또는 증명서를 거짓으로 작성하여 발급한 경우	법 제66조 제1항 제3호	자격정지 3개월
6) 법 제17조 제3항 또는 제4항을 위반하여 정당한 이유 없이 진단서·검안서 또는 증명서의 발급 요구를 거절한 경우	법 제66조 제1항 제10호	자격정지 1개월

대리인이 진료기록 사본 발급요청 시 거절하면?

위반사항	근거법령	행정처분기준
11) 법 제21조 제2항을 위반하여 환자에 관한 기록 열람, 사본 발급 등 그 내용 확인 요청에 따르지 아니한 경우 및 법 제21조 제3항을 위반하여 진료기록의 내용 확인 요청이나 진료경과에 대한 소견 등의 송부 요청에 따르지 아니하거나 환자나 환자 보호자의 동의를 받지 않고 진료기록의 내용을 확인할 수 있게 하거나 진료경과에 대한 소견 등을 송부한 경우	법 제66조 제1항 제10호	자격정지 15일

진료기록부 작성의 문제

위반사항	근거법령	행정처분기준
13) 법 제22조 제1항을 위반하여 진료기록부 등을 기록하지 아니한 경우	법 제66조 제1항 제10호	자격정지 15일
14) 법 제22조 제1항을 위반하여 진료기록부 등에 서명하지 아니한 경우	법 제66조 제1항 제10호	경고
15) 법 제22조를 위반하여 진료기록부 등을 거짓으로 작성하거나 고의로 사실과 다르게 추가 기재·수정한 경우 또는 진료기록부 등을 보존하지 아니한 경우	법 제66조 제1항 제3호 및 제10호	자격정지 1개월

가족과 직원들의 진료비를 받지 않았다면?

사업장을 경영하는 경영자로서 직원들과 구두계약으로, 본원에서 진료 한후 진료비 중 본인부담금 전액을 보조해준 것이다.

본인부담금을 받지 않은 것은 절대로 아니다.

본인부담금 할인·면제 - 자격정지부터

환자 본인부담금 할인·면제한 원장 면허정지 | 의료판례
2014/06/09 18:19

의사면허 자격정지 처분 취소 (내원일수 허위청구)

1심 원고 패 (소송 종결)

처분 경위
피고 보건복지부는 원고 의원을 현지조사한 결과, 내원해 진료를 받지 않았음에도 진료한 것처럼 진료기록부를 허위로 작성한 사실을 적발하고, 원고로부터 위반사실을 모두 인정한다는 취지의 확인서를 받았다.

이에 피고는 원고에게 1개월 의사면허 자격정지처분을 했다.

한편 원고는 총 19회에 걸쳐 환자 본인부담금 합계 219,500원을 할인하거나 면제하여 주다가 적발돼 검사로부터 기소유예처분을 받았고, 피고는 1개월 의사면허 자격정지처분을 추가했다.

이에 대해 원고는 환자의 본인부담금을 할인해 주거나 면제해 준 것은 일부 고령환자들의 어려운 경제적 형편을 고려한 것일 뿐 영리를 목적으로 환자를 유인하려는 의도에서 비롯된 것이 아니라고 주장했지만 법원이 이를 기각한 사안.

판례번호: 1심 1726번(2013구합61**)

보호자 내원 100% 청구하면?

보호자가 병원에 왔음에도 진찰료 100% 청구하다 면허정지 | 의료판례
2014/06/16 15:44

의사면허 자격정지처분 취소 (진찰료 산정기준)

1심 원고 패 (소송 종결)

피고 보건복지부는 원고가 개설·운영하는 000의원에 대해 현지조사한 결과 000요양원에서 33명, 00요양원에서 24명, 000의 집에서 15명, 000기도원에서 17명, 000의 집에서 16명을 진료하고 의료기관 안에서 진료한 것과 동일하게 진찰료 등을 요양급여비용으로 청구한 사실을 적발했다.

또 환자가 직접 내원하지 않고 보호자 등이 내원한 경우에는 진찰료 등을 통상적인 경우의 50%만 요양급여로 청구해야 함에도 총 136회에 걸쳐 000요양원 등 노인요양시설에 입원된 환자가 직접 내원하지 않고 그 보호자 등이 내원한 경우에도 진찰료 등 요양급여비용을 100% 청구했다.

협진진찰료는 입원기간 중 30일에 1회만 요양급여로 청구해야 하지만 총 646회에 걸쳐 000의원과 동일 지번에 있는 동일 건물 내에 위치한 00한의원에 입원한 환자를 협진하고 통상적인 외래환자와 마찬가지로 매번 진찰료 등을 요양급여비용으로 청구한 사실을 적발했다.

이에 피고는 원고에 대해 의사면허 자격정지 3개월, 요양기관 업무정지 40일 처분을 내렸다.

반면 원고는 00요양원, 000요양원, 000의 집은 모두 촉탁의 계약을 맺고 촉탁의사로 진료한 것이므로 적법한 의료기관 외 진료이며, 환자가 직접 내원하지 아니한 경우 진찰료를 100% 청구한 것은 과실에 의한 것에 불과하며, 00한의원으로부터 명시적인 협진의뢰서를 받고 진료한 것이 아니므로 이 부분 역시 업무정지 처분의 근거로 삼을 수 없다고 주장했지만 법원이 받아들이지 않은 사안.

판례번호: 1심 9624번(2010구합96**)

보호자 내원시 50% 청구하지 않을 때 면허정지 + 업무정지까지도 각오하세요.

> 진료차트 작성 노하우

해외 출국한 환자 진료한 것처럼 허위청구한 의사 한달 면허정지 | 의료판례
2014/06/13 13:12

의사면허 자격정지처분 취소 (허위청구)

피고 보건복지부는 의원을 운영하고 있는 원고가 해외 출국 중인 환자 E, F를 각각 진료하지 않았음에도 마치 진료한 것처럼 진료기록부를 거짓으로 작성했다는 이유로 1개월 의사면허자격 정지처분을 했다.

원고 주장
" 원고가 진료 및 수술 업무로 인해 수많은 진료서류를 일일이 확인할 수 없었고 이 사건 의원의 직원들이 환자들의 진료기록을 확인하는 업무를 소홀히 한 결과 E, F에 대한 진료기록부가 잘못 작성된 것이지 원고가 고의적으로 진료기록부를 허위로 작성한 것이 아니다.

법원 판단
" 원고가 진료기록부를 허위로 작성함에 있어서 고의가 없었다거나 의무 해태를 탓할 수 없는 정당한 사유가 있었다고 볼 자료가 없는 이상 이 사건 처분에는 정당한 처분사유가 존재한다.

1심 원고 패 (소송 종결)

판례번호: 1심 1360번(2012구합338••)

환자 안 보고 처방전만 발급? 면허정지

"원장님 아들과 친구인 우리 애 처방전 좀 끊어주세요" | 의료판례
2014/06/13 22:34

의사면허 자격정지처분 취소 (비대면 진료)

개원의사들이 놓치기 쉬운 법률

원고는 정신과 병원을 개설 운영하고 있는 의사로서, 자신의 자녀와 같은 유치원에 다닌 적이 있는 D과 계모인 E과는 평소 알고 지내는 사이였다.

원고는 혼자 이 사건 병원을 내원한 E로부터 D의 증상을 들은 후 주의력 결핍장애와 우울증으로 진단하고, E에게 D의 처방전을 발행했고, 이후에도 세차례 더 이런 방법으로 D를 직접 진찰하지 않고 E에게 처방전을 발행해 주었다.

원고는 비대면 진료와 관련해 의료법 위반으로 벌금 50만원의 선고유예 판결을 선고 받았고, 이 판결은 그 무렵 확정됐다.

이에 피고는 '원고가 환자를 직접 진찰하지 않고 처방전을 발행했다는 이유로 1개월 10일 의사면허 자격정지 처분을 한 사안.

1심 원고 패 (소송 종결)

판례번호: 1심 1079번(2013구합500••)

피부과에서 비급여 시술후 처방전 발급
진료기록부 허위작성으로 면허정지

피부관리한 후 공단에 진료비 청구한 피부과의사 면허정지 | 의료판례
2014/06/25 11:19

의사면허 자격정지처분 취소 (진료비 허위청구)

피고 보건복지부는 원고가 운영하는 피부과의원의 3년치 진료건에 대해 현지조사를 했다.

그 결과 원고가 수진자들에게 비급여 대상인 점 제거, 피부관리 등 시술만 했음에도 전자진료기록부에 요양급여 대상 상병을 기재해 건강보험공단에 진찰료, 처치료 등 합계 5,119,170원을 청구했고, 원외처방전을 발급해 약사들로 하여금 건강보험공단에 약값약제비 합계 1,749,061원을 청구하게 한 사실을 적발했다.

또 원고는 비급여 대상인 피부관리 등 상담을 한 후 전자진료기록부에 요양급여 대상 상병을 기재하고 진찰료 합계 169,880원을 청구한 것으로 드러났다.

이에 피고는 원고가 진료기록부 등을 허위로 작성했다는 이유로 1개월 의사면허 자격정지 처분을 내렸다.

원고는 수진자들에게 점 제거 등 비급여 대상 시술을 하면서 시술부위와 다른 부분에서 발견한 급여 대상 상병에 관한 진료를 별도로 실시한 후 전자진료기록부에 이에 대한 내용을 입력했거나 안면 피부에 양성 종양 등이 발생한 수진자가 발병원인을 알지 못한 채 원고의 진찰을 요청해 진찰한 뒤 전자진료기록부에 질병코드 등을 입력한 것이어서 진료기록부 등을 허위로 작성한 사실이 없다고 주장했지만 법원은 청구를 받아들이지 않았다.

1심 원고 패 (소송 종결)

간호사에게 방사선 업무 — 자인하였으므로

- 자인하였으므로…
- 행정법규의 위반에 대해서는 고의 과실을 불문하고 그 제재가 가능하므로…

조무사는 심전도 찍어서는 안 되죠

비보험 진료비 할인은 의료법 위반 아니다

02 의료법 제45조에 따른 비급여 진료비용 고지 · 349

> 진료차트 작성 노하우

비보험 진료비 할인은 의료법 위반 아니다

광고도무죄

의사가 만들고 관리해야 하는 서류의 중요성과 무거움까지

- 법원에서 보낸 서류라고 하더라도
- 차라리 영장을 보내라고 하세요

CCTV를 설치하지 말라고 하죠. 그러나

진료실 CCTV 설치 운영 안내

진료실에 CCTV가 설치 운영되어 불편하시거나 환자의 인권을 침해하실 것으로 생각하시면 진료접수를 취소하셔도 좋습니다. CCTV설치 및 운영에 동의하시는 분은 진료실 안으로 들어오셔서 진료 받으세요.

이 자료는 메디게이트뉴스 안창욱 기자의 블로그 Medical & Law(http://blog.naver.com/dha826)에서 인용하였습니다.